KB181461

PASSCODE
Psychiatric Mental Health Nursing

정신간호학

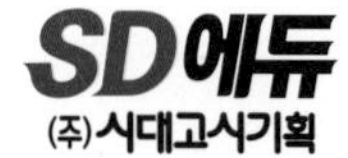
SD에듀
(주)시대고시기획

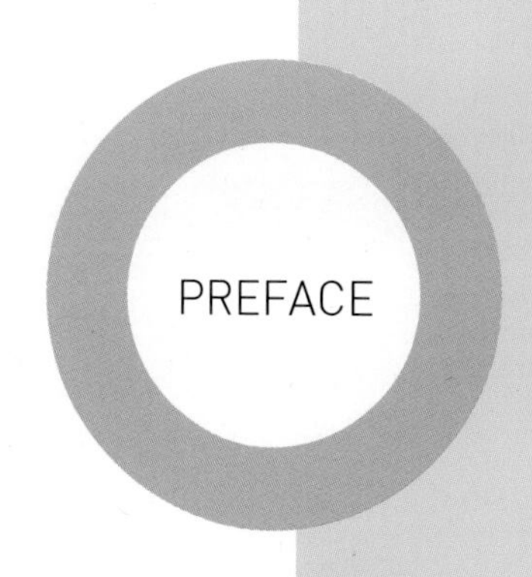

해마다 간호사 국가고시를 통해 면허를 받고 의료 혹은 보건현장에 배치되는 간호 인력은 2만 여명이 넘는다. 법이 정한 자격을 갖추고 국가면허시험을 통과하면 국가로부터 면허와 자격을 부여받는 간호사에게는 일정한 법적 지위와 특권이 주어진다. 간호사의 각종 의무와 책임은 바로 이러한 법적 지위에서 나오는데 이처럼 국가와 사회가 인정한 공인된 지위를 보통 전문적 지위라고 한다. 간호사라는 전문적 지위를 정당하게 받기 위한 첫 번째 관문이 바로 간호사 국가시험이다. 즉, 간호사가 되기 위한 최소한의 기준이라고 할 수 있다.

본 교재는 간호사 국가고시 대비 기본서로 최근 출제경향에 따른 핵심이론으로 구성하였기에 간호사 국가고시를 준비하는 간호 학생들에게 유용성을 더한 교재이다. 또한 각 단원에 상세한 해설을 첨부한 출제유형문제로 이론을 한 번 더 되새길 수 있다.

이 교재로 공부한 많은 간호 학생들이 합격의 기쁨을 나누면서 이 시대의 건강을 책임질 수 있는 리더로서 우뚝 서길 바란다.

공저자 올림

GUIDE

시행처

한국보건의료인국가시험원

개 요

간호사는 의사의 진료를 돕고 의사의 처방이나 규정된 간호기술에 따라 치료를 행하며, 의사 부재 시에는 비상조치를 취하기도 한다. 환자의 상태를 점검 · 기록하고 환자나 가족들에게 치료, 질병예방에 대해 설명해 주는 의료인을 말한다.

수행 직무

- 간호사는 간호 요구자에 대한 교육 · 상담 및 건강증진을 위한 활동의 기획과 수행, 그 밖의 대통령령으로 정하는 보건활동을 임무로 한다(의료법 제2조 제2항 제5호).
- 대통령령으로 정하는 보건활동이란 다음의 보건활동을 말한다(의료법 시행령 제2조).
  - 「농어촌 등 보건의료를 위한 특별조치법」 제19조에 따라 보건진료 전담공무원으로서 하는 보건활동
  - 「모자보건법」 제10조 제1항에 따른 모자보건전문가가 행하는 모자보건 활동
  - 「결핵예방법」 제18조에 따른 보건활동
  - 그 밖의 법령에 따라 간호사의 보건활동으로 정한 업무
- 모든 개인, 가정, 지역사회를 대상으로 건강의 회복, 질병의 예방, 건강의 유지와 그 증진에 필요한 지식, 기력, 의지와 자원을 갖추도록 직접 도와주고 간호대상자에게 직접 간호뿐만 아니라 교육, 설명, 지시, 조언, 감독, 지도 등의 중재적 활동을 수행한다(의료법 제2조 및 동법 시행령 제2조, 대한간호협회 간호표준).

응시 자격

- 평가인증기구의 인증을 받은 간호학을 전공하는 대학이나 전문대학(구제(舊制) 전문학교와 간호학교를 포함한다)을 졸업한 자
- 보건복지부장관이 인정하는 외국의 학교를 졸업하고 외국의 간호사 면허를 받은 자

합격 기준

- 전 과목 총점의 60% 이상, 매 과목 40% 이상 득점한 자를 합격자로 한다.
  ※ 과락 기준 : 정답 문항이 성인간호학 28문항, 모성간호학 · 아동간호학 · 지역사회간호학 · 정신간호학 · 간호관리학 14문항, 기본간호학 12문항, 보건의약관계법규 8문항 미만인 경우
- 응시자격이 없는 것으로 확인된 경우 합격자 발표 이후에도 합격이 취소된다.

시험 시간표

구 분	시험과목(문제수)	교시별 문제수	시험 형식	입장시간	시험시간
1교시	1. 성인간호학(70) 2. 모성간호학(35)	105	객관식	~ 08:30	09:00 ~ 10:35 (95분)
2교시	1. 아동간호학(35) 2. 지역사회간호학(35) 3. 정신간호학(35)	105	객관식	~ 10:55	11:05 ~ 12:40 (95분)
3교시	1. 간호관리학(35) 2. 기본간호학(30) 3. 보건의약관계법규(20)	85	객관식	~ 13:00	13:10 ~ 14:30 (80분)

※ 보건의약관계법규 : 감염병의 예방 및 관리에 관한 법률, 검역법, 국민건강보험법, 국민건강증진법, 마약류 관리에 관한 법률, 보건의료기본법, 응급의료에 관한 법률, 의료법, 지역보건법, 혈액관리법, 호스피스 · 완화의료 및 임종과정에 있는 환자의 연명의료결정에 관한 법률, 후천성면역결핍증 예방법과 그 시행령 및 시행규칙

시험 일정

구 분	일 정	비 고
응시원서 접수	• 2022년 10월경 • 국시원 홈페이지 [원서 접수] 메뉴 • 외국대학 졸업자로 응시자격 확인서류를 제출하여야 하는 자는 접수기간 내에 반드시 국시원 별관(2층 고객지원센터)에 방문하여 서류 확인 후 접수 가능함	• 응시수수료 : 90,000원 • 접수시간 : 해당 시험직종 접수 시작일 09:00부터 접수 마감일 18:00까지
시험 시행	• 2023년 1월경 • 국시원 홈페이지 – [시험안내] – [간호사] – [시험장소(필기/실기)] 메뉴	• 응시자 준비물 : 응시표, 신분증, 필기도구 지참(컴퓨터용 흑색 수성사인펜은 지급함) ※ 식수(생수)는 제공하지 않습니다.
최종합격자 발표	• 2023년 2월경 • 국시원 홈페이지 [합격자조회] 메뉴	휴대전화번호가 기입된 경우에 한하여 SMS 통보

※ 상기 시험일정은 시행처의 사정에 따라 변경될 수 있으니 한국보건의료인국가시험원 홈페이지(www.kuksiwon.or.kr)에서 확인하시기 바랍니다.

CONTENTS

PART 3 지역사회 정신건강 간호 및 위기간호

PART 4 정신질환 간호

CONTENTS

PART

1

정신건강 간호의 이해

간호사 국가고시

정신간호학

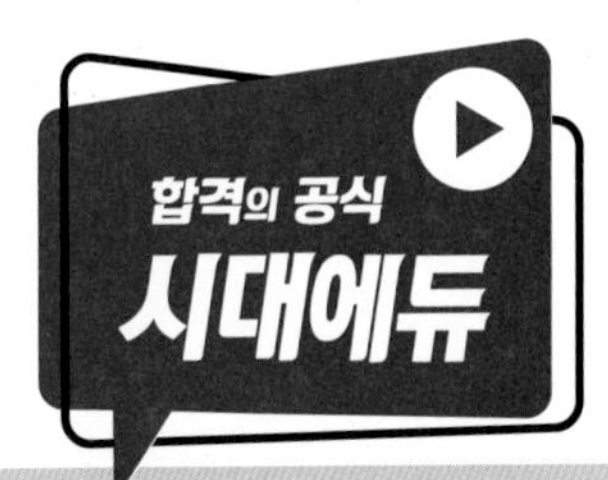

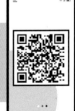

제 1 장

정신건강 개념

1 정신건강 및 정신건강 평가기준

(1) 정신건강의 정의(세계보건기구, 2010)

정신건강은 자신의 잠재력 실현, 정상상태의 생활 스트레스 처리, 생산적인 일을 함, 지역사회에 기여할 수 있는 안녕상태

(2) 정신건강 평가기준

① 마리 야호다(Marie Jahoda)의 정신건강 평가기준

정신건강 평가기준	내용(정신이 건강한 사람의 특성)
자신에 대한 긍정적 태도	자신을 하나의 인간으로 수용, 자신의 욕구 및 행동을 앎. 자신에 대해 객관적으로 나이에 맞게 인식할 수 있다.
성장, 발달, 자기실현	자신의 잠재력을 개발하여 실현하고, 새로운 성장, 발달, 도전을 할 수 있다.
통합력	내·외적 갈등과 충동, 기분과 정서조절 사이에 균형을 이루는지, 표현되는 것과 내적으로 억압되는 것 간에 균형을 이루는지를 말한다.
자율성	자기결정, 독립과 의존의 균형 및 자기행동의 결과 수용 포함
환경의 지배	• 사회에서 인정하는 역할을 성공적으로 기능한다. • 세상에 효율적으로 대처, 인생문제 잘 해결, 다른 사람과 사랑을 주고받을 수 있고 새로운 친구 관계 형성한다.

② 인간의 잠재력 개발과 실현에 대한 이론

㉠ 매슬로(Maslow)의 자기실현인

- 현실에 대한 정확한 지각
- 자기와 타인과 인간본성에 대한 수용성

- 자기중심적이라기보다는 문제 중심적
- 자발성
- 프라이버시에 대한 요구
- 고도의 자율성과 독립성
- 새로운 인식
- 최고도의 경험 또는 신비한 경험
- 인류에 대한 동일시
- 소수의 중요한 사람들과 친밀한 관계
- 민주적 성격구조
- 강한 윤리감
- 창조성
- 규율, 관습, 규칙, 법률 등에 대한 저항

㉡ 로저스(Rogers)의 완전한 기능인

- 자기에게 진실하지 않는 허울에 관심 없다.
- 자기가 무엇이 되어야 하는지에 대한 타인의 기대에 관심 없다.
- 자기에게 인위적 목표를 부과하는 타인들을 즐겁게 하려 하지 않는다.
- 자율적이고 자기 지향적이며 책임감이 높다.
- 자기 잠재력을 개발하고 변화에도 개방적이다.
- 자신의 자아에 충실하고, 타인의 생활에도 개방적이다.
- 자신을 신뢰하고 존중하며 용감하게 자신을 새로운 방식으로 표현한다.

㉢ 매슬로, 로저스 이론의 공통점 : 전반적인 인간의 적응영역에 초점을 두고, 항상 새로운 성장과 발달 및 도전을 추구하는 자기(자아, Self)를 기술한다.

출제유형문제 최다빈출문제

마리 야호다(Marie Jahoda)의 정신건강 평가기준에 비추어 정신적으로 가장 불건강한 사람은?

① 자기의 잠재력을 개발하여 실현하는 사람
② 자신의 의사결정을 스스로 책임지는 사람
❸ 사회적 상황이 변하더라도 현실에 대한 지각이 한결같이 일관된 상태를 유지하는 사람
④ 사회에서 인정하는 역할을 성공적으로 기능하는 사람
⑤ 새로운 것에 끊임없이 도전하는 사람

해설
Marie Jahoda 정신건강 평가기준은 자신에 대한 긍정적 태도, 성장, 발달, 자기실현, 통합력, 자율성, 현실지각, 환경의 지배가 있다.

2 정신질환 정의 및 정신건강에 영향을 주는 요소

(1) 정신질환 정의

① 진단이 가능한 모든 정신장애를 말한다.

② 자신의 생활, 대인관계, 성격 등에 불만족과 적응장애가 있고, 발달장애 혹은 미숙한 성장이 있으며, 사회에서 받아들여질 수 없는 행동을 하면 정신질환의 판단 기준이 된다.

(2) 정신건강에 영향을 주는 요소

① **생물학적 요소** : 산전・주산기 혹은 신생아기 사건, 신체적 건강상태, 과거 질병력, 영양, 생리학 등

② **심리적 요소** : 상호작용, 지능지수, 기술, 창의성, 자아개념 등

③ **사회문화적 요소** : 가족의 안정성, 주거, 인종, 아동 양육 형태, 경제수준, 가치 및 신념 등

출제유형문제 최다빈출문제

정신건강과 정신질환에 대한 설명으로 옳지 않은 것은?

① 신체적 건강상태, 과거 질병력, 영양 같은 생물학적 요소는 정신건강에 영향을 준다.

② 지능지수, 자아개념 같은 심리적 요소는 정신건강에 영향을 준다.

❸ 정신질환은 자신의 생활, 대인관계에 만족한다.

④ 가족의 안정성, 아동 양육형태, 경제수준 같은 사회문화적 요소는 정신건강에 영향을 준다.

⑤ 사회에서 받아들여질 수 없는 행동이 나타나면 정신질환 판단의 기준이 된다.

해설

정신건강은 생물학적 요소, 심리적 요소, 사회문화적 요소의 영향을 받는다. 정신질환은 자신의 생활, 대인관계, 성격 등에 불만족과 적응장애가 있고, 발달장애 또는 미숙한 성장이 있으며, 사회에서 받아들여질 수 없는 행동을 하면 정신질환의 판단 기준이 된다.

제 2 장

정신건강 간호의 역사

1 세계 정신질환자 치료와 우리나라 정신간호 역사

(1) 세계 정신질환자 치료

① 선사시대(BC 700년 이전)

㉠ 마술적, 종교적 설명 시대이다.

㉡ 모든 고통이 신체 외적 힘의 작용(남에게 고통을 주는 초인간적인 힘 혹은 저승세계 악령의 힘)으로 인하여 발생하는 것으로 보았다.

㉢ 질병 치료를 위해 굿, 마술적 의식, 주문 외우기 등을 시행하였다.

㉣ 기 록

- 이집트의 파피루스 : 악령 때문에 정신장애 발생, 노인성 퇴행증, 알코올중독, 울증, 히스테리에 대한 기록
- 인도의 바라문교 경전 'Atharva-Veda' : 치료자를 귀신과 같은 마술적 인물로 기록
- 구약성경 : 울증과 조증 재발로 고생한 사울왕이 자살했다는 기록

② 초기 문명시대(그리스-로마 시대, BC 700~A.D. 500)

㉠ 정신질환의 원인을 설명하려고 시도하였다.

㉡ 히포크라테스(Hippocrates)

- 광증, 조증, 울증으로 정신질환 분류
- 중독성 섬망, 알코올성 섬망, 노인성 치매, 산후 정신병 등을 기술
- 인간의 네 가지 체액(혈액, 흑담, 황담, 점액질)의 불균형 상태가 정신질환의 원인

㉢ 플라톤(Platon) : 몸과 마음이 분리될 수 없고, 정신과 육체가 조화를 이룰 때 건강한 상태(신체와 도덕의 장애에서 정신질환 발생)

③ 중세 시대(AD 500~1,500)

㉠ 기독교 전성시대로 의학의 암흑기이다.

㉡ 질병의 원인을 마귀 장난으로 보고, 마귀를 쫓기 위해 성직자가 안수기도 및 성경봉독을 하고 마귀를 저주하거나 비난하였으며, 마귀를 괴롭히기 위해 정신질환자를 쇠사슬로 구속 또는 굶기고 매질 혹은 고문을 하였다.

㉢ 여자 정신장애인은 마녀로 취급되어 처형되기도 하였다.

④ 르네상스 및 종교개혁 시대(AD 1,500~1,700)

㉠ 르네상스 운동

- 정신의학과 간호 발전에 기여하지 못하였다.

- 마법, 점성술, 연금술 등에 의한 치료가 이루어졌다.
- 달의 영향으로 정신장애가 발생한다고 생각하여 정신장애인을 루나틱(Lunatic)이라고 불렀다.

㉡ 종교개혁 : 질병을 과학적인 사고로 보게 되었다.

㉢ 17세기 : 유럽에서는 정신장애인을 감금하기 위한 수용소가 설립되었다.

⑤ 18~19세기 초반

㉠ 피넬(P. Pinel) : 도덕적 치료운동 시행, 쇠사슬과 수갑에 묶여 매를 맞는 환자를 풀어 자유롭게 해 줌, 체벌 금지, 햇빛, 신선한 공기, 깨끗한 환경, 산책, 작업, 친절과 이해로 치료했으며 후에 '병실개방제도'로 발전

㉡ 튜크(W. Tuke) : 수갑 제거, 동정, 친절, 좋은 음식과 온수목욕을 통한 이완요법, 오락, 종교 활동, 다과회, 편안한 분위기 등을 제공하였다.

⑥ 19세기 후반~20세기 초반

㉠ 크레펠린(E.Kraepelin) : 정신질환의 분류를 증상, 병리소견, 경과, 예후 등으로 체계화하였다.

㉡ 블로일러(E.Bleuler) : 조발성 치매를 조현병(Schizophrenia)으로 개칭하여 명명하였다.

㉢ 샤르코(J.M.Charcot) : 정신장애의 심인성 원인을 주장하고, 최면술을 이용하여 신경증을 치료하였다.

㉣ 프로이트(S.Freud)

- 성격구조를 이드, 자아, 초자아로 구분하였고, 정신기능에는 의식 외에 무의식의 영역이 있다는 것을 발견하였다.
- 인생 초기의 억압된 심인성 원인에 의해 정신질환이 발생한다고 하였다.
- 자유연상법과 꿈 분석으로 정신분석치료법을 개발하였고, 현대 역동정신의학의 발전을 위한 기초를 세웠다.

㉤ 마이어(A.Meyer)

- 정신과 신체의 분리설을 반대했다.
- 환자를 종합적인 측면에서 인간 전체로 보고 치료해야 한다는 정신생물학적 체계를 주장하였다.

㉥ 아들러(A.Adler) : 개인심리학파를 창설하였다.

㉦ 랭크(O.Rank) : 출생 시 외상(성격 발달에서 중요함)이 불안의 근원으로 무의식에 내재된 후 인생에서 이별할 때마다 분리불안을 경험한다고 하였다.

㉧ 융(C.G.Jung)

- 분석심리학파를 창설하였다.

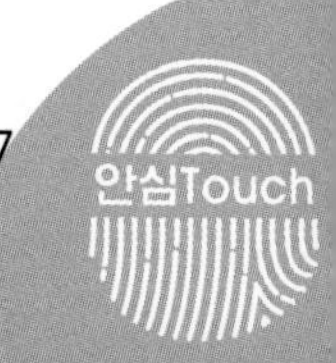

- Libido를 성적활동으로 보지 않고 생명력(Life force)으로 본다.
- 생명력이 내적·주관적으로 향하면 내향적 성격태도, 외적·객관적으로 향하면 외향적 성격태도 형성된다.

ⓩ 설리번(H.S.Sullivan)
- 대인관계이론 학파 창설(인간관계의 중요성 강조)
- 어머니와의 관계가 가장 중요한 관계로 보았다.

ⓒ 클라인(M.Klein) : 언어표현을 잘하지 못하는 아동의 행동 해석수단으로 놀이요법(Play Therapy)을 이용한 결과, 아동도 성인과 같은 무의식적 갈등이 있음을 파악하였다.

ⓚ 자켈(M.Sakel, 1933년) : 인슐린 쇼크(Insulin Shock)요법 개발

ⓣ 메두나(Von Meduna, 1935년) : 경련요법(Camphor와 Cardizole) 사용을 발전시켰다.

ⓟ 모니스(Egas Moniz, 1936년) : 정신외과술(전두엽절개술)을 시행하였다.

ⓗ 세르레띠, 비니(U.Cerletti, L.Bini, 1938년) : 전기충격치료를 개발하였다.

⑦ 20세기 후반~현재

㉠ 에릭슨(E.Erikson) : 일생 동안의 성격발달 단계를 설정하는 심리사회적 발달이론을 확장하여 현대정신분석이론을 발달시켰다.

㉡ 간호학 이용 : 정신분석이론, 대인관계이론, 의사소통이론 등을 도입하였다.

㉢ 약물치료 : 정온제인 클로르프로마진(Chlorpromazine, 1952년) 등의 약물 개발은 치료에 전환기를 가져왔다.

㉣ 1963년 미국에서 지역사회 정신건강센터법 제정되었고, 정신건강 증진과 예방, 병원과 요양기관에 수용된 만성장애자의 지역사회로의 퇴원 및 탈기관화, 재활활동, 환자의 조기발견 및 치료 등이 중점적으로 시행되었다(이는 Clifford Beers의 정신위생운동에 힘입은 바 크고, 영국 Maxwell Jones의 1950년대 Therapeutic community 운동에 영향을 받았다).

㉤ 20세기 후반에는 CT, EEG, PET, SPECT 등 뇌영상촬영술이 발전하였다.

(2) 우리나라 정신간호

① 일제강점기 : 환자의 안전관리와 보호위주의 간호

② 한국전쟁 후 : 미국의 역동정신의학 도입이 환자 관리에 영향을 미쳐 환자에 대한 구타와 제지가 줄었다.

③ 1960년대, 1970년대 초 : 활동요법, 환경요법을 정신간호 실무에 도입하였고, 간호사가 치료자 역할(예술요법, 오락치료 등)을 하였다.

④ 1970년 : 대한간호협회 산하단체로 대한간호학회 창립

⑤ 1992, 1993년 : 1992년 용인정신병원과 1993년 이화여자대학교병원에서 정신간호사 교육과정이 시작되어 졸업생은 정신간호사 자격뿐만 아니라 정신보건법 공표 이후 정신보건간호사 자격을 추인받았다.
⑥ 1995년 : 정신보건전문간호사회 창립
⑦ 1996년 이후 : 정신간호경험이 있는 일반 간호사면허 소지자에게 1년 과정(이론 150시간과 임상실습 850시간 이수) 정신보건전문 간호사 과정 개설
⑧ 2004년
   ㉠ 정신전문간호사 자격취득제도 시행(대학원 석사과정에서 정신간호학 전공하고 국가시험 후 취득)
   ㉡ 대한간호협회 정신간호사회(정신보건 전문간호사회와 대한간호협회 임상간호사회의 정신간호분야회가 통합)가 활동

출제유형문제 최다빈출문제

1-1. 정신질환 치료의 발달과정에 대한 설명으로 옳은 것은?

① 선사시대는 정신질환의 원인을 설명하려고 시도하였다.
② 르네상스 운동은 정신의학과 간호의 발전에 큰 기여를 하였다.
❸ 중세시대는 질병의 원인을 마귀의 장난으로 보았기 때문에 마귀를 쫓기 위해 성직자가 안수기도와 성경봉독을 하였다.
④ 선사시대는 정신질환자를 위한 도덕적 치료가 시행되었다.
⑤ 중세시대는 질병을 과학적인 사고로 보게 되었다.

해설
중세시대는 질병의 원인을 마귀의 장난으로 보았기 때문에 마귀를 쫓기 위해 성직자가 안수기도와 성경봉독을 하고 마귀를 저주하거나 비난하였으며 마귀를 괴롭히기 위해 정신질환자를 쇠사슬로 구속 또는 굶기고 매질 혹은 고문을 하였다.

1-2. 성격구조를 이드, 자아, 초자아로 구분하고, 자유연상법과 꿈분석을 통한 정신분석 치료법을 개발한 이론가는?

① 크레펠린(E.Kraepelin)
② 블로일러(E.Bleuler)
③ 마이어(A.Meyer)
❹ 프로이트(S.Freud)
⑤ 아들러(A.Adler)

해설
프로이트는 성격구조를 이드, 자아, 초자아로 구분하였고, 인생 초기의 억압된 심인성 원인에 의해 정신질환이 발생한다고 보았으며, 자유연상법과 꿈분석을 통한 정신분석치료법을 개발하였다.

1-3. 다음 중 조현병이라는 진단명을 처음으로 사용한 사람은?

① 크레펠린(E.Kraepelin)
❷ 블로일러(E.Bleuler)
③ 마이어(A.Meyer)
④ 랭크(O.Rank)
⑤ 아들러(A.Adler)

해설
블로일러(E.Bleuler)는 조발성 치매를 조현병(Schizophrenia)으로 개칭 명명하였다.

2 정신건강간호학, 정신건강 간호사 윤리원칙, 정신건강 대상자의 권리

(1) 정신건강간호학

정신건강을 유지 및 증진, 정신질환의 예방 및 관리, 회복 및 재활시키는 일종의 대인관계 중심의 간호학

(2) 정신건강 간호사 윤리원칙

① 자율성 원칙 : 자기결정권(외부 압력을 받지 않고 스스로 결정할 수 있는 권리 혹은 자유 의지로 도덕적 판단을 할 수 있는 권리)

② 선행과 온정주의 원칙
- ㉠ 선행 : 다른 사람에게 해를 주지 않고 이익을 주는 행위
- ㉡ 온정주의 : 좋은 일을 한다는 것은 유사하나, 좋은 일을 하는 방법이 다르다(대상자가 결정하고, 바라는 것을 중지시키기도 한다).

③ 진실성과 성실성의 원칙
- ㉠ 진실성 : 사실을 거짓 없이 바르고 참되게 나타내는 말과 행동
- ㉡ 성실성 : 의무, 약속, 책임에 충실

④ 정의의 원칙 : 사회적 합의에 의해 구조화되는 정당한 규범에 의해 평등하고 공정하게 다루는 것

(3) 정신건강 대상자의 권리

① 비밀 보장을 받을 권리

② 사전 동의를 받을 권리

③ 대리 동의(대상자가 동의할 수 없는 경우)

④ 최소한의 제한적 환경에서 치료받을 권리 등

출제유형문제 최다빈출문제

정신간호과정 중 간호진단과정의 간호행위로 옳은 것은?

㉠ 자율성 원칙 ㉡ 진실성과 성실성의 원칙 ㉢ 정의의 원칙 ㉣ 선행과 온정주의 원칙

① ㉠, ㉡, ㉢
② ㉠, ㉢
③ ㉡, ㉣
④ ㉣
❺ ㉠, ㉡, ㉢, ㉣

해설
정신건강 간호사 윤리원칙은 자율성 원칙, 선행과 온정주의 원칙, 진실성과 성실성의 원칙, 정의의 원칙이 있다.

3 정신간호과정

(1) 간호사정

① 대상자의 건강상태를 반영하는 자료를 수집하는 것이다.

② 자료 수집 출처

㉠ 1차적 자료 : 대상자로부터 획득

㉡ 2차적 자료 : 환자의 가족, 기타 건강관리요원, 신체사정, 정신상태평가, 의무기록지, 검사소견 등에서 획득

③ 면접, 관찰, 검진(신체상태, 정신상태) 등의 방법으로 자료를 수집한다.

(2) 간호진단

① 간호사정에서 수집된 자료를 평가, 해석, 의미를 부여하는 진단적 추론 과정을 거쳐 진술되며, 간호진단 사용 시 체계적, 순서적, 일관적인 태도로 대상자의 관심사에 대해 상호 의사소통할 수 있다.

② NANDA의 진단목록(각 진단에 대한 정의, 행동특성, 관련요인 또는 위험요인 등으로 구성)을 이용하여 진술한다.

(3) 간호계획

① 목적 : 확인한 간호진단/문제영역에서 최적의 기능 수준을 갖도록 돕는다.

② 간호계획은 간호진단에서 유도되어야 하고, 현재 건강요구 반영, 상태에 따라 변경되어야 한다.

③ 구성요소

㉠ 우선순위 결정

㉡ 간호목적과 목표설정

㉢ 간호중재 확인

㉣ 간호지시의 구체화

(4) 간호수행

① 설정한 간호목적과 목표를 달성하기 위해 계획한 간호지시를 실행하는 단계이다.

② 정신치료적인 간호중재와 상담 : 간호사는 대상자가 이전의 대처능력 회복 또는 증진 및 정신질환을 예방하며, 정신과 대상자가 병식을 증진시키고 긍정적인 활동계획을 수행하여 문제를 해결하도록 돕는다.

③ 건강증진과 건강교육 : 건강교육은 1차, 2차, 3차 예방활동을 포함한다.

④ 자가간호활동 : 대상자의 적절한 자가간호 및 신체적 · 정신적 안녕을 보살피기 위해 일상생활 활동을 이용하며, 질병 이전의 자가 간호활동수준을 성취할 수 있도록 돕고, 성장 및 건강에 대한 잠재력을 발휘하도록 격려한다.

⑤ 치료적 환경 관리 : 치료적 환경의 제공 및 유지

⑥ 정신생물학적 간호중재 : 정신생물학적 중재 지식을 이용, 무능 예방 및 건강 회복 위한 임상 기술 적용

⑦ 사례관리

⑧ 간호수행 기록

㉠ 문제중심기록(SOAPIE) : Subjective data, Objective data, Analysis, Plan, Implemen- Tation, Evaluation

㉡ DAR차팅(초점차팅) : Data, Action, Response

㉢ PIE 또는 APIE 방법 : Assessment, Problem, Intervantion, Evaluation

(5) 간호평가

기대되는 효과의 성취 여부를 비판적으로 검토하는 과정으로, 간호목표 달성 정도가 확인된다.

출제유형문제 최다빈출문제

정신간호과정 중 간호진단과정의 간호행위로 옳은 것은?

① 대상자의 건강상태를 반영하는 자료를 수집한다.

② 설정한 간호목적과 목표를 달성하기 위해 계획한 간호를 실제적으로 시행한다.

❸ 수집된 자료를 평가하고 해석하며 의미를 부여하는 진단적 추론 과정을 거쳐 진술된다.

④ 간호목표의 달성 정도를 확인한다.

⑤ 기대한 효과의 성취 여부를 평가한다.

해설

간호진단은 간호사정에서 수집된 자료를 평가, 해석, 의미를 부여하는 진단적 추론 과정을 거쳐 진술되며, 간호진단 사용 시 체계적, 순서적, 일관적인 태도로 대상자의 관심사에 대해 상호 의사소통을 할 수 있다.

4 정신건강간호 이론적 모형

이론적 모형	이상행동 견해	치료 과정	환자와 치료자 역할
정신분석 모형	해결되지 않은 갈등으로 인한 불안을 다루려는 노력의 결과 증상이 나타난다.	• 자유연상, 꿈 분석 • 저항과 전이 분석으로 문제 확인	• 환자는 생각과 꿈 표현 • 치료자는 음영자(인도, 해석)
대인관계 모형	• 사회적 경험과 대인관계의 경험이 중요 • 대인관계에서 불안이 발생 • 기본적인 두려움은 거부의 공포 • 긍정적 대인관계에서 오는 만족과 안전을 필요로 함	• 올바른 대인관계 경험이 치료과정의 요점 • 치료자와 환자 관계는 안정감에서 이루어지며, 치료자는 환자가 신뢰관계 경험 및 대인관계적 만족을 얻도록 도움	• 환자는 참여자(불안과 느낌을 나눔) • 치료자는 참여적 관찰자(공감을 활용하고 올바른 대인관계 경험하도록 도움)
사회모형	사회적, 환경적 요소가 불안과 증상을 유발하는 스트레스를 만들고, 이상행동은 사회적으로 정의됨	대상자가 사회체계를 이용하도록 돕고, 필요한 경우 사회적 지지, 환경적 조작, 위기중재를 이용	• 환자는 정신건강소비자(문제를 표현, 치료자와 협동, 지역사회 자원 활용) • 치료자는 정신건강제공자(환자의 사회적 체계와 활용 가능한 자원 탐색)
실존모형	자아는 타인과의 진실된 관계를 통해 경험할 수 있고, 이상행동은 자아를 찾으려는 노력이 방해받을 때 나타남	• 실존적 치료과정은 만남에 초점을 두고, 인간관계 안에서 진실성을 경험하고 생의 의미를 발견하도록 도움 • 실존적 요법(지정요법, 의미요법, 현실요법 등)	• 환자는 자기 생의 책임자, 능동적으로 참여, 자기 행동에 책임질 줄 알아야 함 • 치료자는 안내자, 돌봄과 온정적인 태도 및 환자가 변화되어야 하는 부분을 직접적으로 지적
의사소통 모형	왜곡되고 간접적이며 의사소통이 효과적이지 않을 경우 이상행동이 나타남(행동은 의사소통을 하기 위한 것임)	의사소통 형태 분석 및 피드백을 제공하고, 상호교류를 분석함으로써 방해요인과 대안 찾음	• 환자는 자신의 의사소통 형태를 분석하고, 역기능적 의사소통을 변화시키려고 노력 • 치료자는 환자의 의사소통과정을 중재하여 변화를 유도함(효율적인 의사소통은 강화하고, 비효율적 의사소통은 효율적으로 되도록 훈련시킴)
의학모형	일탈행동을 중추신경계 이상 증상으로 봄	진단에 따른 치료(약물치료, 전기경련치료 등)	• 환자는 처방된 치료 따름 • 치료자는 질병 확인 및 치료계획 수립
스트레스 적응모형	스트레스 적응과정에서의 비효율적인 반응	환경관리, 환자교육, 역할모델링, 지지, 명상, 인지행동치료 등의 방법 이용	• 환자는 자신의 스트레스원 검토, 스트레스 반응 인식, 자신에게 맞는 대처방법 선택 및 실천 • 치료자는 환자가 적절한 대처방법을 익히도록 지지 및 교육
행동모형	• 규범에 벗어난 행동은 잘못 학습된 것이므로 바른 학습을 통해 수정 가능(문제 행동은 바람직하지 않게 학습된 것이므로 교정・변화시켜야 함) • 바람직하지 못한 행동이 강화되었을 때 이상행동이 나타남	• 이상행동을 사회적으로 적응하도록 바람직한 행동으로의 변화가 목표 • 이완요법, 체계적 둔감법, 강화 및 소거, 혐오요법, 주장훈련, 바이오피드백 등의 방법 이용	• 환자는 학습자, 적극적인 참여자 • 치료자는 교사, 환자가 바람직한 행동을 하도록 도와줌

출제유형문제 최다빈출문제

4-1. 정신분석모형의 치료방법으로 옳은 것은?

❶ 자유연상과 꿈 분석
② 인지행동치료
③ 의사소통 형태를 사정하고 진단
④ 올바른 대인관계를 경험하도록 도움
⑤ 현재의 질병상태와 과거력 등을 토대로 사정하고 진단 및 치료

해설
정신분석모형은 해결되지 않은 갈등으로 인한 불안을 다루려는 노력의 결과 이상행동이 발생한다고 보았고, 자유연상과 꿈 분석 기법으로 치료하고자 하였으며, 환자가 생각과 꿈을 표현하면 치료자는 음영자(인도, 해석) 역할을 한다.

4-2. 대인관계 모형에서의 이상행동에 대한 관점을 옳게 서술한 것은?

① 스트레스 적응과정에서 나타나는 비효율적인 반응으로 인해 증상이 나타난다.
② 중추신경계 장애로 인해 증상이 나타난다.
③ 왜곡되고 간접적이며 의사소통이 효과적이지 않아 증상이 나타난다.
❹ 거절에 대한 두려움으로 자아가 안정감을 경험할 수 없을 때 증상이 나타난다.
⑤ 불안을 방어하는 수단으로써 증상이 나타나며, 어린 시절의 해결되지 않은 갈등과 관계가 있다.

해설
대인관계모형은 기본적인 두려움이 거부의 공포이며, 긍정적 대인관계에서 오는 만족과 안전을 필요로 한다. 올바른 대인관계의 경험이며, 치료자는 환자가 신뢰관계를 경험하고 대인관계적 만족을 얻도록 돕는다.

4-3. 행동모형에서의 이상행동에 대한 견해로 옳은 것은?

① 중추신경계 장애로 인해 나타난다.
② 의사소통이 효과적이지 않아 나타난다.
③ 스트레스를 적응하는 과정에서 비효율적인 반응으로 인해 나타난다.
❹ 잘못된 학습에 의한 잘못된 행동의 강화이다.
⑤ 해결되지 않은 갈등으로 인한 불안을 다루려는 노력의 결과 나타난다.

해설
행동모형은 바람직하지 못한 행동이 강화되었을 때 이상행동이 나타난다고 보았고, 규범에 벗어난 행동은 잘못 학습된 습관적 반응이며 행동이므로 바른 학습을 통해 수정될 수 있다고 본다.

PART

2

정신건강 간호

간호사 국가고시

정신간호학

제 1 장

인간의 이해

1-1 정신생물학적 이해

1 뇌의 구조와 기능

(1) 대 뇌

① 대뇌피질

㉠ 전두엽

- 언어(브로카영역), 집행(정보 통합, 계획, 의사 결정), 정서와 행동 조절, 인격, 태도, 학습을 담당한다.
- 논리, 창조적 사고, 판단, 기억, 신체운동 등의 기능을 한다.
- 장애 시 부적절한 대인관계, 판단력 손상, 목표 지향적인 행동능력 결함 등이 나타난다.

㉡ 두정엽 : 시각과 체성감각정보를 조절하는 역할을 하고, 손상 시 반대쪽에서 들어오는 자극을 알아차리지 못하거나 공간지각능력의 결손과 같은 복합적인 감각 결손 등을 보인다.

㉢ 측두엽 : 소리의 의미 파악, 기억, 감정, 언어(베르니케 영역) 등에 관여한다.

㉣ 후두엽 : 시각중추가 있어 물체 판독 및 눈 운동을 조절하며, 시각적 기억 또는 감각자극과 상호 연계된 시각적 상의 통합을 담당한다.

② 간뇌 : 시상, 시상하부, 시상상부, 뇌하수체를 포함한다.

㉠ 시상 : 후각을 제외한 피질로 들어오는 감각정보와 피질에서 나가는 운동정보를 연결하는 중계센터이며, 통증, 분노, 사랑, 미움 등의 정서반응을 조절한다.

㉡ 시상하부 : 자율신경 중추 작용 및 인간의 감정적, 본능적인 기능을 유지한다.

㉢ 시상상부 : 수면-각성주기에 관여한다.

㉣ 뇌하수체 : 시상하부와 함께 내분비계의 여러 부분을 조절한다.

안심Touch

(2) 뇌 간

① **중뇌** : 간뇌와 뇌교 사이에 위치하며, 동안신경, 활차신경이 있어 청각정보전달과 시각반사 등의 기능을 담당한다.
② **뇌교** : 간뇌와 연수 사이에 위치하며, 정보를 소뇌로 연결해 주는 기능을 하고, 삼차신경, 외전신경, 안면신경, 청신경 등이 존재한다.
③ **연수** : 척수 바로 위에 위치하며, 호흡과 심장박동 등의 생명유지에 필요한 기능을 하고, 설인신경, 미주신경, 부신경, 설하신경 등이 존재한다.

(3) 변연계

① 대상회(Cingulate Gyrus), 해마(Hippocampus), 시상(Thalamus), 시상하부(Hypothalamus), 편도핵(Amygdaloid Nucleus), 변연 중뇌핵(Limbic Midbrain Nuclei) 등으로 구성된다.
② 자율신경 조절, 생리적 리듬 조절, 음식섭취 및 성행위 조절, 정서반응 등의 기능을 담당한다.

(4) 소 뇌

자세 유지 및 운동활동을 이끌어내는 부위로, 손상 시 운동의 정확성이나 균형과 평형에 문제를 일으킨다.

출제유형문제 최다빈출문제

자율신경 조절, 생리적 리듬조절, 음식섭취와 성행위 조절의 기능을 담당하는 변연계에 포함되지 않는 뇌기관은?

① 시 상
❷ 소 뇌
③ 시상하부
④ 해 마
⑤ 편도핵

해설
변연계는 자율신경 조절, 생리적 리듬 조절, 음식섭취 및 성행위 조절, 정서반응 등의 기능을 담당하며, 대상회, 해마, 시상, 시상하부, 편도핵, 변연 중뇌핵 등으로 구성된다.

2 신경전달물질의 기능 및 정신질환과 뇌신경계 검사

(1) 신경전달물질의 기능 및 관련 정신질환

신경전달물질	기 능	관련 정신질환
도파민	운동기능, 인지능력, 정서적 반응 조절, 동기부여 등에 관여	• 감소 : 우울증 • 증가 : 조현병, 조증
노르에피네프린/에피네프린	환경인식, 주의력 학습, 기억, 각성조절 등에 관여	• 감소 : 우울증 • 증가 : 조증, 불안장애, 조현병
히스타민	알레르기반응 등에 관여	• 감소 : 우울 • 증가 : 정신약물과 관련된 체중증가
세로토닌	기분, 공격성, 각성, 수면, 불안, 강박장애, 조현병의 음성증상, 체온조절 등과 관련이 있음	• 감소 : 우울, 공격성, 자살, 충동성 • 증가 : 불안장애(무서움, 회피)
GABA(감마아미노뷰티르산)	신체활동을 지연시키는 것 등에 관여	감소 : 조현병, 불안장애, 간질 등

(2) 뇌신경계검사

검 사	영상소견 및 특징
CT(전산화단층촬영)	• 뇌의 구조, 종양 위치 확인 • 조현병은 뇌실확장, 피질 위축 등이 관찰
MRI(자기공명영상)	뇌 구조, 초기 대뇌병변 진단
PET(양전자방출단층촬영)	• 뇌 활동 및 기능, 생화학적 비정상 표시 • 정상인은 전두엽 활동이 많으나 자폐증, 조현병은 전두엽 활동이 낮음
SPECT(단일광자방출전산화단층촬영)	• 뇌 활동 및 기능, 혈류감소부위, 뇌혈관질환과 뇌종양 진단 • 우울, 알츠하이머 감별진단
BEAM(뇌전기활동지도)	뇌 활동 및 기능. 뇌의 넓은 영역의 누적된 활동을 보여 줌
EEG(뇌파검사)	뇌의 전기적 활동 측정. 뇌전증, 신생물, 뇌졸중 등 진단

출제유형문제 최다빈출문제

신경전달물질의 기능 및 관련 정신질환에 대한 설명으로 옳지 않은 것은?

① 도파민 증가는 조현병 발생에 영향을 미친다.
② 도파민은 운동기능, 인지능력, 정서적 반응조절에 관여한다.
③ 세로토닌 감소는 우울증 발생에 영향을 미친다.
④ 세로토닌은 기분, 공격성, 각성, 수면 등과 관련이 있다.
❺ GABA 증가는 불안장애가 나타난다.

해설
GABA는 신체활동을 지연시키며, 감소 시 조현병, 불안장애, 간질 등에 영향을 미친다.

1-2 정신역동적 이해

1 의식의 구조

의식의 구조	내 용
의식 (Consciousness)	• 노력 없이 알게 되는 모든 활동 • 깨어 있을 때 작용하고, 현실 원칙을 따른다. • 사고, 감각, 감정과 관계 있다. • 신중하고 합리적으로 행동하도록 한다. • 대부분의 자아와 초자아의 일부로 구성
전의식 (Preconscious)	• 잠재의식이라고 하며, 의식과 무의식의 중간에 위치한다. • 자주 사용하지 않고 필요하지 않은 사건이 의식에 남아 부담이 되는 것을 방지하는 역할(방파제 또는 보호막) • 주의 집중하면 의식으로 떠오르고, 현실원칙에 입각하여 기능한다. • 자아와 초자아로 구성된다.
무의식 (Unconscious)	• 의식 밖에 있어서 전혀 알지 못하는 마음의 부분이며, 가장 큰 마음의 부분(일생 동안 경험한 모든 기억, 경험, 감정이 저장)이다. • 의도적으로 내용을 회상하는 것이 불가능하다. • 이드와 초자아로 구성되며, 대부분의 방어기제가 포함된다.

출제유형문제 최다빈출문제

1-1. 다음 중 의식에 대한 설명으로 옳지 않은 것은?

① 노력하지 않아도 알아차릴 수 있다.
❷ 방어기제가 포함된다.
③ 현실원칙을 따른다.
④ 신중하고 합리적으로 행동하게 한다.
⑤ 깨어 있을 때 작용한다.

해설
의식은 노력 없이 알게 되는 모든 활동을 말하고, 깨어 있을 때 작용하며, 현실원칙을 따른다. 합리적이고 신중하게 행동하도록 이끌어 주며, 대부분의 자아와 초자아의 일부로 구성된다.

1-2. 다음은 무의식에 대한 설명이다. 옳지 않은 것은?

① 의식 밖에 있어서 전혀 알지 못하는 마음의 부분이다.
❷ 노력하지 않아도 알아차릴 수 있다.
③ 이드와 초자아로 구성된다.
④ 의도적으로 내용을 회상하는 것이 불가능하다.
⑤ 방어기제가 포함된다.

해설
무의식은 의식 밖에 있어서 전혀 알지 못하는 마음의 부분이다. 의도적으로 내용을 회상하는 것이 불가능하고, 이드와 초자아로 구성되며, 대부분의 방어기제가 포함된다.

2 성격의 구조

성격의 구조	내 용
이드(Id)	• 태어날 때부터 있는 인간의 본능으로, 옳고 그름의 판단이 없다. • 즉각적인 만족만을 추구하고, 쾌락원칙의 지배를 받는다. • 비언어적, 비논리적, 체계가 없으며, 현실과 환상의 구별이 없다.
자아(Ego)	• 현실원칙에 의해 작용한다. • 성격의 집행부 : 이드의 욕구에 대한 만족과 외부세계 현실과 초자아 사이를 중재 • 대부분 의식에 속하지만 방어기제는 무의식에 속한다. • 생후 4~6개월부터 발달하기 시작하여 2~3세경에 형성된다.
초자아 (Superego)	• 사회적 원칙에 따라 작용한다. • 재판관(인간의 마음 안에서 행동의 옳고 그름을 평가) 같은 역할을 하는 성격의 도덕적 무기이다. • 양심(하지 말아야 할 것)과 자아이상(해야만 하는 것)으로 구성된다. • 옳고 그름을 결정하여 도덕적 기준에 맞추어 행동하도록 한다. • 1세 전후에 생겨나기 시작하고, 5~6세경에 주로 발달하며, 9~11세경에 거의 완성된다.

출제유형문제 최다빈출문제

다음 중 이드에 대한 설명으로 옳지 않은 것은?

① 태어날 때부터 있는 인간의 본능이다.
② 쾌락원칙에 따라 움직인다.
③ 옳고 그름의 판단이 없다.
❹ 현실원칙에 의해 작용한다.
⑤ 즉각적인 만족을 추구한다.

해설
이드는 태어날 때부터 있는 인간의 본능으로 옳고 그름의 판단이 없고, 즉각적인 만족을 추구하며, 쾌락원칙의 지배를 받는다. 현실과 환상의 구별이 없고, 비언어적, 비논리적, 체계가 없다.

3 자아의 기능

자아의 기능	내 용
현실검증	외부세계 상황 분별
현실감각	외부세계에 대한 경험이나 개인의 유일성에 대한 느낌, 자신의 신체나 부분에 대한 감각
판단력	현실에 부합되게 행동할 수 있는 식별능력
본능·정서·충동의 조절과 조정	충동적인 쾌락추구 행동을 더 큰 만족을 위해 지연시키고 참을 수 있는 능력
대상관계	대인관계에서의 융합과 분리를 결정할 수 있는 능력
사고과정	주의, 기억, 집중, 예측, 개념 형성을 추진하고, 현실에 맞는 2차 사고 과정을 처리하는 능력
방어기능	위협적인 내·외적 자극에 대한 방어 및 이런 방어기능을 관리하는 능력
자극관문	여러 수준의 감각 자극을 통합, 조절해서 받아들이는 능력
자율적 기능	정신 장애가 발생해도 손상 받지 않는 것으로 학습된 지식, 기술, 취미 등이 포함
통합기능	모순되는 태도, 가치, 정서 등을 통합하여 행동이 전체적으로 통합되는 능력
숙달과 자신감	환경을 지배할 수 있고 다른 사람에게 영향을 줄 수 있는 능력과 그것을 자신이 깨닫는 능력

출제유형문제 최다빈출문제

다음 중 자아의 기능으로 옳은 것은?

㉠ 현실에 부합하게 행동할 수 있는 식별능력이다.
㉡ 대인관계에서의 융합과 분리를 결정할 수 있는 능력이다.
㉢ 외부세계의 상황을 분별할 수 있다.
㉣ 여러 수준의 감각자극을 통합하고 조절해서 받아들이는 능력이다.

① ㉠, ㉡, ㉢
② ㉠, ㉢
③ ㉡, ㉣
④ ㉣
❺ ㉠, ㉡, ㉢, ㉣

해설
자아의 기능은 현실검증, 현실감각, 판단력, 본능·정서·충동의 조절과 조정, 대상관계, 사고과정, 방어기능, 자극관문, 자율적 기능, 통합기능, 숙달과 자신감 등이 있다.

4 정신에너지, 정신역동, 정신 분석 목표

(1) 정신에너지

① 정신 기능을 하기 위해 필요한 힘 또는 추진력을 말한다.
② 원초아(Id)에서 자아(Ego)로, 자아에서 초자아(Super ego)로 전환된다.

(2) 정신역동

정신에너지가 모든 행동으로 나타날 때를 말하는 것으로, 행동을 다스리는 힘이다.

(3) 정신분석 목표

현실적, 객관적인 토대 위에서 자아가 갈등을 해결할 수 있게 하여 방어기제에 사용되는 에너지를 줄임으로써 정신에너지를 더 건설적이고 생산적으로 사용할 수 있게 하는 것이다.

출제유형문제 최다빈출문제

정신 기능을 하기 위해 필요한 힘이나 추진력을 일컫는 말은?

① 힘
② 정신수양
③ 정신건강
❹ 정신에너지
⑤ 정신능력

해설
정신에너지는 정신 기능을 하기 위해 필요한 힘이나 추진력으로서 원초아에서 자아로, 자아에서 초자아로 전환된다.

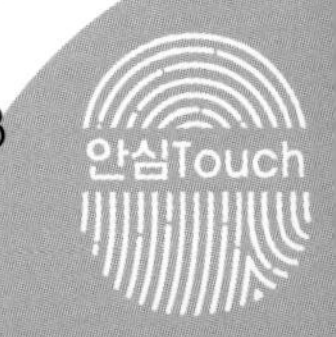

5 방어기제

(1) 정의 및 특징

① 정의 : 원초아(Id) 속에 포함되어 있는 사회적으로 용납될 수 없는 욕구나 충동 등의 사실적 표현과 이에 맞선 초자아의 압력 때문에 발생하는 불안으로부터 자아를 보호하기 위해 사용되는 것

② 특 징

㉠ 현실을 거부, 왜곡, 위조한다.

㉡ 무의식적으로 작용(억제 제외)하기 때문에 자신은 무슨 일이 일어나고 있는지 알지 못한다.

(2) 방어기제의 종류

① 억압(Represion)

㉠ 용납될 수 없는 생각이나 욕구 등을 무의식 영역에 묻어버리는 방어기전으로서 모든 방어기제의 기초가 되는 가장 보편적이고 1차적인 자아의 방어

㉡ 예 강간 당한 여성이 강간 당시 상황을 기억하지 못하는 경우

② 억제(Suppression)

㉠ 불안하게 하는 상황이나 느낌을 의식적으로 부정한다(유일하게 의식적으로 사용하는 방어기제이다).

㉡ 예 내일 보는 시험공부를 하지 않고 시험에 대한 걱정을 의식적으로 잊은 채 친구와 놀이공원 가서 재밌게 노는 것

③ 동일시(Identification)

㉠ 다른 사람의 바람직한 속성이나 행동, 태도를 자신의 성격 일부로 만드는 것

㉡ 자아와 초자아 형성에 가장 큰 역할을 하며, 성격발달에 매우 중요한 기제이다.

㉢ 예 엄마가 의사인 4세 여아가 주사기나 청진기 등을 이용한 병원놀이를 좋아하고 즐겨하는 것

④ 반동형성(Reaction Formation)

㉠ 용납할 수 없는 감정이나 행동을 반대의 감정이나 행동으로 표현하는 것

㉡ 예 더럽고 지저분한 사람이 깨끗한 척하는 경우

⑤ 합리화(Rationalization)

㉠ 개인의 사회적으로 용납될 수 없는 행동이나 야단맞을 만한 일에 대해 그럴 듯한 이유를 붙여 개인의 행동을 정당화시키는 것

㉡ 예 공부를 전혀 하지 않아 시험 결과가 좋지 못한 학생이 시험 당일 컨디션이 나빠서 시험을 잘 볼 수 없었다고 변명하는 경우

⑥ 대리형성(Substitution)

㉠ 목적하던 것을 가지지 못함으로써 생기는 좌절감에 기인한 긴장을 경감시키기 위해 원래 것과 비슷한 것을 취해 만족을 얻는 것

㉡ 예 누나를 좋아하는 남동생이 누나와 닮은 여자 친구를 사귀는 것

⑦ 함입(Introjection)

㉠ 남에게 향했던 모든 감정을 자신에게 향하게 하는 것

㉡ 예 친구들에게 "일이 잘못된 것은 모두 내가 잘못해서 그런 거야."라고 이야기한다.

⑧ 상환(Restitution)

㉠ 배상 행위를 통해 죄책감으로 인한 마음의 부담을 줄이는 것

㉡ 예 아내가 죽은 후 몇 년 동안 수염을 깎지 않는 남편의 행동

⑨ 보상(Compensation)

㉠ 바람직하지 못한 특성으로 인해 생긴 열등감을 감소시키기 위해 바람직한 특성을 강조하는 것(한 분야에서 인정을 받음으로써 다른 분야에서의 실패를 극복)

㉡ 예 키가 작아 농구팀에 들어가지 못하는 대신 자신이 좋아하는 과학을 열심히 공부해서 과학천재가 되는 경우

⑩ 전치(Displacement)

㉠ 무의식적인 어떤 충동, 감정, 관념이 실제 대상과는 전혀 다른 대치물로 향하는 것

㉡ 예 평소 아버지에게 적대감이 있는 환자가 아버지가 면회하고 간 후 아무 이유 없이 간호사에게 화를 내는 것

⑪ 취소(Undoing)

㉠ 무의식에서 어떤 대상을 향해 품고 있는 자신의 성적 혹은 적대적 욕구로 인해 그 상대가 입었다고 상상하는 피해를 상징적으로 취소하여 만회하려는 것

㉡ 예 부인을 폭행한 남편이 아름다운 장미꽃 100송이를 사다주는 경우

⑫ 투사(Projection)

㉠ 어떤 행동이나 생각의 책임을 자신으로부터 다른 사람이나 외부 대상에게 돌리는 것

㉡ 예 "일이 성공하지 못한 것은 너 때문이야."라고 말한다.

⑬ 퇴행(Regression)

㉠ 해결 곤란한 갈등 직면 시 현재의 갈등이 없었던 시기인 이전의 초기 발달단계로 되돌아가는 것

㉡ 예 소변을 잘 가리는 아동이 여동생이 태어난 후 오줌을 싸는 경우

⑭ 상징화(Symbolization)

㉠ 사물, 사고나 행위가 다른 일반적인 형태를 통해 다른 것으로 표출되는 것으로 꿈, 공상, 신화 등에서 볼 수 있다.

㉡ 예 아이를 낳고 싶은 소망이 있는 불임 여성의 꿈에 달걀이 보이는 경우

⑮ 해리(Dissociation)

㉠ 받아들이기 어려운 인격의 일부가 자아의 통제를 벗어나 독립적으로 행동하는 것

㉡ 예 다중성격, 지킬박사와 하이드, 몽유병, 잠꼬대 등

⑯ 부정(Denial)

㉠ 의식화되면 도저히 감당하지 못할 어떤 생각, 욕구, 현실적 존재를 무의식적으로 인정하지 않는 것

㉡ 예 불치병 선고를 받은 환자가 10년, 20년 장래계획을 세우는 경우

⑰ 승화(Sublimation)

㉠ 사회적으로 용인되지 않는 충동이나 행위를 사회적으로 용인되는 건설적인 활동으로 대체하는 것(방어기제 중 가장 능률적이고 창조적임)

㉡ 예 공격적 욕구가 강한 사람이 권투 선수가 되는 경우

⑱ 격리(Isolation)

㉠ 고통스러운 기억, 생각과 함께하는 감정을 의식에서 몰아내는 것으로서 고통스러웠던 사실은 기억하지만 감정은 억압하는 것(사실과 감정을 분리시키는 것)

㉡ 예 교통사고로 남편을 잃은 여인이 친구들에게 남 얘기를 하는 것처럼 말하는 경우

⑲ 저항(Resistance)

㉠ 억압된 자료들이 의식으로 나오는 것을 막는 것으로 대개 기억할 수 없다는 말을 한다.

㉡ 예 대답하기 곤란한 질문을 듣자 갑자기 화를 내면서 큰 소리로 모른다고 하는 것

⑳ 전환(Conversion)

㉠ 심리적 갈등이 신체감각기관과 수의근계 증상으로 표출되는 것으로, 신체증상은 신체적으로는 아무 이상이 없으나 고통을 느낀다.

㉡ 예 시어머니와 갈등이 심한 며느리가 시댁에 가면 갑자기 마비되거나 벙어리가 되는 경우

㉑ 신체화(Somatization)

㉠ 심리적 갈등이 감각기관과 수의근계를 제외한 기타 신체부위 증상으로 표출되는 것

㉡ 예 싫어하는 직장 상사의 오빠와 데이트를 하기 싫은 여성이 갑작스럽게 편두통이 심해 데이트를 하지 못하는 경우

㉒ 주지화(Intellectualization)

㉠ 느낌보다는 사고로 정서적 불편을 제거하려고 하는 것으로, 주로 지능이 높거나 교육 정도가 높은 사람에게서 발견되고 상당히 궤변적인 것이다.

㉡ 예 교통사고로 갑자기 아내를 잃은 남편이 친구들에게 만성 질병으로 오랫동안 고통 받다가 죽는 것보다는 차라리 그렇게 죽는 것이 더 낫다고 말하는 경우

㉓ 유머(Humor)

㉠ 자신과 타인에게 불쾌한 감정을 느끼지 않게 하면서 자신의 느낌 혹은 생각을 공개적으로 우스꽝스럽게 표현하는 것

㉡ 예 취업준비생이 면접실에 들어가면서 긴장하여 미끄러지자 "제 발이 먼저 여러분께 인사합니다." 라고 말해 면접관들에게 웃음을 주는 경우

㉔ 합일화(Incorporation)

㉠ '자기'와 '자기 아닌 것'을 분별하지 못하는 것으로 동일시의 원시적 형태이다.

㉡ 예 아기가 어머니가 웃으면 자기가 웃는 것으로 여기고 자기가 좋아하는 줄 아는 경우

㉕ 고착(Fixation)

㉠ 인간 발달 과정에서 심하게 좌절 혹은 크게 만족한 경우 무의식적으로 그 시기를 집착하는 것

㉡ 예 성인 남자가 스트레스를 받으면 손톱 물어뜯기를 반복하여 손가락 손상이 발생

출제유형문제 최다빈출문제

5-1. 방어기제 중 억압과 억제에 대한 설명으로 옳은 것은?

① 억압과 억제 모두 의식기전이다.
② 억압은 의식적이고, 억제는 무의식적이다.
❸ 억압은 무의식적이고, 억제는 의식적이다.
④ 억압과 억제는 같은 용어이다.
⑤ 억압과 억제 모두 무의식기전이다.

해설
억압은 용납될 수 없는 생각이나 욕구 등을 무의식 영역에 묻어버리는 방어기제이다. 억제는 불안하게 하는 상황이나 느낌을 의식적으로 부정하는 것으로 의식적으로 사용하는 방어기제이다.

5-2. 다른 사람의 바람직한 속성이나 행동, 태도를 자신의 성격 일부로 만드는 것으로 초자아 형성에 영향을 주는 방어기제는?

❶ 동일시
② 전 치
③ 투 사
④ 부 정
⑤ 합리화

해설
동일시는 다른 사람의 바람직한 속성이나 행동, 태도를 자신의 성격 일부로 만드는 것으로서 자아와 초자아 형성에 가장 큰 역할을 하며, 성격발달에 매우 중요한 기제이다.

1-3 인간의 발달적 이해

1 프로이트(Freud) 정신성적 발달이론

(1) 개 요

① 인간의 성격이 발달하는 단계를 성적 에너지인 리비도가 집중된 부위(입, 항문, 성기 등)로 나눈다.

② 어느 발달단계에서 다음 단계로의 진행이 방해를 받으면 특정 단계에 고착될 수 있고, 이는 성인기 성격형성에 영향을 미친다.

(2) 발달단계 및 특징

발달단계	특 징
구강기 (0~1세)	• 리비도(Libido)가 입, 입술, 혀, 입 주변 기관에 집중되어 있다. • 기본개념 : 이드(Id) • 빨기, 깨물기, 뱉기, 우는 행동 등에 의해 긴장을 완화시킨다. • 어머니에 의한 양육, 보살핌, 수유 등에 의해 발달한다. • 성공적인 구강기 : 자신감, 관대함, 자급자족, 주고받음, 신뢰성 발달 등 • 욕구 과잉 충족 또는 좌절 : 과잉 충족 시 지나친 낙관주의, 자기애, 염세주의, 의존적 성격을 갖게 되고, 좌절 시 남에게 주는 것보다 받는 것을 좋아함, 과식·껌 씹기 같은 입놀림 증가, 음주, 흡연 등의 문제행동의 확률이 높으며, 이처럼 의존적이고 욕심쟁이이며 남에게 주거나 양보를 모르는 구강기적 성격 형성
항문기 (1~3세)	• 리비도가 항문과 그 주위에 집중되어 있다. • 기본개념 : 자아 • 대변 보유나 배설을 통해 쾌감을 느끼고, 대소변 훈련을 통해 능동성을 갖게 된다. • 성공적인 항문기 : 자주성, 결단력, 협조심, 적극성, 자존감 발달 등 • 욕구 과잉 충족 또는 좌절 : 지나치게 모범적이고 완벽주의적, 매우 완고하고 인색하여 구두쇠 같은 성격 또는 반대로 양가감정, 더러움, 너저분함, 반항, 분노, 가학-피학성을 지닌 성격이 될 확률이 높음(항문기적 성격)
남근기 (3~6세)	• 남녀 모두 음경에 관심이 집중되어 있다. • 기본개념 : 초자아 • 오이디푸스기, 가족 삼각관계 시기라고도 하며, 프로이트는 발달단계 중 가장 중요한 시기라고 하였다. • 남녀의 성 차이 인식, 성에 대한 호기심을 가진다. • 남아 : 오이디푸스콤플렉스, 거세공포, 거세불안 • 여아 : 엘렉트라콤플렉스, 남근선망 • 이성 부모에 대한 성적 추구와 동성부모에 대한 적대적 감정은 동성 부모와의 동일시를 통해 극복된다. • 성공적인 남근기 : 성정체감의 기초 형성 • 욕구 과잉 충족 또는 좌절 : 뻔뻔스럽고 남에게서 인정과 칭찬을 받고 싶어함(남근기적 성격), 초자아 형성장애로 인해 히스테리성 인격(여자), 반사회적 인격(남자)이 될 확률 높다.
잠복기 (6~12세)	• 지적, 사회적인 면에서 활발한 활동이 이루어지는 시기 • 기본개념 : 성의 억압 • 성적이고 공격적인 환상은 잠복상태에 있다. • 학업, 동성 친구, 교사, 다른 사람에게 관심, 기술 연마, 적응능력 함양 • 성공적으로 이 시기를 보내면 적응능력이 높아지고 학업, 대인관계의 원만함에서 오는 자신감이 높아지나, 이전 단계의 과제들이 미해결 상태로 남아 있어 성적·공격적 충동이 조절되지 못하면 학습적응에 지장을 받아 열등감이 나타난다.

발달단계	특 징
성기기 (13세 이후)	• 리비도가 이성의 동료로 향한다. • 기본개념 : 성의 성숙 • 이차성징이 나타나고, 남녀의 성기가 성적 즐거움의 중심처 • 성공적으로 이 시기를 보내면 개인은 성숙, 조화, 주체성을 확립하나, 그렇지 못하면 과거의 잘못된 어느 하나의 발달단계에 사로잡혀 그 영향을 받는 성격의 소유자가 되기 쉽고 주체성 혼돈이 나타난다.

출제유형문제 최다빈출문제

1-1. 30세 여성이 스트레스가 있을 때마다 많은 양의 음식을 먹고, 계속해서 껌을 씹는다. 이 여성의 문제 행동은 프로이트(Freud)의 발달이론으로 볼 때 어느 시기의 문제로 볼 수 있는가?

❶ 구강기
② 항문기
③ 남근기
④ 잠복기
⑤ 성기기

해설
구강기를 적절히 지내면 자신감, 관대함, 신뢰성이 발달하나 욕구과잉 충족 시 지나친 낙관주의, 자기애, 염세주의, 의존적 성격을 갖게 되고, 좌절 시 남에게 주는 것보다 받는 것을 좋아함, 과식·껌 씹기 같은 입놀림 증가, 음주, 흡연 등의 문제행동의 확률이 높다.

1-2. '프로이트(Freud)의 정신성적 발달단계' 중에서 남녀 모두 음경에 관심이 집중되고 남녀의 성 차이를 인식하며 성에 대한 호기심을 가지는 시기는?

① 성기기
② 잠복기
③ 구강기
❹ 남근기
⑤ 항문기

해설
남근기는 남녀의 성 차이를 인식하고 성에 대해 호기심을 가진다. 이성 부모에 대한 성적인 추구와 동성 부모에 대한 적대적 감정은 동성 부모와의 동일시 과정을 통해 극복한다. 남아는 오이디푸스콤플렉스, 거세공포, 거세불안, 여아는 엘렉트라콤플렉스, 남근선망을 보인다.

2 에릭슨(Erikson)의 정신사회적 발달이론

(1) 개 요

성격이 전 생애를 통해 발달하며, 생애 주기마다 극복해야 할 정신사회적 갈등과 위기를 자아가 어떻게 극복하느냐에 따라 성격이 결정된다.

(2) 발달단계 및 발달과제

발달단계	발달과제	특 징
영아기	신뢰감 대 불신감	• 모자관계가 좋아 서로가 적절히 심리적 반응을 할 때 어머니를 믿음으로써 신뢰감 형성 • 신뢰감을 경험하지 못하면 불신감(남을 믿지 못함) 형성
초기 아동기	자율성 대 수치심·의심	• 혼자서 걷고 말할 수 있어서 스스로 외부 세계 탐색, 자신의 괄약근 통제 등을 통해 자율성 형성 • 너무 빠르거나 엄격한 배변훈련은 아동이 자신의 의지가 손상됐다고 여김으로써 수치심과 의심 형성
후기 아동기	주도성 대 죄책감	• 아동이 계획을 세우고 목표를 설정하여 그것을 이루고자 노력 • 자신의 욕구가 사회 속에서(특히 부모나 놀이) 좌절되면 죄책감 느낌
학령기	근면성 대 열등감	• 학교에 입학해서 사회가 요구하는 기술, 지식을 배우는 과정에서의 성공적인 경험은 근면감 형성 • 아동이 수행하려고 한 과제 또는 교사나 부모가 부과한 일을 할 수 없는 경우 열등감 형성
청소년기	정체감 대 역할 혼돈	• 기본과업은 이전에 형성된 여러 가지 동일시를 더욱 완전한 하나의 주체로 통합하는 것 • 자신이 누구이고 장래에 무엇이 되기를 원하는지를 결정하는 시기 • 청소년이 동일시와 역할 또는 단편적인 자기 자신에 대한 개념들을 전체적인 하나로 통합할 수 없으면 자신의 역할에 대한 혼동이 나타남
초기 성인기	친밀감 대 고립감	• 청소년기에 정체감이 형성된 사람은 친밀감을 획득하여 새로운 대인관계에서 친밀한 관계 유지 • 정체감을 형성하지 못한 사람은 대인관계에서 친밀한 관계를 형성하지 못하므로 고립감 느낌
중년기	생산성 대 자기침체감	• 자녀를 바르게 교육하는 부모역할, 일을 통한 문화 계승, 사회발전에 기여하는 과업을 통해 생산성 형성 • 생산성을 형성하지 못하면 자신의 삶의 목적, 과정, 선택에 대한 회의와 회한에 빠져들어 자기침체 형성
노년기	통합성 대 절망	• 인생의 한계 및 자신이 역사의 한 부분이라는 것을 받아들이고, 지금까지의 7단계를 모두 통합하는 시기 • 통합에 실패하면 자기가 한 일, 자기 생애에서 못한 일에 대해 후회하게 되고 절망감 느낌

출제유형문제 최다빈출문제

2-1. 에릭슨(Erikson)의 정신사회적 발달이론에 의할 때 영아기의 발달과업으로 옳은 것은?

① 자율성
② 근면성
❸ 신뢰감
④ 주도성
⑤ 정체감

해설
에릭슨은 영아기(0~1세)는 모자관계가 좋아 서로가 적절히 심리적 반응을 할 때 어머니를 믿음으로써 신뢰감을 형성하고, 신뢰감을 경험하지 못하면 남을 믿지 못하는 불신감을 형성한다고 하였다.

2-2. 다음 중 에릭슨(Erikson)의 정신사회적 발달이론에 대한 설명으로 적절한 것은?

① 어머니와 나를 분리된 개체로 인식한다.
❷ 생애 주기마다 극복해야 할 정신사회적 갈등과 위기가 있고 자아가 이를 어떻게 극복하느냐에 따라 성격이 결정된다.
③ 인간의 성격이 발달하는 단계를 성적 에너지인 리비도가 집중된 부위로 나눈다.
④ 사회적 경험과 대인관계 경험이 중요하다.
⑤ 인간의 성격형성에 있어서 대인관계의 중요성을 강조한다.

해설
에릭슨의 정신사회적 발달이론은 성격이 전 생애를 통해 발달하며, 생애 주기마다 극복해야 할 정신사회적 갈등과 위기가 있고, 자아가 이를 어떻게 극복하느냐에 따라 성격이 결정된다.

3 설리반(Sullivan)의 대인관계이론

(1) 개 요

① 인간의 성격형성에 있어서 대인관계의 중요성을 강조하였다.

② 성격의 건전한 발달을 위해서는 타인과의 관계에서의 안정이 무엇보다 중요하고, 특히 자녀-부모와의 관계가 안정적이지 못하면 불안이 발생하며, 유아에서 청소년기까지는 성격발달의 토대가 되는 주요시기이다.

(2) 발달단계 및 특징

발단단계	특 징
영아기 (0~18개월)	태어나면서부터 언어로 의사표현이 가능한 때까지로 수유가 최초의 대인관계 형성이다.
아동기 (18개월~6세)	• 언어를 구사할 때부터 놀이 친구를 필요로 할 때까지 • 아동은 성 개념을 발달시켜서 남성과 여성의 역할에 동일시한다. • 성인의 흉내를 내는 소꿉놀이를 많이 한다. • 개인적인 욕구충족이 방해를 받아 지연될 수 있다는 것과 지연을 수용하는 것을 배운다.
소년기 (6~9세)	• 초등학교 시기로 사회화 현상이 나타난다. • 가족 외의 권위자에게 복종한다. • 또래 아이들과 경쟁, 협력, 협상 등을 통해 만족스런 관계를 형성한다.
전 청소년기 (9~12세)	• 동성 친구와 친밀한 관계를 갖고자 하는 친교의 욕구가 특징적으로 나타난다. • 다른 사람과 순수한 대인관계를 갖기 시작한다. • 아주 친한 친구가 없으면 절망적인 고독감이 있을 수 있음
초기 청소년기 (12~14세)	• 주된 과제는 이성친구들과 만족스러운 관계를 형성하는 것이다. • 사춘기의 생리적 변화로 욕정 경험, 이런 감정 경험으로부터 욕망의 역동이 나오고 그것이 인격에 작용하기 시작
후기 청소년기 (14~21세)	성기관이 발달의 주된 초점이 되며, 성숙한 개인으로 책임과 의무를 감당하는 자아 형성 및 불안 승화

출제유형문제 최다빈출문제

다음 중 설리반(Sullivan)의 대인관계이론에 대한 설명으로 적절한 것은?

① 인간의 성격이 발달하는 단계를 성적 에너지인 리비도가 집중된 부위로 나눈다.

❷ 성격형성에 있어서 대인관계의 중요성을 강조한다.

③ 생애 주기마다 극복해야 할 정신사회적 갈등과 위기를 어떻게 극복하느냐에 따라 성격이 결정된다.

④ 어머니와 나를 분리된 개체로 인식한다.

⑤ 지적인 발달은 감각운동기 - 전조작기 - 구체적 조작기 - 형식적 조작기 단계로 발달한다.

해설

설리반의 대인관계이론은 성격형성에 있어서 대인관계의 중요성을 강조하였고, 성격의 건전한 발달을 위해서는 타인과의 관계에서의 안정이 무엇보다 중요하다고 하였다.

4 말러(Mahler)의 분리개별화 이론

(1) 개 요

유아가 어머니(최초로 사랑했던 대상)로부터 떨어져 나오는 심리과정을 기술한 것이다.

(2) 발달단계 및 특징

발달단계	특 징
정상 자폐기 (출생~1개월)	• 자기와 자기 아닌 것을 구별하지 못하고 모든 세상을 자신으로 여기는 시기로, 절반은 잠을 자고 절반은 깨어 있는 상태로 존재하며, 타인이나 환경의 존재를 인식하지 못함 • 이 시기에 고착되면 소아자폐장애를 유발될 수 있음
공생기 (1~5개월)	• 모자가 공생하는 시기 • 아기는 어머니 알아보고 반응하며, 어머니도 아기 반응이 귀여워 양육에 빠지는 시기 • 자신을 어머니의 연장으로 생각하면서도 어머니를 자신의 욕구를 충족시켜 주는 사람으로 인식하기 시작 • 이 시기에 어머니 존재가 없거나 어머니로부터 거부당하면 후에 공생정신증이 유발될 수 있음
분리개별화기 (5~36개월)	• 어머니로부터 신체적 · 정신적으로 분리되어 개별화가 이루어지는 시기 • 분화분기(5~10개월) – 부화의 시기(모자공생의 알을 깨고 껍질 밖으로 나옴) – 어머니 품에서 조금씩 벗어나려고 시도하지만 곧 돌아옴 • 실제분기(10~16개월) – 어머니에게서 떠나 장난감, 우유병 같은 무생물을 눈으로 보고 냄새를 맡고 손으로 만져보면서 관계를 맺는 데 마음을 쏟음 – 어머니와의 분리를 두려워하는 분리불안이 커짐 • 화해접근분기(16~24개월) – 자기 몸이 어머니 몸과 분리되어 있음을 더 확실히 아는 시기이며, 분리불안이 더욱 심해지고 자기와 어머니가 한 몸으로 묶여 살 수 없다는 것을 알게 된다. – 병적인 모자관계(어머니가 아동이 보이지 않으면 찾다가 아동을 찾으면 냉담하게 대하여 아동이 어머니의 양가적인 태도에 혼란을 느낌)는 경계성 성격장애의 원인이 될 수 있음 • 통합기(24~36개월) : 좋은 점과 나쁜 점을 함께 갖춘 한 인간으로서의 어머니로 보게 되고, 어머니의 이미지를 인내하고 사랑하는 것으로 내면화시켜 외부세계에서도 어머니를 분리된 사람으로 계속해서 지각하게 됨

출제유형문제 최다빈출문제

유아가 어머니로부터 떨어져 나오는 심리과정을 기술한 이론은?

① 설리반(Sullivan)의 대인관계이론
❷ 말러(Mahler)의 분리개별화이론
③ 피아제(Piaget)의 인지발달이론
④ 에릭슨(Erikson)의 정신사회적발달이론
⑤ 프로이트(Freud)의 정신성적발달이론

해설
말러의 분리개별화이론은 유아가 최초로 사랑했던 대상인 어머니로부터 떨어져 나오는 심리과정을 기술한 것으로, 발달단계를 정상자폐기(출생~1개월) – 공생기(1~5개월) – 분리개별화기(5~36개월)로 구분하였다.

5 피아제(Piaget)의 인지발달이론

(1) 개 요

지적인 발달은 서로 다른 구조이면서 점점 안정된 적응구조로 되는 4단계를 거쳐 발달한다고 하였다.

(2) 발달단계 및 특징

발달단계	특 징
감각운동기 (0~2세)	• 타고난 간단한 반사운동을 하면서 발달 시작 • 대상연속성 개념 – 물건이 눈에 보이지 않아도 있는 것을 앎 • 공간이동 개념 – 물건을 다른 곳에 옮겨 숨기면 그 물건을 찾으려고 애씀
전조작기 (2~7세)	• 아동이 규칙이나 조작을 이해하지 못하는 시기 • 직관적 판단 – 눈에 보이는 대로 판단 • 상징적 활동 증가 – 나무 막대기를 총으로 생각하고 놀이 • 자아중심적 사고 – 다른 상황에 있는 사람도 자기와 똑같이 생각한다고 믿음 • 물활론적 사고 – 움직이는 것은 생명이 있다고 여김 • 꿈을 현실로 생각 – 꿈 속에서 잃어버린 장난감을 찾아 달라며 우는 경우 • 도덕적 판단이 사실적 – 규칙을 지키지 않으면 벌을 받기 때문에 지켜야 한다고 생각
구체적 조작기 (7~12세)	• 초보적이지만 논리 수학적 사고구조를 가지고 있고, 가역적인 사고(조작 가능) • 보존개념 형성 • 탈자아중심적인 사고 • 자율적인 도덕성 • 서열화능력 – 여러 가지 양적 차원에 따라 대상들을 순서로 나열 • 분류능력 – 대상 간의 공통점, 차이점, 관계성을 이해하여 분류
형식적 조작기 (12세 이후)	• 추상적 문제 해결의 논리적 추리 능력 생김 • 연합적 사고 가능, 어떤 문제에 직면했을 때 가능한 해결책을 모두 다 고려해 볼 수 있음

출제유형문제 최다빈출문제

피아제(Piaget)의 인지발달이론에 대한 설명 중 옳지 않은 것은?

① 전조작기는 직관적 판단을 한다.
② 감각운동기는 간단한 반사운동을 하면서 발달이 시작된다.
❸ 구체적 조작기는 추상적 문제 해결의 논리적 추리 능력이 있다.
④ 형식적 조작기는 연합적 사고를 한다.
⑤ 구체적 조작기는 보존개념이 형성된다.

해설
구체적 조작기는 초보적이지만 논리 수학적 사고구조를 가지고 있고, 가역적인 사고 가능, 보존개념 형성, 탈자아중심적인 사고, 서열화 능력, 분류능력이 발달한다.

1-4 사회문화적 이해

1 문화의 정의 및 한국의 사회문화 특성

(1) 문화의 정의

문화는 사고, 행동, 의사소통, 관습, 제도 등을 포함한 인종, 민족, 종교, 사회집단에 따라 특징적으로 나타나는 인간 행동의 통합이며, 구성원들 간에 의미가 있는 형식화된 생활 방식이며, 사회화 과정을 통해 다음 세대로 전해진다.

(2) 한국의 사회문화 특성

① 가족주의 의식

㉠ 가족주의는 모든 가치가 가족집단의 유지, 지속, 기능과 관련되어 결정되는 사회의 조직형태이다.

㉡ 한국의 가족주의 의식은 '인'과 '효'를 바탕으로 한다.

㉢ 부모가 자식을 낳아주었다는 이유만으로 자식이 부모에게 예속적 존재로 간주되는 경향이 있다.

㉣ 사회에서도 집단의 최고권위자에게 순종, 복종하는 생활방식에 익숙하다.

㉤ 가족주의 의식은 현대사회에서 가족이기주의로 변해 사회에 부정적인 영향을 미치고 개인의 건강한 행동의 저해요인으로 작용하기도 한다.

② 공동체 지향의식

㉠ 가족중심적이다.

㉡ '우리'라는 말을 즐겨 사용한다(예 우리 사회, 우리 학교 등).

㉢ 연고주의 속성이 발달하였다(혈연주의, 학연주의, 지역주의 등).

㉣ 인간관계를 형성하는 가장 기본적인 토대인 '정'이라는 문화

③ 권력 및 권위 지향 의식 : 권력의 소유 여부를 사람의 가치를 평가하는 기준으로 보는 경향이 있다.

2 한국인의 문화특수적 증후군 및 문화적으로 유능한 정신건강관리 제공을 위한 치료전략

(1) 한국인의 문화특수적 증후군

① 화 병

㉠ 한국여성이 삶의 고통을 표현하고 전달하는 방식이며, 울화병이라고도 한다.

㉡ 우울증, 신체화 장애, 불안장애 증상이 혼합되어 나타나는 장애이다.

㉢ 분노감, 우울감, 피로감, 소화불량, 호흡곤란, 심계항진, 상복부에 덩어리가 맺힌 느낌 등의 신체화 증상으로 나타난다.

㉣ 남편이나 시부모와의 갈등, 고통스러운 결혼생활, 가난과 고생 등에 의해 유발된다.

㉤ 걱정을 반복하고, 강한 자기연민이 있으며, 수동적 운명관을 가진 경우가 많다.

㉥ 중년 이후의 여성, 사회경제적 수준이 낮은 계층에 많다.

② 무병(신병)

㉠ 무당이 되기 전에 앓는 일종의 정신장애

㉡ 조상의 영혼에 의해 빙의되거나 해리증상을 나타낸다.

㉢ 무병에 걸린 사람은 굿을 통해 증상이 호전되며, 내림굿을 통해 무병이 치유되어 무당이 된다.

(2) 문화적으로 유능한 정신건강관리 제공을 위한 치료전략

① 자신의 문화적 배경 및 행동양식을 명확히 알고, 정신건강과 질병에 공존하는 신념체계를 인식한다.

② 대상자의 개인적 신념, 질병에 관한 두려움 등을 사정한다.

③ 설명, 협상, 대상자의 문화적 신념 등을 고려한 치료계획에 협조한다.

④ 특정 문화 집단에 대한 정보를 읽는다.

⑤ 주요 정보제공자 혹은 그 문화의 언어와 행동양식의 해석에 능통한 사람과 협력한다.

⑥ 대상자가 어떤 행동을 보이든 인내하고 판단하지 않으며 존중을 보인다.

출제유형문제 최다빈출문제

2-1. 한국인의 문화특수적 증후군인 화병에 대한 설명으로 옳지 않은 것은?

① 울화병이라고도 한다.
❷ 사회경제적 수준이 높은 계층에 많다.
③ 남편이나 시부모와의 갈등, 고통스러운 결혼생활 등에 의해 유발된다.
④ 중년 이후 여성에게 많다.
⑤ 소화불량, 호흡곤란, 상복부에 덩어리가 맺힌 느낌 등의 신체화 증상으로 나타난다.

해설
화병은 울화병이라고도 하며 우울증, 신체화 장애, 불안장애 증상이 혼합되어 나타나는 장애이다. 남편이나 시부모와의 갈등, 고통스러운 결혼생활, 가난과 고생 등에 의해 유발되고, 중년 이후의 여성, 사회경제적 수준이 낮은 계층에 많다.

2-2. 한국 문화의 특성에 대한 설명 중 옳지 않은 것은?

① 한국의 가족주의 의식은 '인'과 '효'를 바탕으로 한다.
② 혈연주의, 학연주의, 지역주의 등의 연고주의 속성이 발달하였다.
③ '정'의 관계에서 인간의 친분을 쌓아가는 것을 중시한다.
④ '우리'라는 말을 즐겨 사용한다.
❺ '우리'보다는 철저히 독립된 개인으로서의 '나'를 중요시한다.

해설
한국 문화는 '우리'라는 말을 즐겨 사용한다(예 우리 사회, 우리 학교).

2-3. 시어머니와 갈등이 있는 며느리가 상복부에 덩어리가 맺힌 것 같이 가슴이 답답하고 소화불량, 호흡곤란, 우울, 불안증상을 호소하는 경우 생각해 볼 수 있는 한국인의 문화특수적 증후군은?

① 저 항
② 해 리
❸ 화 병
④ 퇴 행
⑤ 신체화

해설
화병은 남편이나 시부모와의 갈등, 고통스러운 결혼생활, 가난과 고생 등에 의해 유발되고, 분노감, 우울감, 피로감, 소화불량, 호흡곤란, 심계항진, 상복부에 덩어리가 맺힌 느낌 등의 증상이 나타나고, 우울증, 신체화 장애, 불안장애 증상이 혼합되어 나타나는 장애이다.

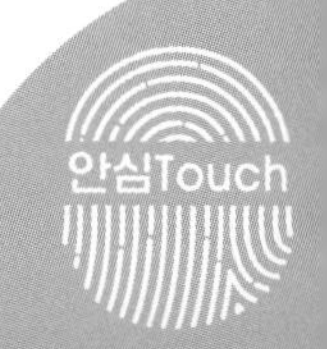

제 2 장

치료적 인간관계 및 의사소통과 스트레스 관리

2-1 치료적 인간관계

1 치료적 관계 및 정신간호사 자질

(1) 치료적 관계

① **치료적 관계의 목적 :** 대상자의 성장을 가져오는 것(아래 내용 포함)

㉠ 자기실현, 자기수용, 자존감 강화, 자아정체성 및 통합성 증진

㉡ 사랑을 주고받을 수 있고, 친밀하고도 상호 의존적인 대인관계를 형성할 수 있는 능력

㉢ 욕구를 만족시키고 현실적으로 목표를 성취할 수 있는 기능 향상과 능력 증진

② **치료적 간호사-대상자 관계 :** 대상자가 실재적, 잠재적 건강문제에 대처해 나갈 수 있도록 도와주기 위한 특별한 조력관계

(2) 정신간호사 자질

① 자기인식

㉠ 정확히 자신을 알고 이해하는 것으로, 간호사는 자신을 알아야 타인을 이해할 수 있기 때문에 자기인식이 중요하다(자신을 정확히 알게 되면, 타인도 정확히 볼 수 있는 능력이 향상된다).

㉡ 조하리창(Johari Window)

- 자기 인식 증진 및 대인관계 개선에 도움을 주는 개념 틀이다.
- 개방영역(I)이 확장되어야만 자기인식 수준이 향상되고 편안하게 치료적 인간관계를 형성할 수 있다.

개방영역(자신도 알고 있고 타인도 알고 있는 정보) (Open or public window) I	타인만 알고 있는 영역 (The unknowing area or blind window) II
자신만 알고 있는 영역 (The private area or hidden window) III	미지의 영역(자신도 모르고 다른 사람에게도 알려지지 않은 자신에 대한 정보) (Unknown window) IV

② **가치관의 확립** : 가치관의 명료화는 성공적인 간호사–대상자 관계에서 필수적이다.
③ **역할모델링** : 간호사는 적응적이고 성장을 증진시키는 행동의 모델이 되어야 한다.
④ **윤리감과 책임감**
㉠ '간호사 윤리강령'은 치료적 관계에서의 간호사 책임에 관한 공통의 가치관을 반영하고 있어서 대상자 행복 및 사회적 책임에 대한 판단을 위해 참조할 만한 기준을 제공한다.
㉡ 건강간호팀의 일원으로 다른 전문직의 전문성을 받아들일 준비가 되어 있어야 하고, 이런 자원을 활용해야 한다.
⑤ **감정의 탐색** : 간호사는 자신의 느낌 인식, 감정 조절, 개방적이어야 한다.
⑥ **이타주의** : 효율적인 조력자는 인간에 대한 관심과 인류에 대한 깊은 사랑에서 우러나는 이타성이 있다.

출제유형문제 최다빈출문제

조하리창(Johari window)에서 제시하는 자기인식을 증가시키는 가장 좋은 방법은?

① 남만 아는 나를 증가시킨다.
② 나만 아는 나를 증가시킨다.
❸ 나도 알고 남도 아는 나를 증가시킨다.
④ 나도 모르고 남도 모르는 나를 증가시킨다.
⑤ 나만 아는 나를 감소시킨다.

해설
개방 영역(자신도 알고 있고 타인도 알고 있는 정보)이 확장되어야만 자기인식 수준이 향상되고 편안하게 치료적 인간관계를 형성할 수 있다.

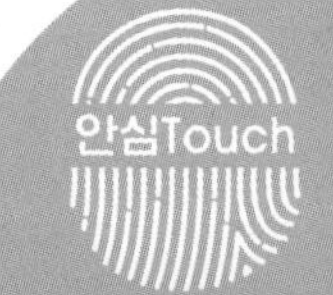

2 간호사의 치료적 능력에 영향을 주는 요소

(1) 진실성

간호사가 개방적, 정직, 신실한 사람이라는 것을 의미하고, 간호사의 반응이 진실하여 생각이나 느낌과 일치되는 말을 하는 것이다.

(2) 존 중

무조건적이고 긍정적인 평가이며, 대상자를 가치 있고 존중받을 존재로 여기는 것이다.

(3) 공감적 이해

① 공감은 대상자의 삶을 이해하고, 대상자 입장에 서서 현재의 감정 상태와 의미를 정확하게 지각하여 대상자와 의사소통할 수 있는 능력을 말한다.
② 정확한 공감은 대상자의 현재 감정 상태를 이해하고, 그에 적절한 언어로 의사소통할 수 있는 언어적 능력까지 포함한다.

(4) 구체성

대상자의 감정, 행동, 경험 등에 대해 토론할 때 구체적 용어를 사용한다.

(5) 직 면

대상자의 감정과 태도, 생각과 행동이 일치되지 않을 때 간호사가 도와주려는 시도를 통해 대상자가 자기 안에 있는 모순된 감정을 깨닫고 발견하도록 이끌어주는 것을 말한다.

(6) 즉시성

① 간호사-대상자의 관계에서 현재 일어나는 상호작용에 집중한다.
② 대상자 감정에 민감하게 반응하고, 대상자를 무시하지 않으며 이들의 감정을 다룰 의지를 포함한다.

(7) 치료자의 자기노출

자신을 타인에게 의도적으로 드러내는 사적인 진술이고 아주 주관적이다.

(8) 정서적 정화

① 대상자가 자신을 가장 괴롭히는 일을 말하도록 격려해 주었을 때 나타난다.
② 정화는 두려움과 흥분을 야기하고 경험을 개방하게 하므로 간호사와 함께 토론 및 점검을 할 수 있다.

출제유형문제 최다빈출문제

2-1. 간호사의 치료적 능력에 영향을 주는 요소 중 존중에 대한 설명으로 적절한 것은?

❶ 대상자를 가치 있고 존중받을 존재로 여기는 것이다.
② 대상자의 현재 감정 상태를 이해하는 것이다.
③ 간호사의 반응이 생각이나 느낌과 일치되는 말을 한다.
④ 간호사와 대상자 관계에서 현재 일어나는 상호작용에 집중한다.
⑤ 대상자의 감정, 행동에 대해 이야기할 때 구체적인 용어를 사용한다.

해설
존중은 무조건적이고 긍정적인 평가이며, 대상자를 가치 있고, 존중받을 존재로 여기는 것이다.

2-2. 간호사의 치료적 능력에 영향을 주는 요소 중 대상자가 자신의 감정과 태도, 생각과 행동이 서로 일치되지 않을 때 간호사가 도와주려는 시도를 통해 대상자가 자기 안에 있는 모순된 감정을 깨닫고 발견하도록 이끌어주는 것은?

① 진실성
② 즉시성
❸ 직 면
④ 구체성
⑤ 치료자의 자기노출

해설
직면은 대상자가 자신의 감정과 태도, 생각과 행동이 서로 일치되지 않을 때 간호사가 도와주려는 시도를 통해 대상자가 자기 안에 있는 모순된 감정을 깨닫고 발견하도록 이끌어주는 것을 말한다.

3 치료적 인간관계의 장애요인

(1) 치료적 관계의 장애

간호사가 대상자에게 지나치게 관심이 많거나, 전혀 관심이 없는 경우 치료적 인간관계에서 장애가 나타난다.

(2) 역할 혼돈에 따른 치료적 인간관계의 장애 요인

① 전 이
- ㉠ 대상자가 과거에 중요한 인물에게 나타냈던 행동양상이나 정서적 반응을 무의식적으로 치료자에게 옮겨오는 것
- ㉡ 예 어린 시절 어머니를 싫어하고 미워했던 대상자가 간호사를 어머니처럼 싫어하고 미워하는 것

② 역전이
- ㉠ 치료자의 과거 갈등 경험이 무의식적으로 대상자에게 옮겨져 치료자가 대상자에게 부적절하고 왜곡된 반응을 보이는 것
- ㉡ 예 어린 시절 오빠를 싫어하고 미워했던 간호사가 대상자를 오빠처럼 싫어하고 미워하는 것

③ 비판적 태도 : 간호사의 비판적 태도는 문제 행동이다.

④ 자기인식 부족 : 간호사는 치료적 인간관계를 맺기 위해 자기인식을 해야 한다.

⑤ 과도한 질문 : 간호사는 자신의 호기심 충족을 위한 질문인지, 대상자의 요구를 충족시키는 질문인지를 분별해야 한다.

⑥ 저항 : 저항은 대상자가 변화를 두려워하여 불안을 유발하는 사항을 인식하지 않은 채 머물러 있으려고 하는 것으로, 이때 간호사는 경청하면서 대상자가 자신의 저항을 인식하도록 돕는다.

출제유형문제 최다빈출문제

어머니와의 관계에 어려움이 있었던 여자환자가 아무런 이유 없이 담당 간호사를 싫어하면서 적개심을 보인다. 이러한 환자의 반응을 무엇이라고 하는가?

❶ 전 이
② 역전이
③ 저 항
④ 해 리
⑤ 함 입

해설
전이는 대상자가 과거에 중요한 인물에게 나타냈던 행동양상이나 정서적 반응을 무의식적으로 치료자에게 옮겨오는 것이고, 역전이는 치료자의 과거 갈등 경험이 무의식적으로 대상자에게 옮겨져 치료자가 대상자에 대해 부적절하고 왜곡된 반응을 보이는 현상이다.

4 치료적 인간관계 과정(Peplau)

(1) 상호작용 전 단계

① 대상자와의 첫 만남 전 간호사가 준비해야 할 사항을 점검한다.
② 자신의 감정, 불안, 두려움 등을 확인하고 점검하며, 대상자의 유용한 정보를 수집한다.

(2) 초기 단계(오리엔테이션 단계)

① **목적** : 라포형성과 해결 과제를 위한 기초 세우기
② 대상자와 첫 대면 시 서로를 소개하고 인사하는 시간을 갖는다.
③ 언어와 행동으로 따뜻함, 일관성, 정직, 신뢰감을 보여 준다.
④ 지지 제공 및 치료적 환경을 제공한다.
⑤ 문제 발견, 목표 설정, 중재계획을 세우기 시작한다.

(3) 활동단계

① 목표 달성을 위해 행동해야 하는 단계로, 간호사는 대상자가 감정을 표현하고 새로운 적응방법을 시도할 수 있도록 격려해야 하며, 효율적인 문제해결 방법을 강화시켜야 한다.
② 대상자의 특수한 개인적 경험에 대한 현실감 및 통찰력 증진, 자아개념 및 자신감을 증진한다.

(4) 종결단계

① 치료의 진전 및 목표 달성 여부를 평가한다.
② 간호사는 종결이 스트레스를 야기할 수 있음을 인식하고, 적응할 수 있도록 지지해 주며, 대상자의 개인적인 요구에 민감하게 대처한다.
③ 대상자가 종결 단계에서 불안정한 상태, 거절을 당하는 느낌, 사랑을 받지 못한다고 느끼면 퇴행을 보일 수 있다.

출제유형문제 최다빈출문제

정신과 병동에 입원한 대상자와 처음 대면하게 된 초기 단계에서의 간호사 활동 내용으로 옳은 것은?

① 간호사 자신의 감정, 두려움, 불안 상태를 확인하고 점검한다.
② 목표 달성을 위해 적극적으로 행동해야 하는 단계이다.
③ 대상자가 새로운 적응방법을 시도할 수 있도록 격려한다.
❹ 신뢰관계를 형성한다.
⑤ 치료의 목표 달성 여부를 평가한다.

해설
초기 단계(오리엔테이션 단계)는 라포형성과 해결 과제를 위한 기초를 세우는 것이 목적이고 언어와 행동으로 따뜻함, 정직, 일관성, 신뢰감을 보여 준다.

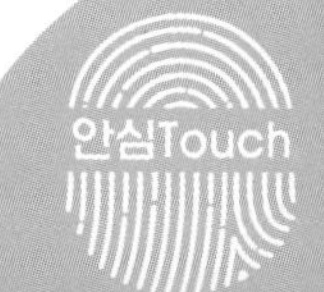

2-2 치료적 의사소통

1 의사소통의 구성요소, 유형, 장애요인

(1) 의사소통 구성요소

① 송신자와 수신자 : 언어・비언어적 방법으로 메시지를 주고받는 사람

② 메시지

㉠ 송신자의 목적이 언어・비언어적인 형태로 표현된 것(부호화의 결과)

㉡ 내용(전달하고자 하는 메시지 주제)과 관계(송신자의 수용자에 대한 요구가 내재된 형태)를 포함한다.

③ 전달 매체 : 메시지를 전달하는 기능을 수행한다.

④ 피드백 : 송신자의 의도대로 전달되었는가를 확인하는 과정으로 언어나 비언어적 방법(고개 끄덕임, 얼굴 찡그림, 미소 등)으로 구성되고, 수신자가 송신자가 되고 최초의 송신자가 수신자가 된다.

(2) 의사소통의 유형

① 언어적 의사소통 : 인간이 말하는 모든 단어, 문자로 구성된다.

② 비언어적 의사소통 : 음성의 어조나 높낮이, 말의 속도 조절, 신체 자세, 얼굴표정, 눈 맞춤, 손짓, 안절부절못함, 하품 등이 있다.

(3) 의사소통의 장애요인

① 개인적 요인

㉠ 정서적 요인 : 기분, 편견, 스트레스 등

㉡ 사회적 요인 : 이전 경험, 언어 차이, 문화 차이 등

㉢ 인지적 요인 : 문제해결능력, 언어사용, 지식수준 등

② 환경적 요인 : 경험, 사회경제적 상태, 인생사건(죽음, 이혼 등), 소음, 질병 등

③ 관계적 요인 : 사회적 위치, 관계유형, 교육형태, 나이 등

출제유형문제 최다빈출문제

비언어적 의사소통에 해당되지 않는 것은?

① 음성의 어조나 높낮이
② 얼굴표정
③ 외향적 모습
❹ 인간이 말하는 단어
⑤ 신체자세

해설

비언어적 의사소통은 음성의 어조나 높낮이, 말의 속도 조절, 외향적 모습, 신체 자세, 얼굴 표정, 눈 맞춤, 손짓, 안절부절못함, 하품 등이 있다.

2 치료적 의사소통 기법

(1) 적극적 경청(경청)

① 대상자에게 객관적으로 공감하면서 주의를 기울이는 적극적인 과정으로, 메시지에 나타난 감정과 내용 모두를 해석하는 것이다.

② 눈 마주침 유지, 대상자와 적절한 근접성 유지, 몸을 이완시킨 후 친밀함 표현, 정상적으로 말하는 속도 유지 등의 경청자세가 있다.

(2) 반영적 경청

반영은 대상자의 말에서 표현된 태도, 느낌, 내용을 간호사가 다른 말로 다시 표현하여 반영해 주는 기법으로서 느낌반영, 경험반영, 내용반영이 있다.

① **느낌반영** : 치료자가 자신의 견해를 개입하지 않은 채 대상자의 느낌을 다시 표현해 주는 것
  예 "그 남자는 항상 당신이 죄책감을 느끼게 만드는군요."

② **경험반영** : 치료자가 주관을 개입하지 않은 채 객관적으로 관찰한 것을 피드백하는 것
  예 "웃고 계시네요."

③ **내용반영** : 대상자의 근본적인 생각을 간결하고 분명하게 다시 말해 주는 것
  예 대상자 : "남편의 행동 때문에 너무 속상했어요."
  간호사 : "마음이 정말 상하셨군요."

(3) 수 용

① 현 상황을 있는 그대로의 모습으로 받아들임으로써 대상자의 표현을 비평하지 않는다.

② 예 "네. 이해할 수 있습니다."

(4) 개방적 질문

① 대상자에게 이야기할 수 있는 기회를 제공하는 방법으로, 광범위하고 일반적인 질문을 하는 것

② 예 "무슨 생각하고 계세요?"

(5) 정보 제공

① 대상자에게 지식을 알려주는 것으로서, 병원규칙, 식이, 투약, 검사를 위한 지시사항 등이 포함된다.

② 예 "그 약은 설사를 줄여 주는 약입니다."

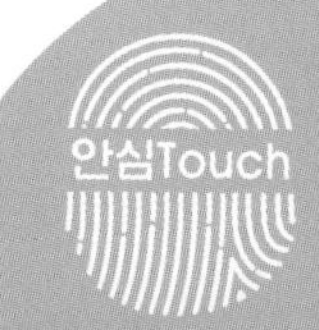

(6) 명료화하기

뜻이 확실치 않은 부분이나 또는 잘못 알아들은 내용에 대해 명료하게 이해하기 위해 "제가 그것을 잘못 알아들었는데 다시 한번 말씀해 주시겠습니까?"와 같이 묻는 방법이다.

(7) 재진술

① 대상자가 표현하는 주된 생각이나 사상을 반복해서 말해 주는 것(주된 내용을 다시 말해 주는 것)

② 예 대상자 : "바람이 부니까 기분이 우울한 것 같아요."
간호사 : "기분이 우울하시다구요?"

(8) 현실감 제공

① 대상자의 환각, 착각에 대해 솔직하게 현실을 접할 수 있도록 도와주며, 토론이나 비판을 하지 않는다.

② 예 환자 : "저 봐요. 나를 죽인다는 소리가 들리잖아요."
간호사 : "저에게는 문 밖에서 나는 바람 소리 외에는 아무 소리도 들리지 않습니다."

(9) 접 촉

① 신체적 접촉으로 위로, 관심, 염려를 표현할 수 있다.

② 예 고통스러워할 때 등을 감싸주거나 손을 꼭 잡아 주는 것

(10) 초점 맞추기

① 중요한 주제에 대해 좀 더 이야기가 진행되도록 도와주는 방법이다(대상자가 산만하게 이야기하는 경우 효과적이다).

② 예 "많은 것들을 언급했는데, 먼저 말씀하셨던 회사의 퇴사 문제에 대해 다시 이야기해 봅시다."

(11) 공 감

공감은 상대방의 느낌으로 들어가서 상대방과 똑같은 느낌으로 반응하고 수용해야 하며 문자보다는 느낌에 중점을 두어 다른 사람의 느낌을 이해하고 있는 그대로 수용한다(다른 사람의 느낌이나 감정을 일시적 혹은 부분적으로 나누어 경험하는 것이다).

(12) 유 머

① 건설적인 대응 행동

② 유머로 느낌을 다르게 표현할 수 있다.

(13) 침 묵

침묵을 통해 대상자의 생각을 집중할 수 있는 시간을 제공하고, 간호사는 아무것도 말하지 않고 계속해서 눈 맞춤을 유지하고 관심을 전달한다.

출제유형문제 최다빈출문제

2-1. 대상자의 환각이나 착각에 대해 솔직하게 현실을 접할 수 있도록 도와주는 치료적 의사소통 기법은?

① 경 청
② 반 영
❸ 현실감 제공
④ 명료화하기
⑤ 재진술

해설
현실감 제공은 대상자의 환각, 착각에 대해 솔직하게 현실을 접할 수 있도록 도와주며, 토론하거나 비판하지 않는다.

2-2. 대상자가 생각에 집중할 수 있는 시간을 제공하는 치료적 의사소통 기술은?

① 공 감
② 초점 맞추기
③ 현실감 제공
④ 유 머
❺ 침 묵

해설
침묵을 통해 대상자의 생각을 집중할 수 있는 시간을 제공하고, 간호사는 아무것도 말하지 않고 계속해서 눈 맞춤을 유지하고 관심을 전달한다.

2-3. 자신의 의사전달을 명확하게 하지 못하고, 모호하게 표현하는 대상자에게 간호사가 이해한 내용이 분명한지를 확인하는 치료적 의사소통기법은?

① 정보제공
❷ 명료화하기
③ 수 용
④ 현실감 제공
⑤ 반 영

해설
명료화하기는 뜻이 확실치 않은 부분이나 잘못 알아들은 내용에 대해 명료하게 이해하기 위해 "제가 그것을 잘못 알아들었는데 다시 말씀해 주시겠습니까?"와 같이 묻는 방법이다.

3 비치료적 의사소통 기법

(1) 경청의 실패

① 경청은 자신의 욕구보다 대상자의 욕구를 우위에 두고 적극적으로 참여하는 과정이기 때문에 상호작용에 장애를 유발할 만한 요인이 있는 경우 경청을 할 수 없다.

② '너는 들어 줄 만한 가치가 없는 존재야.'라는 의미가 전달된다.

(2) 판 단

① 간호사 입장에서의 가치평가로 인한 판단으로, 대상자는 자신에 대한 가치가 낮아짐을 느낀다.

② 대상자는 간호사에게 의존하고, 간호사보다 하위에 위치하도록 만든다.

(3) 문자적인 반응

① 대상자가 말하는 뜻을 생각하지 않고, 말 그대로 받아들여 대답하는 것(말하는 그대로의 반응을 말함)

② 예 대상자 : "입원한 지 일주일이 지났는데도 진단이 안 나왔어요. 혈액검사를 해 봐야 하겠지요?"
간호사 : "네. 그렇습니다."

(4) 상투적인 반응

① 질문에 의미 없는 판에 박힌 듯한 진부한 대답으로 성의 없게 반응하는 것

② '너는 나에게 무의미해. 나는 너하고 이야기할 시간이 없어' 라는 의미가 전달된다.

③ 예 간호사 : "오늘은 어떠세요?"
대상자 : "속상해서 죽어버리고 싶어요."
간호사 : "아웃! 오늘은 모두 그런 말이군요. 일진이 안 좋은 것 같아요."

(5) 일시적인 안심

① 문제가 있음에도 일시적으로 대상자를 안심시키는 것(예를 들어 "잘될 겁니다.")으로, 대상자의 문제를 무시하거나 경시하는 태도이다.

② 대상자는 자신의 감정이 거부당했다고 느끼고 더이상 자신의 문제를 그 간호사에게 말하지 않게 된다.

③ 예 대상자 : "병원에서 최선을 다하고 있는 것은 알지만, 좀처럼 나아지지가 않아요."
간호사 : "곧 나아지실 겁니다. 걱정하지 마세요."

(6) 동 의

① 대상자에게 동의를 표시하는 것으로, 대상자의 행동과 생각을 평가하는 것이 되어 다음 기회에 이야기 내용을 없었던 것으로 하고 싶어도 간호사를 의식하여 하지 못하게 된다.

② 예 "저도 그렇게 생각합니다."

(7) 충 고

① 대상자에게 어떻게 하라고 충고하는 것은 대상자가 열등한 위치에 있고 일을 결정하는 능력이 없다는 의미가 포함된다.

② 예 "이렇게 하는 것이 더 좋겠습니다."

(8) 거 부

① 대상자의 느낌 혹은 그 주제에 대해 이야기를 하고 싶지 않다는 것으로, 대상자는 대화를 거절당했다는 것과 함께 자신이 거절당한 느낌을 갖게 된다.

② 예 "그런 것은 이야기하지 마세요."

(9) 비 난

① 대상자의 행동이나 생각을 비난하는 것으로, 간호사 입장에서의 가치 평가로 인한 판단이다.

② 예 "말을 많이 하니까 목이 마를 겁니다."

(10) 칭 찬

① 대상자의 행동과 생각을 칭찬함으로써 대상자의 자유로운 의사표시를 방해한다.

② 과도한 칭찬은 우월감, 부당한 야망 등을 가져오고, 칭찬을 받기 위한 방향으로만 행동하게 되어 가능한 학습경험을 막는다.

③ 예 "정말 잘하셨습니다."

(11) 허 위

① 대상자에게 사실이 아닌 이야기를 하는 경우 곧 사실이 밝혀져서 대상자와의 관계가 어려워지고 신뢰도가 낮아져서 사실적인 정보에 대해서도 대상자는 일단 의심하게 될 것이므로 처음부터 진실한 태도이어야 한다.

② 예 아동에게 "하나도 아프지 않다."라고 하면서 주사를 놓게 되면, 첫 날은 성공할지 모르지만 그 다음부터는 간호사가 주사기만 들고 들어와도 아동이 도망간다.

(12) 이 견

① 대상자 생각과 간호사 생각이 다름을 뜻하며, 대상자는 그 평가에 대해 방어하려 하고 불안을 초래한다.

② 예 "저는 그렇지 않다고 생각합니다."

(13) 주제의 회피

① 대상자가 하던 이야기를 다른 문제로 말머리를 돌려 버리는 것

② 예 대상자 : "죽고 싶어요."
간호사 : "오늘 식사 잘하셨어요?"

(14) 방 어

① 어떤 사람 또는 사물(주로 간호사, 병원, 의사)을 보호하고자 대상자의 느낌, 견해의 표현을 막는 것

② 대상자에게 '너는 불평을 호소할 권리가 없어.'라는 의미가 전달된다.

③ 예 대상자 : "주치의가 실력이 없는 것 같아요."
간호사 : "제가 10년이나 근무해 왔어요. 우리 병원 의료진만큼 실력 있는 병원이 없을 겁니다."

(15) 도 전

① 답변을 요구하고 대상자에게 증명을 요구하는 것

② 예 "만일 당신이 죽었다면 심장이 어떻게 뛰고 있는 것입니까?"

(16) 표현된 감정 경시하기

① 대상자 입장에서 이해하지 않고 공감을 하지 않아 발생

② 예 대상자 : "저는 제가 죽었으면 싶었어요."
간호사 : "사람은 누구나 죽습니다."

출제유형문제 최다빈출문제

3-1. 다음 중 비치료적 의사소통 기법이 아닌 것은?

① 판 단
② 상투적인 반응
③ 일시적인 안심
④ 충 고
❺ 명료화하기

해설
비치료적 의사소통 기법은 경청의 실패, 판단, 문자적인 반응, 상투적인 반응, 일시적인 안심, 동의, 충고, 거부, 비난, 칭찬, 허위, 이견, 주제 회피, 방어, 도전, 표현된 감정 경시 등이 있다.

3-2. 30세 남자 환자가 "병원에서 최선을 다하고 있는 것은 알지만, 좀처럼 나아지지가 않아요."라고 하자, 간호사가 "곧 나아지실 겁니다. 걱정하지 마세요."라고 하였다. 간호사가 사용한 비치료적 의사소통 기법은?

① 판 단
② 충 고
❸ 일시적인 안심
④ 동 의
⑤ 비 난

해설
일시적인 안심은 문제가 있음에도 일시적으로 대상자를 안심시키는 것(예를 들어 "잘될 겁니다.")으로, 대상자의 문제를 무시하거나 경시하는 태도이다.

3-3. 다음 중 비치료적인 의사소통 기술은?

① 대상자에게 검사를 위한 지시사항을 알려 준다.
❷ 대상자의 행동에 대해 과도하게 칭찬한다.
③ 대상자가 힘들어할 때 손을 잡아 준다.
④ 대상자의 현 상황을 있는 그대로의 모습으로 받아들임으로써 그의 표현에 비평을 하지 않는다.
⑤ 대상자가 표현하는 주된 생각이나 사상을 반복해서 말해 준다.

해설
대상자의 생각과 행동을 칭찬함으로써 대상자의 자유로운 의사표시를 방해하고, 과도한 칭찬은 부당한 야망, 우월감, 경쟁심을 가져온다.

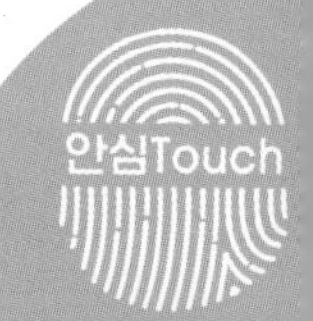

2-3 스트레스 관리

1 정의 및 반응

(1) 스트레스 정의

인간 삶의 한 부분으로, 위협적인 환경에 대한 반응으로 개인의 자원 또는 대응능력에 부담을 주고 부정적인 결과를 야기하는 인간반응경험을 말한다.

(2) 스트레스 반응

① 신체 생리적 영역의 반응

㉠ 자율신경계 반응(특히 교감신경계 영향)이 나타난다.

㉡ 심박동 증가, 혈압상승, 오심, 구갈, 입마름, 땀이 남, 얼굴이 화끈 달아오름, 호흡곤란으로 숨이 가빠오거나 자주 쉼, 가슴이 답답하고 통증 느낌, 심장이 두근거림, 복통, 두통, 현기증, 졸도 등의 증상이 나타난다.

② 인지적 차원의 반응

㉠ 논리적 사고 장애

㉡ 지각의 협소 및 왜곡

㉢ 집중곤란

㉣ 의 심

㉤ 부정적 생각

㉥ 자기비하

㉦ 열등감

㉧ 극단적 생각

㉨ 다른 사람 비난

㉩ 자책감 등

③ 정서/행동 영역의 반응

㉠ 짜 증

㉡ 화를 잘 낸다.

㉢ 초조 등

출제유형문제 최다빈출문제

1-1. 과장으로 승진한 후 과도한 업무로 인해 많은 스트레스를 받고 있는 대상자에게서 볼 수 있는 신체 생리적 반응으로 옳지 않은 것은?

① 혈압 상승
② 심장이 두근거림
❸ 심박동수 감소
④ 입마름
⑤ 얼굴이 화끈 달아오름

해설
스트레스의 신체 생리적 영역의 반응은 심박동 증가, 혈압상승, 오심, 구갈, 땀이 남, 입마름, 얼굴이 화끈 달아오름, 호흡곤란으로 숨이 가빠오거나 자주 쉼, 가슴이 답답하고 통증을 느낌, 심장이 두근거림, 복통, 두통, 현기증, 졸도 등의 증상이 나타난다.

1-2. 계속되는 야근으로 인해 스트레스를 받는 대상자에게서 볼 수 있는 인지적 반응은?

㉠ 논리적 사고 장애 ㉡ 집중곤란 ㉢ 부정적 생각 ㉣ 열등감

① ㉠, ㉡, ㉢
② ㉠, ㉢
③ ㉡, ㉣
④ ㉣
❺ ㉠, ㉡, ㉢, ㉣

해설
스트레스로 인한 인지적 반응은 논리적 사고장애, 지각의 협소 및 왜곡, 집중곤란, 의심, 부정적 생각, 자기비하, 열등감, 극단적 생각, 다른 사람 비난, 자책감 등이 있다.

2 스트레스 이론

(1) 생리적 접근

① 스트레스에 대한 대항-도피 반응(Mason)

㉠ 지나친 스트레스 상황에 직면하면, 그 위협에 대항하거나 도피하려는 반응을 보인다.

㉡ 심박동 증가, 혈압 상승, 얕고 빠른 호흡, 호르몬(에피네프린 등) 방출

㉢ 근육 긴장, 소화기관으로 가는 혈류량 감소, 뇌로 가는 혈류량 증가, 사지 혈관수축, 땀을 흘림 등의 반응이 나타난다.

② 스트레스-적응이론(Hans Selye)

㉠ 스트레스를 신체의 소모율로 정의하였고, 스트레스는 전인적으로 영향을 주어 변화에의 적응을 요하므로 이런 일련의 변화를 일반적응증후군(GAS ; General adaptation syndrome)이라고 하였다.

㉡ 일반적응증후군 3단계

단 계	특 징
경고기	• 신체방어력이 발동되고 대항-도피 반응이 활성화된다. • 호르몬 수준 상승, 부신피질 증대, 불안 수준 증가 등이 나타난다.
저항기	• 개인의 능력 범위 내에서 최적 반응을 보인다. • 호르몬 수준의 재조정, 부신피질의 활동과 크기 감소, 대응기전의 이용 증가 및 강화 등이 나타난다.
소모기	• 신체자원이 고갈되어 스트레스에 대한 저항력이 상실된다. • 사고 및 인격의 붕괴, 착각 등 자극에 대한 인지왜곡, 스트레스원에 계속 노출 시 사망 초래 가능 등이 나타난다.

(2) 정신사회적 접근(Holmes와 Rahe)

① 스트레스는 적응이 요구되는 생활상의 주요 사건

② 사회재적응비율척도(SRRS ; Social readjustment rating scale) : 43개의 서로 다른 생활 사건과 각 스트레스 사건을 처리하는데 요구되는 단위 점수를 매겨 이를 생활변화단위로 하는 것(예를 들어 배우자 사망은 100점)

③ 모든 스트레스 사건의 총점수가 낮으면 질병 발생 가능성이 낮으나, 높을수록 가능성이 높아진다.

(3) 상호작용적 접근(Richard Lazarus)

① 인지된 위협(특히 개인에게 가장 중요한 목표와 가치에 대한 위협)을 스트레스 상황의 주요 특성으로 보았다.

② 스트레스는 외적인 상황, 개인의 체질적인 취약성과 대응 유형의 적합성에 의해 달라진다.

③ 적당한 스트레스는 생존을 위해 필수적이나, 부적절한 시기의 과도한 스트레스는 통합된 기능을 저해한다.

(4) 정신신경면역학적 접근

스트레스는 코티솔을 증가시켜 면역체계에 영향을 미친다(코티솔은 림프구수와 기능, 자연살해세포 활동 감소에 영향을 미친다).

(5) 취약성-스트레스-대응능력 모델 접근

체질적으로 취약한 뇌를 가진 사람이 환경적 스트레스를 접했을 때 자신의 대응능력으로 감당하기 힘들면 정신장애가 발병한다.

출제유형문제 최다빈출문제

일반적응증후군에 대한 설명으로 옳지 않은 것은?

① 소모기에서 스트레스원에 계속 노출 시 사망할 수도 있다.
② 경고기는 신체방어력이 발동되고 대항 - 도피반응이 활성화된다.
③ 저항기는 개인의 능력 범위 내에서 최적 반응을 보인다.
❹ 저항기는 신체자원이 고갈되어 스트레스에 대한 저항력을 잃어버린다.
⑤ 경고기에는 호르몬 수준이 상승하고 불안수준이 증가한다.

해설

일반적응증후군은 3단계(경고기 - 저항기 - 소모기)로 구성된다. 경고기는 신체방어력이 발동되고 대항-도피 반응이 활성화되며, 저항기는 개인의 능력 범위 내에서 최적 반응을 보인다. 소모기는 신체자원이 고갈되어 스트레스에 대한 저항력이 상실되고 스트레스원에 계속 노출 시 사망을 초래할 수도 있다.

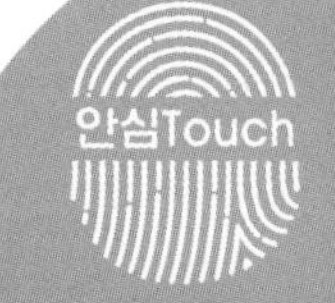

3 스트레스 관리

(1) 일반적인 스트레스 관리

① 편안한 사람에게 의지
② 강렬한 감정표현
③ 자기 통제
④ 기탄 없는 토론
⑤ 긴장해소를 위한 행동
⑥ 상징적 대치물의 이용(종교집회에서 묵상, 기도 및 참회를 하는 것) 등

(2) 전문적인 스트레스 관리법

① 점진적 이완요법
② 심호흡
③ 심상화
④ 마사지법
⑤ 명 상
⑥ 바이오피드백 등

(3) 대응방법

① 정서지향적 대응방법
㉠ 일이 잘될 것이라고 희망한다.
㉡ 음식을 먹는다든지, 담배를 피운다든지 혹은 껌을 씹거나 술을 마신다.
㉢ 기도하고 신을 믿는다.
㉣ 위로를 받거나 가족이나 친구로부터 도움을 구한다.
㉤ 마음속에서 문제사항을 털어버리려고 애쓴다.
㉥ 울고 울적해져 있다.
㉦ 상황을 부정한다.
㉧ 신경을 쓰고 걱정을 한다.
㉨ 명상, 요가, 자기 최면 등을 이용한다.

② 문제 지향적 대응방법
㉠ 문제를 객관적으로 바라본다.
㉡ 상황을 조절해 보려고 애쓴다.
㉢ 문제를 해결하는 데 도움될 만한 경험을 구한다.
㉣ 충고를 구한다.
㉤ 문제를 해결하는 데 도움될 목표를 설정하는 것 등이 있다.

출제유형문제 최다빈출문제

3-1. 스트레스에 대한 대응방법 중 문제 지향적 대응방법은?

① 기도하고 신을 믿는다.
② 울며 울적해 한다.
③ 신경을 쓰고 걱정한다.
❹ 문제를 객관적으로 바라본다.
⑤ 음식을 많이 먹는다.

해설
스트레스에 대한 대응방법 중 문제 지향적 대응방법은 문제를 객관적으로 바라본다. 상황을 조절해 보려고 애를 쓴다. 문제를 해결하는데 도움이 될 만한 경험을 구한다. 충고를 구한다. 문제를 해결하는데 도움이 될 목표를 설정하는 것 등이 있다.

3-2. 스트레스에 대한 대응방법 중 정서지향적 대응방법은?

ㄱ 기도하고 신을 믿는다.
ㄴ 신경을 쓰고 걱정을 한다.
ㄷ 일이 잘될 것이라고 희망한다.
ㄹ 상황을 부정한다.

① ㄱ, ㄴ, ㄷ
② ㄱ, ㄷ
③ ㄴ, ㄹ
④ ㄹ
❺ ㄱ, ㄴ, ㄷ, ㄹ

해설
스트레스에 대한 대응방법 중 정서지향적 대응방법은 '기도를 하고 신을 믿는다.', '신경을 쓰고 걱정을 한다.', '일이 잘될 것이라고 희망한다.', '상황을 부정한다.' 등이 있다.

제 3 장

치료적 간호 활동

3-1 생물학적 치료(정신약물치료)

1 항정신병 약물(Antipsychotic Drugs)

(1) 작용기전

대뇌에 분포하는 신경전도에서 도파민 수용체를 차단한다.

(2) 효 과

① 신경이완 효과 : 비정상적 감정 혹은 정서적 표현을 둔화시킨다.

② 항정신병 효과 : 환각, 망상, 사고 분열 등 정신병적 증상 호전

(3) 적응증

조현병, 정신병적 증상을 동반한 기질적 뇌증후군, 기분장애의 조증기, 성격장애 등에 사용한다.

(4) 투약원칙

① 급성 정신병은 행동이 호전될 때까지 부작용을 고려하면서 약물 용량을 증량한다.

② 환자 증상의 조절 정도와 부작용 여부를 관찰하면서 투여량을 조절한다(보통 1~2주는 하루 3~4회 투여하고, 안정 상태에서는 하루 1회 투여하며, 완전한 약물효과는 4주 이상 소요될 수 있다).

③ 약물은 서서히 감량한다(갑자기 중단하면 지연성 운동장애와 반동적인 부작용을 야기한다).

(5) 부작용

① 급성 부작용

㉠ 추체외로 증상 : 근긴장증(Dystonia), 정좌불능증(Akathisia), 파킨슨증상

㉡ 항콜린성 부작용 : 구강건조, 흐린 시야, 안구건조, 동공확대, 변비, 요정체, 초조, 불안, 혼란, 구음장애 등
㉢ 행동적인 면 : 진정, 비틀거림, 피곤함 등
㉣ 심장계 : 기립성저혈압, 심계항진 등
㉤ 피부계 : 발진, 광선 과민증 등
㉥ 알레르기반응 : 무과립증 발열, 백혈구 감소증 등
㉦ 신경계 : 경련발작 등

② 장기 복용 시 부작용
㉠ 추체외로 증상 : 지연성 운동장애(Tardive dyskinesia)
㉡ 내분비계 : 유당뇨, 무월경증, 성욕저하 등
㉢ 안과 : 독성색소성망막병증

③ 단기·장기 복용 시 드물게 나타나는 치명적인 부작용
신경이완제악성증후군(NMS ; Neuroleptic malignant syndrome) : 심계항진, 근육긴장, 혼미, 진전, 백혈구 증가, 혈장 CPK 증가, 칼륨 증가, 신부전 등의 증상이 나타나고 생명을 위협하는 부작용이다.

(6) 약물의 종류, 부작용 및 특성

구 분	일반명	상품명	부작용 및 특성
전형 (양성증상 : 망상, 환각, 사고장애 등에 효과적)	Chlorpromazine	Thorazine	• 저역가 약물 • 나른함, 불면, 어지러움, 오심, 구토, 저혈압, 빈혈, 요정체, 광민감성, 시야 흐림, 두드러기, 광선 혐기증 등의 부작용
	Haloperidol	Haldol	고역가 약물
비정형 (양성·음성 증상에 효과적)	Clozapine	Clozaril	• 추체외로 증상이나 지연성 운동장애는 거의 없음 • 타액분비 과다, 체중 증가, 기립성 저혈압, 무과립세포증(Agranulocytosis, 가장 심각한 부작용) 등의 부작용 • 매주 백혈구 수치를 확인하고, 수치가 기준치보다 현저히 감소하면 약물 당장 중단 • 다른 항정신병 약물에 반응하지 않는 경우 투여
	Risperidone	Risperdal	• 불면증, 불안, 초조, 두통, 오심, 구토 등의 부작용 • 임신 시 금기이고, 약물 복용 중에는 피임
	Olanzapine	Zyprexa	졸림, 현기증, 발열, 체위성 저혈압, 과도한 체중 증가 등의 부작용
	Quetiapine	Seroquel	졸림, 기립성 저혈압, 어지러움, 입마름, 변비 등의 부작용
	Aripiprazole	Abilify	두통, 불안, 불면증, 기립성 저혈압 등의 부작용
	Ziprasidone	Geodon	졸림, 기립성 저혈압, 두통, 오심, 변비, 부정맥 등의 부작용

출제유형문제 최다빈출문제

1-1. 항정신병약물의 급성 부작용으로 옳은 것은?

㉠ 광선과민증 ㉡ 정좌불능증 ㉢ 기립성 저혈압 ㉣ 구강건조

① ㉠, ㉡, ㉢
② ㉠, ㉢
③ ㉡, ㉣
④ ㉣
❺ ㉠, ㉡, ㉢, ㉣

해설
항정신병 약물의 급성 부작용은 추체외로 증상(근긴장증, 정좌불능증, 파킨슨증상), 항콜린성 부작용(구강건조, 흐린 시야, 안구건조 등), 기립성저혈압, 광선과민증 등이 있다.

1-2. 다음 중 비정형 항정신병 약물로서 추체외로 증상의 부작용은 거의 없으나 매주 백혈구 수치를 검사하고 다른 항정신병 약물에 반응하지 않는 경우 투여하는 약물은?

❶ Clozapine
② Chlorpromazine
③ Haloperidol
④ Ziprasidone
⑤ Risperidone

해설
Clozapine(Clozaril)은 비정형 항정신병 약물로서 추체외로 증상이나 지연성 운동장애의 부작용은 거의 없으나 무과립세포증이 발생할 수 있어서 매주 백혈구 수치를 확인하고 다른 항정신병약물에 반응하지 않는 경우 투여한다.

2 항우울제(Antidepressants)

(1) 약물의 종류, 작용기전, 적응증 및 부작용

① 삼환계 항우울제(TCAs)

㉠ 작용기전 : 노르에피네프린성 뉴런과 세로토닌성 뉴런의 시냅스 전 세포에서 노르에피네프린과 세로토닌의 재흡수 기전을 억제하여 시냅스에서 신경전달물질의 양을 증가시킨다.

㉡ 적응증 : 주요 우울장애 치료, 재발성 주요 우울장애 예방, 조현병이나 치매 등의 정신질환에 의한 이차적 우울증 치료, 양극성장애의 우울치료, 공황장애 예방 등

㉢ 부작용

- 항콜린성부작용(오심, 구토, 장운동정체, 변비, 장폐색, 요정체, 구강건조, 체온상승, 홍조 등)
- 백혈구감소, 혈소판감소증, 기립성저혈압, 진정, 시력장애 등

② 모노아민산화효소 억제제(MAOIs)

㉠ 작용기전 : 뉴런 내의 모노아민 신경전달물질을 대사하는 효소인 MAO작용을 억제하여 중추신경계의 신경전달물질을 상승시킨다.

㉡ 적응증 : 삼환계 항우울제와 비슷하다.

㉢ 부작용 : 기립성저혈압, 변비, 근육경련, 졸림, 구갈증, 체액정체, 불면증, 배뇨곤란 등

㉣ 특성 : 티라민 함유식품(바나나, 무화과, 건포도, 아보카도, 육류가공품 등)과 병용 시 고혈압의 위험이 높다.

③ 선택적 세로토닌 재흡수 억제제(SSRIs)

㉠ 작용기전 : 시냅스 전 세포막에서 세로토닌의 재흡수를 억제하여 시냅스와 시냅스 후 세포막에서 사용 가능한 세로토닌을 증가시킨다.

㉡ 적응증 : 주요 우울장애, 범불안장애, 사회공포증, 공황장애, 강박성장애, 외상 후 스트레스장애 등의 불안장애

㉢ 부작용 : 오심, 구토, 불안, 불면, 성기능장애 등이 있다.

㉣ 세로토닌 증후군

- 세로토닌시스템의 과잉자극으로 인한 것으로, 다른 계열의 항우울제와 동시 사용 시 나타날 수 있다.
- 발한, 무력감, 안절부절못함, 혼돈, 진전, 경련, 고열 등의 증상이 있다.

㉤ 특성 : 기존의 항우울제보다 부작용(항콜린성과 심혈관계 등)이 적고, 과용량 투여 시에도 치명적인 심장 독성이 없는 등의 이유로 우울증 치료 시 첫 번째로 처방된다.

(2) 약물의 종류 및 부작용

구 분	일반명	상품명	부작용
TCAs	Imipramine	Imipramine	입마름, 진전, 시야 흐림, 체중증가 등
	Nortriptyline	Sensival	• 진정, 항콜린 작용, 집중력 저하, 발작 • 기립성 저혈압, 입마름, 오심 등
MAOIs	Phenelzine	Nardil	• 현기증, 어지러움, 두통, 반사항진 • 진전, 신경과민, 혼돈, 불면, 피로 • 불안정, 초조, 체중변화, 식욕부진 등
SSRIs	Fluoxetine	Prozac	• 두통, 신경과민, 불면, 나른함, 불안 • 진전, 어지러움, 오심, 구토, 설사 • 입마름, 성기능부전 등
	Paroxetine	Paxil	• 졸림, 어지러움, 불면, 진전, 신경과민 • 두통, 오심, 입마름 등
	Sertraline	Zoloft	• 두통, 신경과민, 나른함, 불안, 진전 • 불면, 어지러움, 생리통 등
	Fluvoxamine	Luvox	• 두통, 신경과민, 불면, 나른함, 불안 • 진전, 어지러움, 발한, 성기능부전 등
SNRIs(세로토닌-노르에피네프린 재흡수 억제제)	Velafaxine	Effexor	오심, 식욕저하, 어지러움 등

출제유형문제 최다빈출문제

MAOIs를 복용하는 환자가 병용하는 경우 고혈압의 위험을 높이는 것은?

① 단백질
② 전해질
❸ 티라민
④ 비타민
⑤ 무기질

해설
모노아민산화효소 억제제(MAOIs)는 티라민 함유식품(바나나, 무화과, 건포도, 아보카도, 육류가공품 등)과 병용 시 고혈압의 위험이 높다.

3 기분안정제(Mood Stabilizer)

(1) Lithium Carbonate(리튬 카보네이트)

① 작용기전

신경과 근육세포에서 나트륨 전달기전을 변화시키고 노르에피네프린과 도파민 방출을 억제하나, 세로토닌 방출에는 영향을 주지 않는다.

② 적응증 : 급성조증, 양극성장애, 공격성・반사회적 행동, 경계성 성격장애, 섭식장애, 조현정동장애 등

③ 투여원칙

㉠ 급성기 : 1.0~1.5mEq/L, 유지기 : 0.6~1.2mEq/L

㉡ 일반적인 치료 용량 범위 : 0.8~1.4mEq/L, 독성 범위 : 1.5mEq/L 이상

㉢ 리튬치료 전 전해질검사, CBC, 갑상선기능검사 등을 포함한 신체검진 실시

④ 부작용 및 리튬독성증상

㉠ 부작용

- 중추신경계 : 약한 손떨림(환자의 50%), 허약감, 두통, 무기력 등
- 신장계 : 다뇨증(환자의 60%), 다갈증 등
- 소화계 : 식욕부진, 오심, 구토, 설사 등
- 피부 : 여드름, 소양성반점상구진성발진
- 심장계 : EKG 변화
- 외모 : 체중증가(환자의 60%)

㉡ 리튬독성증상

- 혈중 농도 1.5~2.5mEq/L : 심한 설사, 구토, 중등도 운동실조, 기면, 나른함, 중등도 어눌한 말씨, 이명, 시야 흐림, 근육약화 등
- 혈중 농도 2.5mEq/L 이상(심한 경우) : 안구진탕증, 구음장애, 환시 및 환촉, 핍뇨 또는 무뇨, 혼돈, 혼수 등

(2) 항경련제(Anticonvulsants)

① 약물의 종류

㉠ Carbamazepine

- 리튬 치료에 반응하지 않는 양극성장애(주요 적응증), 급성 조증 등에 사용한다(조증 치료의 2차 약물로 사용한다).
- 혈액학적 부작용(재생불량성빈혈, 혈소판감소증 등)이 나타날 수 있으므로 발열, 점상출혈, 감염 등이 나타나면 투여를 중단하고 혈액검사를 실시한다.

㉡ Valproate

- 간질, 간질 이후 나타나는 성격과 행동장애의 예방과 치료, 양극성장애와 관련된 조증 치료에 사용한다(조증 치료의 2차 약물로 사용한다).
- 혈액학적 부작용(혈소판 응집 억제 등)과 간독성이 발생할 수 있다.

② 약물의 종류 및 부작용

일반명	상품명	부작용
Carbamazepine	Tegretol	오심, 어지러움, 구갈, 두통 등의 부작용
Valproate	Depakene	오심, 복통, 설사, 진정 등의 부작용

출제유형문제 최다빈출문제

3-1. 다음 중 급성 조증환자에게 투여하는 약물은?

① Fluoxetine(Prozac)
❷ Lithium Carbonate
③ Paroxetine(Paxil)
④ Benztropine(Cogentin)
⑤ Donepezil(Aricept)

해설
Lithium Carbonate(리튬 카보네이트)는 급성 조증, 양극성장애, 공격성·반사회적 행동, 경계성 성격장애, 섭식장애, 조현정동장애 등에 투여한다.

3-2. 약물치료 시 혈중농도에 주의해야 할 약물로, 심한 중독상태가 되면 안구진탕, 구음장애, 혼돈, 발작, 혼수 등이 나타나는 것은?

① Haloperidol
② Paroxetine
❸ Lithium Carbonate
④ Chlorpromazine
⑤ Fluoxetine

해설
Lithium carbonate(리튬 카보네이트)는 혈중 농도 1.5~2.5mEq/L인 경우 심한 설사, 구토, 중등도 운동실조, 기면, 나른함, 중등도 어눌한 말씨, 시야 흐림 등이 나타나고, 혈중 농도 2.5mEq/L 이상(심한 경우)인 경우 안구진탕증, 구음장애, 환시 및 환촉, 핍뇨 또는 무뇨, 혼돈, 발작, 혼수 등의 증상이 나타나므로 혈중 농도에 주의해야 한다.

4 항불안제(Antianxiety Drugs)

(1) 작용기전

뇌의 억제성 신경전달물질인 GABA를 강화하여 진정효과를 나타낸다.

(2) 적응증

범불안장애, 급성불안상태, 사회불안장애, 단순공포증, 불면증 등에 적용

(3) Benzodiazepine 투여원칙

① 가능한 최소량을 짧게 투여(남용에 의한 신체적・심리적 의존 예방 위해)
② 의존성이 있어서 주기적인 임상적 평가가 필요하다.
③ 약물내성이 있어 같은 효과를 얻기 위해 약물 용량 증가가 필요하다.
④ 갑자기 중단하면 불안, 초조, 기면, 불면, 우울, 경련발작 등이 발생할 수 있으므로 서서히 감량한다.

(4) 약물의 종류, 부작용 및 특성

구 분	일반명	상품명	부작용 및 특성
Benzodiazepine	Diazepam	Valium	진정, 우울, 기면, 피로, 변덕스러움 등의 부작용
	Lorazepam	Ativan	어지러움, 우울, 기면, 피로, 무감동, 지남력장애, 불안정 등의 부작용
	Alprazolam	Xanax	• 공포증에 효과가 좋음 • 어지러움, 우울, 피로, 지남력장애, 불안정 등의 부작용
Nonbenzodiazepine	Buspirone	Buspar	• 중독성이 없고, 의존이 적다. • 신장과 간 손상 환자, 수유모는 금기 • 현기증, 신경과민, 불면, 오심, 구토, 복통 등의 부작용

출제유형문제 최다빈출문제

가만히 있어도 불안하고 가슴이 두근거리며 많은 사람들이 있는 곳에 대한 심한 불안과 두려움이 있는 환자에게 투여할 수 있는 약물은?

① Tacrine(Cognex)
② Chlorpromazine(Thorazine)
③ Benztropine(Cogetin)
④ Valproate(Depakene)
❺ Alprazolam(Xanax)

해설
항불안제는 Benzodiazepine(Diazepam, Lorazepam, Alprazolam)과 Nonbenzodiazepine(Buspirone) 등이 있다.

5 진정수면제 및 흥분제

(1) 진정수면제(Sedatives-hypnotics)

① Benzodiazepine계열 약물이 가장 광범위하게 사용된다.

② 유의사항

㉠ 장기간 복용하다가 갑자기 중단하면 불안, 불면, 구토, 경련 등이 나타날 수 있으므로 서서히 감량한다(갑작스런 중단 시 심각한 부작용과 반동증상이 발생할 수 있다).

㉡ 내성 및 의존성이 생기지 않도록 가능한 소량으로 시작하고 간헐적으로 꼭 필요할 때만 복용한다(수면제 장기 복용 시 의존성과 내성의 가능성 있음).

㉢ 의사와 사전 의논 없이 수면제를 증량하는 것은 안 된다.

③ 약물의 종류 및 유의사항

분 류	일반명	상품명	유의사항
Benzodiazepine	Flurazepam	Dalmane	• 의존성과 내성이 생기지 않도록 소량으로 시작 • 꼭 필요할 때만 투여
	Triazolam	Halcion	
	Temazepam	Restoril	

(2) 흥분제(Stimulants)

① 적응증 : 소아 및 성인 주의력결핍 과잉행동장애(ADHD) 치료

② 약물의 종류 및 부작용

일반명	상품명	부작용
Methylphenidate	Ritalin, Concerta	신경과민, 불면, 맥박 및 혈압변화 등의 부작용
Modafinil	Provigil	불면, 신경과민, 불안 등의 부작용

출제유형문제 최다빈출문제

진정수면제를 복용 중인 환자에게 교육해야 할 내용으로 적절하지 않은 것은?

① 장기 복용 시 의존성과 내성이 있다.
❷ 장기간 복용하다가 상태가 호전되면 즉시 중단한다.
③ 의사와 사전 의논없이 수면제를 증량하지 않는다.
④ 소량으로 시작한다.
⑤ 꼭 필요할 때만 투약한다.

해설
진정수면제는 장기간 복용하다가 갑자기 중단하면 불안, 불면, 구토, 경련 등이 나타날 수 있으므로 서서히 감량한다(갑작스런 중단 시 심각한 부작용과 반동증상이 발생할 수 있다).

6 인지기능개선제(Cognitive acting Drugs)

(1) 작용기전 및 효과

① 콜린에스테라제 억제제는 콜린에스테라제를 억제하여 아세틸콜린을 느리게 분해시킴으로써 뇌의 활성 아세틸콜린을 많아지게 한다.

② 아세틸콜린에스테라제 억제제 또는 콜린에스테라제 억제제인 Donepezil(Aricept), Galantamine (Reminyl), Rivastigmine(Exelon) 등은 알츠하이머 질환의 인지기능저하를 지연시킨다.

(2) 약물의 종류, 특성 및 부작용

일반명	상품명	특성 및 부작용
Tacrine	Cognex	알츠하이머 치매 초기 효과
Donepezil	Aricept	• Tacrine(Cognex)보다 위장관 내성이 강하고, 간 손상의 위험성이 낮아 더 유용 • 불면, 오심, 구토, 설사, 소화불량, 식욕부진, 복통 등의 부작용
Galantamine	Reminyl	
Rivastigmine	Exelon	
Memantine	Ebixa	치매 중기 이후에도 인지기능 개선에 효과 있음

출제유형문제 최다빈출문제

신경인지장애를 진단받은 환자에게 투여할 수 있는 약물은?

① Benztropine(Cogentin)
② Diazepam(valium)
❸ Donepezil(Aricept)
④ Carbamazepine(Tegretol)
⑤ Valproate(Depakene)

해설
Donepezil(Aricept)는 인지기능개선제로서 신경인지장애를 진단받은 환자에게 투여한다.

3-2 전기경련치료

1 전기경련치료 적응증 및 금기증

(1) 적응증

주요 우울증(가장 효과적임), 급성조증, 발병 1년 미만의 급성조현병치료, 조현병 환자에서의 혼수성 혹은 긴장성 흥분상태 등에 시행한다.

(2) 금기증

뇌종양, 뇌동맥류, 뇌혈종, 울혈성심부전, 망막분리 등이 금기증에 해당된다(산부인과 전문의 자문하에 임신 중 가능).

2 전기경련치료 작용기전, 부작용 및 간호

(1) 작용기전

① 생물·생리학적 학설
  ㉠ 도파민, 세로토닌, 아드레날린의 신경전달과 GABA 합성을 증진시킨다.
  ㉡ 시상하부나 뇌하수체에서 호르몬을 분비하게 하여 항우울 효과를 가져온다.
  ㉢ 뇌에 심한 항경련 효과를 발생시켜 항우울 효과가 나타난다.

② 심인성 학설 : 죄책감에 대한 처벌, 우울저변에 깔려 있는 자기본능적인 분노, 억압 강화 등이 경감되며, 극적인 효과가 유발된다고 추측한다(현재 이 근거는 희박하다).

(2) 부작용

① 심혈관계 영향 : 심혈관계 합병증이 주된 사망 원인
② 전신적 영향 : 오심, 두통, 근육통, 졸림, 허약감, 식욕부진, 골절, 탈구 등
③ 인지적 효과 : 경련 후의 일시적 혼돈상태와 치료과정 동안의 기억장애 등

(3) 간 호

① 치료 전 간호
  ㉠ 처치과정, 효과, 부작용 등을 교육하고, 서면으로 된 동의서를 작성한다.
  ㉡ 처치 전 8시간 금식(자정 이후 금식)한다.
  ㉢ 처치 직전 대소변을 보도록 한다(경련 시 방뇨, 방변 예방).
  ㉣ 옷은 느슨하면서 편한 것으로 착의한다.
  ㉤ 응급장비를 준비하여 필요시 사용할 수 있도록 한다.

② 치료 중 간호

㉠ 대상자를 처치대에 반듯이 눕힌다.

㉡ 의치를 제거하고 개구기(Mouth Piece)나 Bite Block을 물도록 한다(혀나 잇몸 손상 예방).

㉢ 치료 과정 동안 산소를 투여한다(자발적인 호흡을 할 때까지).

㉣ 경련 지속시간을 기록한다.

③ 치료 후 간호

㉠ 활력징후를 측정하고, 심혈관계 상태와 기도유지를 확보한다.

㉡ 의식이 돌아오기까지 호흡유지를 위해 옆으로 눕혀서 입안 분비물로 인한 질식을 예방한다.

㉢ 발작 후 혼돈상태에 대한 주의 깊은 관찰과 지남력 상실 정도를 사정하며, 지남력 혼돈 상태 동안 친절하게 대하고 명확한 지시를 통해 침상안정을 취할 수 있도록 돕는다.

㉣ 식사나 약물 복용 전 먼저 구개반사가 돌아왔는지 여부를 확인한다.

출제유형문제 최다빈출문제

전기경련요법을 실시한 직후 간호로 가장 적절한 것은?

① 즉시 임상활동에 참여시킨다.

❷ 호흡곤란이 있는지를 확인하고 필요 시 인공호흡 또는 산소호흡을 시행한다.

③ 배고픈 상태이므로 즉시 식사를 제공한다.

④ 자주 흔들어 깨워서 의식 여부를 확인한다.

⑤ 호흡 유지를 위해 똑바로 눕힌다.

해설

전기경련요법 후에는 호흡곤란이 있는지를 확인하고, 필요시 인공호흡이나 산소호흡을 시행하며, 식사나 약물 복용 전 먼저 구개반사가 돌아왔는지를 확인해야 한다.

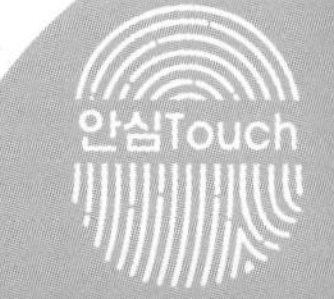

3-3 정신치료 및 가족치료

1 정신치료 정의 및 적용범위, 목적, 치료 구분

(1) 정의 및 적용범위

① 심리전문가가 주로 언어적 의사소통을 통해 대상자의 행동 변화를 목적으로 하는 심리적인 치료법을 말한다.

② 정신치료는 신경증적 장애, 정신병적 장애, 성격장애, 정신생리장애 등 광범위하게 시행된다.

(2) 목 적

① 인간 삶의 내·외적 자극에 대한 적응을 방해하는 대상자의 신경증적 증상이나 또는 조화롭지 못한 성격을 교정해 주는 것이다.

② 대상자가 가진 증상을 제거, 수정, 완화시키고 부적절한 행동 양상을 조정하여 자아가 긍정적 방향으로 성장하도록 한다.

(3) 치료 구분

치료자와 치료 대상자의 수에 따라 개인정신치료와 집단정신치료로 구분한다.

출제유형문제 최다빈출문제

정신치료의 목적으로 옳은 것은?

① 가족을 실효성 있는 상호의존적 집단으로 개선시킨다.
② 치료적 활동을 제공함으로써 사회적 퇴행을 예방한다.
③ 물리적 안전과 정서적 안전을 가져올 수 있는 환경을 제공하여 신체적 위험에서 보호한다.
④ 학습이론, 인지이론, 행동이론을 적용하여 일상생활에서 발생하는 어려움을 극복하도록 돕는다.
❺ 인간 삶에서 다양한 내·외적 자극에 대한 적응을 방해하는 대상자의 신경증적 증상이나 조화롭지 못한 성격을 교정해 주는 것이다.

해설

정신치료의 목적은 인간 삶에서 다양한 내·외적 자극에 대한 적응을 방해하는 대상자의 신경증적 증상이나 조화롭지 못한 성격을 교정해 주는 것이며, 대상자가 가진 증상을 제거, 수정, 완화시키고 부적절한 행동 양상을 조정하여 자아가 긍정적인 방향으로 성장하도록 한다.

2 정신치료 유형

(1) 지지정신치료

① **목표** : 치료자가 대상자를 지지, 안심, 환기, 설득, 이완시켜 줌으로써 약해진 자아를 지지해 주어 현실생활에 잘 견디어 나갈 수 있게 해 주는 것

② 치료의 근본은 치료자와 대상자 간의 신뢰감 형성이며, 대상자의 의식세계를 다룬다.

(2) 통찰정신치료

① 대상자가 자신에 대해 어느 정도 깨닫게 할 것인지 혹은 실생활에서 어느만큼 변화를 일으킬 것인지에 따라 여러 수준으로 구분할 수 있고, 대상자의 무의식 세계를 다룬다.

② 종 류

㉠ 정신분석

- 프로이트에 의해 발전된 것으로 치료목표는 증상 완화, 성격과 방어의 재구성 또는 수정
- 오이디푸스콤플렉스가 해결되지 못한 상태에 기인한 무의식적 갈등으로 인해 신경증적 장애, 성격장애 등의 정신장애가 발생한다.
- 자유연상과 꿈의 분석 사용

㉡ 분석적 정신치료 : 정신분석 이론을 기초로 하되 무의식이나 유아기 갈등에 대한 분석보다 현재 갈등에 중점을 두고 증상 완화, 왜곡된 성격구조 변화 혹은 병적 자아 방어기전을 일부 시정하려는 것으로 문제에 대한 직면, 문제의 명료화 등의 기법을 사용한다.

㉢ 단기역동정신치료

- 처음부터 몇 회의 면담을 할 것인지 횟수를 정해 놓고 시작한다(이유 : 대상자가 치료자에게 지나치게 의존하는 것을 줄이고, 대상자가 자신의 문제해결에만 집중하도록 하기 위함).
- 현재 일어난 상황에 한정되고, 성격적인 문제는 중요하게 다루지 않는다.

출제유형문제 최다빈출문제

단기역동정신치료에서 면담 횟수를 제한하는 이유는?

① 많은 환자를 면담하기 위해
② 비용을 줄이기 위해
❸ 대상자가 치료자에게 지나치게 의존하는 것을 줄이기 위해
④ 대상자의 편의를 봐주기 위해
⑤ 치료자의 스케줄 작성을 위해

해설
단기역동정신치료는 대상자가 치료자에게 지나치게 의존하는 것을 줄이고, 대상자가 자신의 문제해결에만 집중하도록 하기 위해 처음부터 몇 회의 면담을 할 것인지 횟수를 정해 놓고 시작한다.

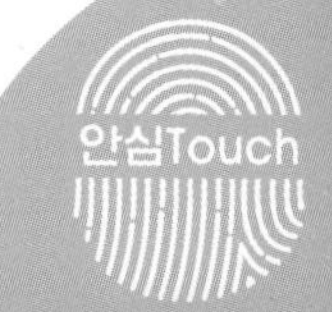

3 집단정신치료

(1) 집단의 정의 및 기능

① 정의 : 어떠한 관련된 목표를 가진 두 사람 이상의 모임

② 기 능

㉠ 내용 기능 : 다른 구성원을 돕기 위해 자신의 경험 공유

㉡ 과정 기능 : 개인이 집단 안에서 어떻게 상호작용하고 인지되는지를 다른 구성원과 치료자로부터 피드백을 받는 것

(2) 집단정신치료

① 한 사람 이상의 치료자가 두 사람 이상의 집단을 대상으로 시행하는 치료방법

② 대상자의 정신적 고통을 줄여 주고, 문제해결 및 완화, 내재된 갈등을 집단 속에서 표현하게 하여 자신감과 통찰력(병식)을 갖게 함으로써 대인관계나 사회생활에서의 긍정적 개선을 도모한다.

(3) 집단정신치료 적응증과 장단점

① 대상자 : 형제 간 경험이 부족하고, 적대적인 형제 간 태도를 갖고 있음, 집단 활동에의 참여 기회가 없는 상황에 살고 있고, 파괴적인 가족관계 경험, 성격장애를 보이고, 전반적인 사회부적응 증거를 보이는 대상자, 지능 제한이 있는 대상자, 치료가 필요한 어린이 등이다.

② 장 점

㉠ 많은 수의 대상자가 저렴한 비용으로 치료 받을 수 있는 기회를 제공한다.

㉡ 집단구성원이 피드백을 받아 변화를 시도할 수 있는 안전한 분위기에서 의사소통 양상을 탐색할 기회를 준다.

㉢ 구성원은 다른 구성원으로부터 문제해결방식을 배운다.

㉣ 집단에서 개인의 기능적 역할을 배운다.

㉤ 집단은 개인에게 구성원에 대한 이해, 인식 등을 제공한다.

③ 단 점

㉠ 집단 안에서 나눈 이야기가 집단 밖에서 반복되어 사적인 침해를 받는다.

㉡ 대상자는 자신을 집단에 노출하는 것에 어려움이 있거나 집단 속에서 효율적으로 전달하는 기술이 부족하다고 생각할 수도 있다.

(4) 집단정신치료 유형

① **정신분석적 집단정신치료**

㉠ 꿈 해석, 자유연상, 집단에서 나오는 잠재적인 내용에 초점을 둔다.

㉡ 치료자는 대상자에게 의식적이고 건전한 학습 경험으로 이들 경험을 변화시킨다.

② **심리극** : 상황을 재연출하여 정서적 충격의 해방 혹은 감소 같은 치료효과를 제공할 수 있고, 대상자가 자신의 감정 정화(카타르시스)의 기회로 감정을 표현할 수 있으며 자신을 객관적으로 생각하도록 집단에서 도움을 받는다.

③ **교류분석** : 사람들이 관계를 맺는 방식을 분석하여 개인의 성장과 변화 도모를 꾀하는 체계적인 심리치료

출제유형문제 최다빈출문제

집단정신치료 유형 중 상황을 재연출하여 정서적 충격의 해방이나 감소와 같은 치료효과를 줄 수 있는 것은?

① 교류분석
② 정신분석적 집단정신치료
③ 분석적 정신치료
❹ 심리극
⑤ 단기역동정신치료

해설
심리극은 상황을 재연출하여 정서적 충격의 해방이나 감소와 같은 치료효과를 줄 수 있고, 대상자가 자신의 감정 정화(카타르시스)의 기회로 감정을 자유롭게 표현할 수 있다.

4 가족치료

(1) 가족의 정의 및 기능

① 가족의 정의 : 인간발달의 근원적 집단으로, 개인과 사회의 중간에 위치한 사회기초집단

② 가족의 기능

㉠ 가족구성원의 기본욕구 충족

㉡ 가족구성원 각자의 역할을 이해하도록 도움

㉢ 갈등을 해소하고 조정하는 것을 배우도록 도움

㉣ 가족 내·외에서 인정받도록 도움

㉤ 친척 및 확대가족 사이의 지지체계 발전

㉥ 가족구성원의 사회참여를 지원·권장하고, 가족구성원 사이의 사회화 증진

㉦ 새로운 가족구성원을 출산

㉧ 건강형성, 건강관리 조직, 건강교육, 건강활동 수행 등이 있다.

(2) 가족치료 정의 및 특징

① 가족치료 대상은 가족 전체 구성원 간에 이루어지는 상호작용이며, 역기능적 의사소통 형태를 나타내는 가족 체계 자체이다(가족치료 대상은 가족 내의 특정 개인이 아니다).

② 가족을 실효성 있는 상호의존적 집단으로 개선시켜서 결과적으로 가족 구성원 개개인적인 치료효과를 누릴 수 있도록 하는 것이 목표이다.

③ 대상자 문제를 가족체계의 기능장애로 본다(개인의 정신 내적 문제만으로 보지 않는다).

④ 대상자와 역기능적 가족체계 간의 의사소통영역에서 일어나는 갈등으로 인해 증상이 나타난다.

⑤ 가족이 항상성을 유지하려고 하는 것을 변화시켜 새로운 형태의 가족관계를 맺도록 한다.

출제유형문제 최다빈출문제

가족치료에 대한 설명으로 적절한 것은?

㉠ 대상자 문제를 가족체계의 기능장애로 본다.
㉡ 대상자와 역기능적 가족체계 간의 의사소통영역에서 일어나는 갈등으로 인해 증상이 나타난다.
㉢ 가족들이 항상성을 유지하려는 것을 변화시켜 새로운 형태의 가족관계를 맺게 한다.
㉣ 가족치료 대상은 가족 내의 특정 개인이다.

❶ ㉠, ㉡, ㉢
② ㉠, ㉢
③ ㉡, ㉣
④ ㉣
⑤ ㉠, ㉡, ㉢, ㉣

해설
가족치료 대상은 가족 내의 특정 개인이 아니고, 가족 전체 구성원 간에 이루어지는 상호작용이고, 역기능적 의사소통 형태를 나타내는 가족체계 자체이다.

5 가족치료 적응 및 금기와 가족사정지침

(1) 가족치료 적응 및 금기

① 적 응
㉠ 개인치료를 받았으나 재발이 잦은 경우
㉡ 개인치료의 효과가 없는 경우
㉢ 환자는 현저히 좋아지는데 다른 가족구성원에게 문제가 생기는 경우
㉣ 부부간 갈등, 심각한 형제간 경쟁, 여러 세대에 걸친 갈등 등 가족이 어려운 문제에 부딪힌 경우
㉤ 사춘기 자녀 가족 등

② 금 기
㉠ 가족의 핵심 구성원이 치료에 참여하지 않으려고 한다거나 참여할 수 없는 경우
㉡ 가족구성원이 심한 장애가 있어 가족 접근이 용이하지 않은 경우
㉢ 가족 내에 균열이 너무 심해 가족치료 효과가 의심스러운 경우
㉣ 돌이킬 수 없을 정도로 상태가 악화되어 파경에 이른 가족
㉤ 오랫동안 별거 생활에 익숙한 부부
㉥ 문화나 종교적 편견이 있는 경우 등

(2) 가족사정지침

① **가족구조** : 가계도 이용
② **가족의 사회적 배경** : 종교, 사회 경제적 계층 등
③ **현재의 문제에 대한 인식** : 문제에 대한 각 가족구성원의 인식 등
④ **의사소통 형태** : 누가, 누구에게, 언제, 어떤 말투로 이야기하는지, 정서적 분위기 등
⑤ **가족 역할** : 어느 가족구성원이 지지적인지 혹은 비판적인지 등
⑥ **발달력** : 일반적인 가족력, 현재 문제 등
⑦ 치료에 대한 가족의 기대

출제유형문제 최다빈출문제

가족치료의 적응증에 해당하지 않는 것은?

① 개인치료를 받았으나 재발이 잦은 경우
② 부부간 갈등으로 가족이 어려운 문제에 부딪힌 경우
③ 사춘기 자녀 가족
④ 개인치료가 효과가 없는 경우
❺ 가족의 핵심 구성원이 치료에 참여할 수 없는 경우

해설
가족치료는 가족의 핵심 구성원이 치료에 참여하지 않으려 하거나 참여할 수 없는 경우, 가족구성원이 심한 장애가 있어 가족 접근이 용이하지 않은 경우, 가족 내에 균열이 너무 심해 가족치료 효과가 의심스러운 경우, 돌이킬 수 없을 정도로 상태가 악화되어 파경에 이른 가족 등은 금기이다.

6 가족치료 이론

(1) 정신분석적 가족이론(Ackerman)

① **치료목표** : 과거 무의식적 이미지에 대한 통찰을 통한 인격 변화 및 가족구성원의 무의식적 구속으로부터의 자유 및 현실에서 더욱 건강하고 온전한 개인과 가족의 성장

② 개인과 가족을 분리시키지 않고 가족을 모아서 각각의 개인이 관계를 가지면서도 독립적인 방법으로 서로 작용하는 법을 배우도록 돕는 것으로, 과거 성장기에 부모와의 문제 또는 부모의 결혼생활문제, 기타 문제로 상처 받았거나 혹은 보이지 않는 충성심에 의해 얽매여서 벗어나지 못하는 가족에게 효과가 있다.

(2) 가족체계이론(Bowen)

① 개인은 가족의 하위체계, 가족은 사회의 하위체계이며, 서로 간에 영향을 주고받기 때문에 개인의 장애에 대한 가족체계의 영향이 중요하다고 본다.

② **치료목표** : 가족 중에 자아분화를 이룰 가능성이 높은 사람을 선택하여 보다 높은 수준의 자아분화를 이루게 해서 자립하게 하고, 차차 나머지 가족구성원들도 자아분화를 이루게 한다.

③ 불안을 낮추고 대인관계에서 자신의 역할을 이해하는 능력을 증진시켜 스스로 자신의 문제에 대해 책임을 맡게 하고, 나아가 가족 문제에서 각자 차지하고 있는 역할을 찾아내고 직면하도록 하며 삼각관계를 수정한다.

(3) 구조적 가족치료(Minuchin)

① **치료목표** : 현존하는 문제를 줄이거나 또는 제거할 수 있도록 가족의 위계와 경계를 바꾸는 것

② 가족 구조의 변화를 통해 가족 기능을 회복할 뿐만 아니라 개인의 문제도 해결할 수 있다고 여긴다.

(4) 가족의사소통이론(Satir 등)

① 모든 행동을 의사소통으로 보고 잘못된 의사소통으로 인한 역기능적 관계로 인해 가족의 갈등이나 장애가 발생한다고 본다.

② **치료** : 의사소통 방법을 개선한다.

(5) 해결중심적 단기가족치료(De Shazer 등)

① 문제의 원인보다 내용 파악에, 문제 자체보다는 해결에 중점을 둔다.
② 사람들이 어떻게 변화하고 원하는 목표에 도달하는지, 어떻게 치료자가 대상자와 대화를 나누고 상호작용 속에서 문제 해결점을 구축하는가를 중요시한다.

(6) 전략적 가족치료(Haley)

① 문제해결치료 혹은 제2의 의사소통치료라고 한다(가족 의사소통 이론에 기초를 두고 가족의 입장 파악)
② 가족의 현존하는 문제를 없애는 것이 치료 목표이고, 치료자는 현존하는 문제를 제거할 수 있도록 가족의 상호작용을 변화시킬 전략을 개발한다.

출제유형문제 최다빈출문제

6-1. 가족치료의 이론과 학자의 연결이 옳지 않은 것은?

① 애커먼(Ackerman) – 정신분석적 가족 이론
② 보웬(Bowen) – 가족체계이론
③ 헤일리(Haley) – 전략적 가족치료
④ 새티어(Satir) – 가족의사소통이론
❺ 미누친(Minuchin) – 전략적 가족치료

해설
정신분석적 가족 이론(애커먼), 가족체계이론(보웬), 구조적 가족치료(미누친), 가족의사소통이론(새티어 등), 해결중심적 단기가족치료(드세이저 등), 전략적 가족치료(헤일리) 등이 있다.

6-2. 과거의 무의식적 이미지에 대한 통찰을 통한 인격의 변화와 가족구성원의 무의식적 구속으로부터의 자유 및 현실에서 더욱 건강하고 온전한 개인과 가족의 성장을 치료 목표로 하는 가족치료 이론은?

❶ 정신분석적 가족이론
② 전략적 가족치료
③ 가족의사소통이론
④ 가족체계이론
⑤ 구조적 가족치료

해설
정신분석적 가족이론은 과거의 무의식적 이미지에 대한 통찰을 통한 인격의 변화와 가족구성원의 무의식적 구속으로부터의 자유 및 현실에서 더욱 건강하고 온전한 개인과 가족의 성장을 치료 목표로 하는 것으로, 과거 성장기에 부모와의 문제 또는 부모의 결혼생활문제, 기타 문제로 상처 받았거나 혹은 보이지 않는 충성심에 의해 얽매여서 벗어나지 못하는 가족에게 효과가 있다.

3-4 활동치료

1 활동치료

(1) 활동치료의 정의

① 치료적 활동을 제공함으로써 사회적 퇴행 예방, 자신의 환경을 받아들이고 사회적 적응을 할 수 있도록 격려하고 지지하여 보다 나은 인격의 통합을 가져오게 하며 사회에 공헌할 수 있는 사람이 되도록 도와주는 치료방법이다.

② 대상자의 에너지를 건설적인 방향으로 유도하기 위해 치료적인 활동(음악, 미술, 문학 등)에 참여하는 기회를 제공함으로써 치료적 효과를 가져온다.

(2) 활동치료의 목적

① 의사소통 증진 및 정서 상태를 긍정적으로 개선

② 타인과의 접촉을 증가시켜서 대인관계기술 향상 및 협동심과 참여의식 경험

③ 환상, 망상, 착각 등에서 벗어나게 함

④ 병원생활의 단조로움, 답답함을 줄여 줌

⑤ 신체운동으로 건강 도모

⑥ 긴장, 불안, 적개심, 공격심 등을 건설적인 방향으로 발산

⑦ 잠재능력 개발 및 성취감을 경험하게 함으로써 자존감을 높여 줌

(3) 활동치료의 종류

① **음악치료** : 신체적·정신적 건강 증진, 유지, 회복을 위해 혹은 바람직한 행동의 변화를 가져오기 위해 치료적 상황에서 음악을 과학적·기능적으로 적용하는 것

② **미술치료** : 미술활동은 인간의 감정과 사고, 인격, 시간, 공간, 대상 등을 결합하고 응축하여 상상할 수 있는 심상의 기능을 통해 표현되며 정신적인 영역을 상징하는데, 이를 정신치료의 한 수단으로 이용하는 것이 미술치료이다.

③ **오락치료** : 즐길 수 있는 놀이나 오락을 통해 대상자의 흥미 자극, 성취 및 성공으로 인한 만족감과 욕구충족을 얻을 수 있는 창조적인 활동치료

④ **작업치료** : 정신질환자에게 생산적인 일을 하게 함으로써 환각, 망상에서 벗어나도록 하여 정신적 퇴행 예방, 에너지를 건전한 방향으로 전환시켜 건강한 생활을 할 수 있도록 도와주는 것

⑤ **문학치료** : 문학을 이용하여 표현할 수 없었던 갈등, 감정을 비유적으로 표현하게 함으로써 자신의 문제를 인지하고 정서적, 인지적 영역에서 재편성이 이루어지도록 도와 행동 변화를 유도한다.
⑥ **무용동작치료** : 몸의 움직임을 통해 내적 갈등을 외적으로 승화시켜 자기표현, 잠재능력개발, 건강 유지 및 증진시키는 창의적인 예술심리치료이다.
⑦ **공업치료** : 공장, 병원 등에서 실제적인 경험을 하도록 하는 것으로, 대상자의 개인적 능력과 정도에 따라 감독 및 지도를 받게 한다.
⑧ **원예치료** : 식물과 원예활동을 통해 사회적 · 심리적 · 교육적 · 신체적 적응능력을 향상시키고, 육체적 재활과 정신적 회복을 추구하는 전반적인 활동

출제유형문제 최다빈출문제

활동치료의 목적은 무엇인가?

㉠ 타인과의 접촉을 증가시켜서 대인관계기술을 향상시킨다.
㉡ 대상자의 잠재능력을 개발하고 성취감을 경험함으로써 자존감을 높여 준다.
㉢ 병원생활의 단조로움과 답답함을 줄여 준다.
㉣ 기술을 습득하여 경제적 도움을 제공한다.

❶ ㉠, ㉡, ㉢
② ㉠, ㉢
③ ㉡, ㉣
④ ㉣
⑤ ㉠, ㉡, ㉢, ㉣

해설
활동치료의 목적은 타인과의 접촉을 증가시켜서 대인관계기술 향상 및 협동심과 참여의식 경험, 잠재능력을 개발하고 성취감을 경험함으로써 자존감을 높여 줌, 병원생활의 단조로움과 답답함을 줄여 주는 것 등이 있다.

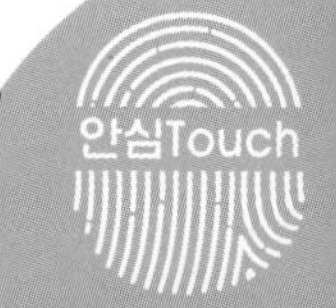

3-5 환경치료

1 환경치료의 정의 및 목적과 치료적 환경의 구성요소

(1) 환경치료의 정의

환경치료는 대상자의 환경을 과학적으로 분석하여 치료적 환경으로 재구성함으로써 부적응 행위를 줄이고 정신건강을 증진시키는 것

(2) 환경치료의 목적

물리적 안전과 정서적 안정을 가져올 수 있는 환경을 제공함으로써 신체적 위험에서 보호, 정서적 욕구 만족, 손상된 자아 기능을 강화시켜 대인관계 및 사회생활 적응을 증진시킴으로써 대상자 삶에 일반화될 수 있도록 돕는 것이다.

(3) 환경치료의 구성요소

① **물리적 환경** : 안전과 보호, 개인의 비밀이나 독립성, 안정, 오락활동, 사회적 관계 등을 제공할 수 있어야 하고, 프라이버시를 유지하도록 한다.

② **사회적 환경**
- ㉠ 직원들의 상호작용 형태가 병동 환경에 영향을 미치므로 직원들 간의 갈등을 제거한다.
- ㉡ 대상자–직원 간, 모든 직원 간에는 무엇보다 수용적인 태도가 필요하고, 치료팀은 대상자요구에 민감해야 한다.

③ **기능적 환경**
- ㉠ 질서 유지 및 집단의 단결력을 높이기 위해 규칙과 관례를 갖는다.
- ㉡ 규칙과 관례 원리 : 구조적 환경에 대한 정보제공, 참여, 허용성, 민주성, 지지, 타당성, 억제, 보호 등

④ **인적 환경** : 정신간호사, 정신건강의학과 전문의, 정신사회복지사, 임상심리사, 치료프로그램 담당자, 영양사 등으로 구성

출제유형문제 최다빈출문제

환경치료의 목적으로 옳은 것은?

> ㉠ 신체적 위험에서 보호한다.
> ㉡ 환자의 문제행동을 수정한다.
> ㉢ 대상자의 정서적 욕구를 만족시켜 준다.
> ㉣ 환자보다는 가족에 초점을 두고 집중적으로 교육을 제공한다.

① ㉠, ㉡, ㉢
❷ ㉠, ㉢
③ ㉡, ㉣
④ ㉣
⑤ ㉠, ㉡, ㉢, ㉣

해설
환경치료의 목적은 물리적 안전과 정서적 안정을 가져올 수 있는 환경을 제공함으로써 신체적 위험에서 보호, 정서적 욕구 만족, 손상된 자아 기능을 강화시켜 대인관계 및 사회생활 적응을 증진시킴으로써 대상자 삶에 일반화될 수 있도록 돕는 것이다.

2 환경치료에서 간호사의 역할

(1) 관리 감독

간호사는 치료적 환경 내에서 다른 구성원들보다 대상자와 더 많은 접촉과 치료적 관계를 형성하며 환경치료의 철학과 효과가 구현되기 위한 치료환경(물리적, 사회적, 기능적, 인적 치료환경)을 구성하고 관리 감독하는 역할을 한다.

(2) 중재자와 관리자

간호사는 대상자와 가장 많은 시간을 보내는 치료진으로서 환경치료팀 내에서 치료진과 대상자를 연결하는 역할을 하고, 각 치료자들의 의견을 통합하여 일관성 있고 체계적인 전략이 수립되도록 중재자와 관리자 역할을 한다.

(3) 교 육

직원과 대상자에게 치료공동체의 의무, 가치관 등을 교육하여 환경이 치료적으로 작용할 수 있도록 함으로써 대상자가 그 안에서 건전한 사회구성원의 역할을 경험하도록 한다.

(4) 기획 및 운영

환경치료기법(대상자 권익체계, 공동사회 모임 등)을 기획하고 운영한다.

출제유형문제 최다빈출문제

치료적 환경의 구성 요소 중 물리적 환경에 해당되는 것은?

① 질서를 유지하기 위해 규칙과 관례를 갖는다.
② 새로운 정보를 제공함으로써 기술습득을 돕는다.
③ 대상자에게 수용적인 태도를 유지한다.
④ 문제의 원인에 대한 인식을 하도록 돕는다.
❺ 안전과 보호를 제공한다.

해설
물리적 환경은 안전과 보호, 개인의 비밀이나 독립성, 안정, 오락활동, 사회적 관계 등을 제공할 수 있어야 하고, 프라이버시를 유지하도록 한다.

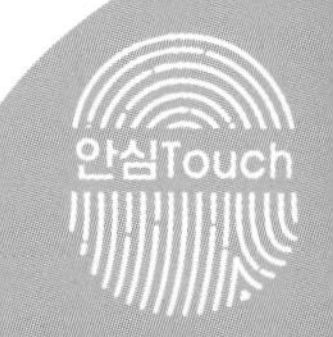

3-6 인지행동치료

1 목적 및 관련 이론

(1) 인지행동치료의 목적

이론(학습이론, 인지이론, 행동이론 등)을 적용하여 대상자의 일상생활에서 발생하는 어려움을 극복하도록 도와주는 것을 목적으로 하여 대처기술 확장 및 성장을 촉진한다.

(2) 인지행동치료 관련 이론

① **학습이론** : 학습은 새로운 행동의 획득 또는 획득된 행동의 비교적 지속적이고 영구적인 변화이다.

② **행동이론(Wolpe의 이론)**

㉠ 행동은 관찰 가능하며 모든 행동은 의미가 있고 부적응행동은 그 자체가 문제라고 보며, 부적응행동은 불편한 수준의 불안에 대한 반응으로 시작하며 불안 완화를 통해 보상받아 왔다고 본다.

㉡ 비이성적 공포 혹은 불안 같은 문제의 치료를 위해 체계적 둔감법을 개발하였다.

③ **인지이론** : 인지는 사람이 외부세계와 접촉하여 얻는 지식을 말하며, 부적응 행동의 원인은 사건 자체보다 사건에 대한 사람들의 기대, 해석, 사정의 왜곡 때문으로 본다.

출제유형문제 최다빈출문제

1-1. 인지행동치료에 대한 설명으로 옳은 것은?

㉠ 인지행동치료는 학습이론, 인지이론, 행동이론 등을 적용한다.
㉡ 치료적 활동을 제공함으로써 사회적 퇴행을 예방한다.
㉢ 행동수정요법은 인간의 행동이 상과 벌의 균형에 따라 학습되거나 소멸된다는 이론에 근거한 행동치료이다.
㉣ 물리적 안전과 정서적 안정을 줄 수 있는 환경을 제공한다.

① ㉠, ㉡, ㉢
❷ ㉠, ㉢
③ ㉡, ㉣
④ ㉣
⑤ ㉠, ㉡, ㉢, ㉣

해설
인지행동치료는 학습이론, 인지이론, 행동이론 등을 적용하여 대상자의 일상생활에서 발생하는 어려움을 극복하도록 도와주는 것을 목적으로 하여 대처기술 확장 및 성장을 촉진한다. 행동수정요법은 인간의 행동이 상과 벌의 균형에 따라 학습되거나 소멸된다는 이론에 근거한 행동치료를 말한다.

1-2. 대상자의 생각에 영향을 줌으로써 부적응적 행동과 정서 변화를 도모하는 치료방법은?

❶ 인지치료
② 모델링
③ 체계적 둔감법
④ 바이오피드백
⑤ 혐오치료

해설
인지치료는 생활사건에 대한 역기능적 신념에 의해 촉발되는 자동적 사고에 의해 증상이 나타나는 것으로 보며, 치료 목표는 대상자가 정신적인 훈련을 통해 왜곡된 자동적 사고를 인식하고 극복하게 하여 최종적으로 정확한 평가에 기초한 타당하고 현실적인 사고를 갖게 함으로써 증상을 경감시킨다.

2 인지행동치료 적용 및 치료기법의 종류

(1) 인지행동치료의 적용

우울증, 공황장애, 강박장애, 공포증, 수면장애, 비만, 신경성 폭식증, 신경성 식욕부진증, 자폐장애, 품행장애, 주의력결핍 과잉행동장애, 학습장애 등

(2) 인지행동치료

① 행동치료

㉠ 행동수정요법 : 인간의 행동이 상과 벌의 균형에 따라 학습되거나 소멸된다는 이론에 근거한 행동치료

㉡ 긍정적 강화 : 바람직한 행동(강화시키려는 행동)에 대해 긍정적인 보상을 제공함으로써 행동의 빈도를 증가시키는 것

㉢ 행동을 감소시키는 방법 : 타임아웃, 소거, 반응대가, 처벌 등

- Time out(타임아웃)
  - 대상자가 표적행동을 한 직후 일시적으로 강화제에 노출시키지 않는 것
  - 예를 들어 바람직하지 못한 행동을 한 아동에게 3분 정도 구석에 서 있게 하는 것
- 소 거
  - 무관심함으로써 표적행동의 빈도를 감소시키는 것
  - 예를 들어 잠이 들 때까지 부모가 옆에 있지 않으면 우는 아동의 경우 부모가 아동을 잠자리에 눕힌 후 바로 방을 나오도록 하고, 아동이 울어도 그 방에 다시 들어가지 않는 것
- 반응대가
  - 행동의 대가로 대상자에게 중요한 가치가 있는 것 혹은 특권을 제거하는 것
  - 예를 들어 바람직하지 못한 행동을 한 경우 컴퓨터하는 시간을 줄이는 것
- 처벌 : 바람직하지 못한 행동에 대해 처벌함으로써 행동의 빈도를 감소시키는 것이다.

② 인지치료 : 인지치료는 생활사건에 대한 역기능적 신념에 의해 촉발되는 자동적 사고에 의해 증상이 나타나는 것으로 보며, 치료 목표는 대상자가 정신적인 훈련을 통해 왜곡된 자동적 사고를 인식하고 극복하게 하여 최종적으로 정확한 평가에 기초한 타당하고 현실적인 사고를 갖게 함으로써 증상을 경감시킨다.

(3) 치료기법의 종류

① 자기감시법 : 대상자가 자신의 행동, 태도, 사고, 감정 등을 관찰하거나 또는 기록하게 함으로써 객관적이고 구체적으로 알고 평가할 수 있도록 하는 방법

② 모델링 : 타인의 행동을 관찰하여 그 행동을 몸에 익히는 간접 체험에 의한 학습으로, 어떤 사람이 칭찬받는 것을 보고 그 행동을 관찰하여 학습하는 것을 예로 들 수 있다.

③ 체계적 둔감법 : 약한 것부터 강한 것으로 자극을 단계적으로 부여하여 자극에 의해 발생하는 불안, 공포 등의 반응을 서서히 경감시키는 것

④ **자기표현 훈련** : 대인관계에서 나타나는 불안의 조건화를 해소시키는 기법이며 역할극을 사용한다.
⑤ **혐오치료** : 부적응 행동에 대해 혐오자극을 제공하여 부적응 행동을 제거시키는 것으로, 알코올 중독자에게 디설피람(Disulfiram)을 이용한 혐오치료를 예로 들 수 있다.
⑥ **바이오피드백** : 피드백에 의한 정보를 이용하여 자신의 생리적 상태 및 변화를 알아 그것을 조절하는 방법을 연습함으로써 기계 도움 없이 자율적으로 자기통제를 할 수 있게 한다.

출제유형문제 최다빈출문제

2-1. 다른 사람에게 피해를 주는 행동을 하면서도 죄책감을 느끼지 못하는 대상자에게 시행할 수 있는 바람직한 행동수정요법 전략은?

① 다른 사람에게 피해를 주는 행동을 하는 것은 잘못된 행위라는 점을 말해 준다.
❷ 설정된 목표 행동을 시행할 때마다 긍정적인 보상을 제공한다.
③ 다른 사람에게 피해를 주는 행동의 결과를 상상하게 한다.
④ 물리적 안전과 정서적 안정을 줄 수 있는 환경을 제공한다.
⑤ 음악치료, 미술치료 등의 활동치료를 제공한다.

해설
행동수정요법은 인간의 행동이 상과 벌의 균형에 따라 학습되거나 소멸된다는 이론에 근거한 행동치료를 말한다.

2-2. 알코올 중독자에게 디설피람을 복용하게 함으로써 알코올 성분이 들어 있는 제품에 대해 신체적 고통을 경험하게 하는 치료기법은?

① 자기감시법
② 체계적 둔감법
❸ 혐오치료
④ 모델링
⑤ 바이오피드백

해설
혐오치료는 부적응 행동에 대해 혐오자극을 제공하여 부적응 행동을 제거시키는 것으로, 알코올 중독자에게 디설피람(Disulfiram)을 이용한 혐오치료를 예로 들 수 있다.

제 4 장

이상행동의 이해

1 이상행동 증상

(1) 양성증상

① 건강한 사람에게 없는 괴이한 생각, 행동, 말 등을 말하는 것으로, 망상, 환각, 와해된 언어, 기이한 행동 등이 있다.

② 약물치료에 의해 호전된다.

(2) 음성증상

① 건강한 사람에게 있는 기능이 소실되거나 결핍된 것으로, 무의욕증, 무쾌감증, 현저한 언어 빈약, 감정의 둔마, 주의력결핍, 사회적 철회 등을 말한다.

② 얼굴표정 변화없음, 주변 일에 관심이나 흥미 없음, 대인관계에 대한 무관심, 말을 많이 하지 않거나 말을 하더라도 내용이 빈곤하거나 무표정하게 억양 없이 말함, 자신의 감정 표현을 잘하지 못함 등의 증상이 있다.

③ 약물치료만으로는 잘 회복되지 않아 활동치료, 재활치료 등을 병행한다.

출제유형문제 최다빈출문제

1-1. 조현병 환자의 양성증상에 해당되지 않는 것은?

① 망 상
❷ 무의욕증
③ 환 각
④ 와해된 언어
⑤ 기이한 행동

해설
양성증상은 건강한 사람에게 없는 괴이한 생각, 행동, 말 등을 말하는 것으로 망상, 환각, 와해된 언어, 기이한 행동 등이 있고, 약물치료에 의해 호전된다.

1-2. 조현병 환자의 음성증상으로 알맞은 것은?

㉠ 무의욕증, 무쾌감증 ㉡ 얼굴표정의 변화가 없음 ㉢ 대인관계에 대한 무관심 ㉣ 환각, 망상

❶ ㉠, ㉡, ㉢
② ㉠, ㉢
③ ㉡, ㉣
④ ㉣
⑤ ㉠, ㉡, ㉢, ㉣

해설
음성증상은 건강한 사람에게 있는 기능이 소실되거나 결핍되는 것으로 무의욕증, 무쾌감증, 현저한 언어 빈약, 감정의 둔마, 주의력결핍, 사회적 철회 등을 말하며, 얼굴표정의 변화가 없고 대인관계에 대한 무관심 등의 증상이 있다.

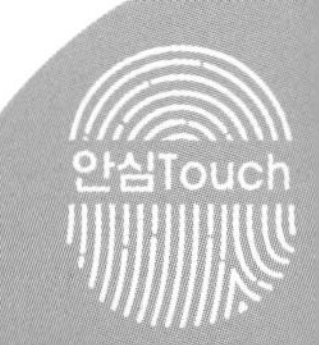

2 이상행동 분류 – 사고장애

(1) 사고형태의 장애

① 자폐적 사고(Autistic thinking) : 자신에게만 뜻이 있고 자신만의 생각 속에 빠져서 비현실적 사고가 이성이나 논리를 대신함으로써 현실과 단절되어 백일몽, 환상, 망상 등에 몰입하는 상태로, 조현병에서 볼 수 있다.

② 마술적 사고(Magical thinking) : 특수한 생각, 말, 몸짓, 태도 등이 어떤 초자연적인 방법에 의해 소원을 성취시킬 수 있고 악을 쫓을 수도 있다고 믿는 것으로 종종 조현병에서 볼 수 있다.

③ 신어조작증(Neologism)

㉠ 자신만의 의미를 가진 새로운 말을 만들어 내는 것으로 두 가지 이상의 말들이 하나로 압축된 경우가 많고, 조현병에서 주로 볼 수 있다.

㉡ 예 '특장'('특별한 장군'이라는 뜻)

④ 구체적 사고(Concrete thinking)

㉠ 은유를 사용하지 못하고 그 의미를 알아차리지 못하는 문자적, 1차원적인 사고이며 조현병에서 볼 수 있다.

㉡ 예 속담의 의미를 파악하지 못한다.

(2) 사고과정(사고형식)의 장애

① 사고의 비약(Flight of ideas) : 연상 작용이 지나치게 빨라 생각과 대화가 하나의 주제에서 다른 주제로 빠르게 진행되는 것으로 기분장애의 특히 조증상태에서 많다.

② 사고의 지연(Retardation of thought) : 사고과정에서 연상의 속도가 매우 느려짐으로써 사고가 원활하지 못한 것으로 우울증, 조현병에서 볼 수 있다.

③ 사고의 우회증과 이탈

㉠ 사고의 우회증(Circumstantiality) : 결론에 도달하기는 하나 그 과정에서 지엽적인 부분에 할애하는 시간이 많다.

㉡ 사고의 이탈(Tangentiality) : 다시 요점으로 되돌아가지 못해 결과적으로 처음 의도한 생각이나 목표에 도달하지 못한다(빗나간 사고를 말한다).

④ 사고의 단절(Thought blocking)

㉠ 사고나 말의 흐름이 갑자기 멈추게 되는 것으로 조현병에서 볼 수 있다(사고의 차단, 사고의 박탈이라고도 한다).

㉡ 말을 하다가 갑자기 멈추는데, 이것이 생각을 정리하기 위해 멈추는 것이 아니고 생각이 없어서 멈추는 경우를 말한다.

⑤ 지리멸렬(Incoherence) : 논리적인 연결 없이 한 생각에서 다른 생각으로 넘어가고 조리 있게 말을 하지 못하여 문장 구성이 엉망이고 문장이 단편적이며 연결이 되지 않으며 조현병에서 볼 수 있다.

⑥ 부적절한 사고(Irrelevant thinking) : 상대방의 질문과 아무 연관성이 없는 동문서답식의 엉뚱한 말로 대답하는 것으로 조현병에서 흔히 볼 수 있다.

⑦ **음송증**(Verbigeration)

㉠ 아무런 의미도 없어 보이는 낱말이나 어구, 짧은 문장을 전혀 조리 없이 되풀이하는 것으로 언어의 상동증이며 조현병에서 볼 수 있다.

㉡ 예 모든 질문에 대해 '나무, 나무, 나무, 나무'라고 대답하는 경우

⑧ **보속증**(Perseveration) : 사고를 진행시키려는 노력과 외부에서 부단히 새로운 자극이 들어오는데도 사고 진행이 제자리에서 맴돌고 계속 같은 말을 반복하게 되는 것으로 기질성 뇌증후군 환자에게서 흔히 볼 수 있다.

(3) 사고내용의 장애

① **환상**(Fantasy) : 바라거나 기대해 온 것에 대해서 비현실적 생각을 하는 정신적인 상상

② **망상**(Delusion) : 현실에 맞지 않은 잘못된 생각으로 사실과 다르고 논리적 설명으로 시정될 수 없으며 그 사람의 교육이나 환경에 조화되지 않는 그릇된 믿음

㉠ 피해망상(Delusions of persecution) : 타인이 자기를 해칠 것이라고 믿거나 자기를 해치기 위해 어떤 행위를 하고 있다고 믿는 것으로 만성 조현병에서 볼 수 있다.

- 추적망상 : 누가 자기를 미행한다.
- 관찰망상 : 남이 자기를 감시한다.
- 독약망상 : 자기를 죽이기 위해 누가 음식에 독약을 넣었다.
- 조정망상 : 누가 자기를 조정하고 자기는 그 조정에 의해서 행동하고 있다.

㉡ 과대망상(Delusions of grandeur) : 자신을 실제보다 더 위대하고, 전능하며, 부자라고 믿는 것 등 사실과 다른 믿음을 갖는 망상으로 양극성장애의 조증에서 흔하다.

㉢ 우울망상(Depressive delusion) : 정서적인 우울을 합리화하려는 생각에 의해 표현되며 심각한 우울증, 조현병에서 볼 수 있다.

- 자책망상 : 자신을 처벌해야 한다는 망상
- 빈곤망상 : 자신이 곧 파산할 것이라든지, 더 이상 가난에서 벗어나지 못할 것이라고 믿음
- 질병망상 : 자신이 몹쓸 병에 걸려서 더 이상 살 수 없다고 믿음
- 허무망상 : '나는 더 이상 존재 가치가 없어', '아무런 느낌이 없어.' 등의 믿음을 나타내는 것

㉣ 관계망상(Delusions of reference)

- 어떤 객관적 사실이 환자 개인과는 아무런 관계가 없음에도 환자는 주위에서 일어나는 일을 자신과 사적인 관계가 있다고 해석하는 것으로, 조증, 조현병, 편집증 등에서 볼 수 있다.
- 예 지나가는 사람들끼리 이야기하는 것을 자신의 못남을 흉보는 것으로 믿는 것

㉤ 색정망상(Erotic delusions) : 자신은 모든 이성으로부터 사랑받고 있고, 모든 이성을 사랑해야 할 의무와 권리가 있다는 과대적인 것과 배우자를 의심하는 부정망상과 질투망상 같은 피해적인 내용의 망상으로 편집증, 편집형 조현병, 조증상태에서 볼 수 있다.

③ **강박사고**(Obsession) : 자신이 쓸데없는 생각을 한다는 것을 알고 그 생각에서 벗어나려고 노력하는데도 벗어나지 못하고 반복해서 같은 내용의 생각으로 인해 고통받는 것으로 강박장애에서 볼 수 있다.

출제유형문제 최다빈출문제

2-1. 환자가 자신만의 의미를 가진 새로운 말을 만들어 내는 장애는?

① 음송증 ② 보속증
❸ 신어조작증 ④ 다변증
⑤ 작화증

해설
신어조작증은 환자가 자신만의 의미를 가진 새로운 말을 만들어 내는 것으로 두 가지 이상의 말들이 하나로 압축된 경우가 많고 조현병에서 주로 볼 수 있다.

2-2. 대상자가 모든 질문에 대해 '나무, 나무, 나무....'라고만 대답한다. 이에 해당되는 장애는?

① 마술적 사고 ② 사고의 단절
③ 사고의 비약 ④ 부적절한 사고
❺ 음송증

해설
음송증은 아무런 의미도 없어 보이는 낱말이나 어구, 짧은 문장을 전혀 조리 없이 되풀이하는 것으로 언어의 상동증이다.

2-3. 정신병동에 입원한 대상자가 "나의 모든 말과 행동이 텔레비전에 의해 감시받고 있다."고 말하는 경우 이 대상자가 겪고 있는 장애는?

❶ 망 상 ② 신어조작증
③ 환 각 ④ 환 상
⑤ 마술적 사고

해설
망상은 현실에 맞지 않은 잘못된 생각으로 사실과는 다르고 논리적인 설명으로 시정될 수 없으며 그 사람의 교육이나 환경에 조화되지 않는 그릇된 믿음을 말한다.

3 이상행동 분류 - 정서장애

※ 정서 상태를 표현하는 용어

- 정동(Affect) : 객관적으로 관찰이 가능하면서 일정 기간 동안 지속되는 정서 상태(객관적인 관찰 가능)
- 기분(Mood) : 전반적이고 지속적이며 우세한 정서
- 감정(Emotion) : 자신에 의해 표현되고 타인에 의해 관찰되는 개인의 전체적인 감정 경험

(1) 정서의 부조화

현실 상황이나 분위기와 전혀 맞지 않는 감정표현을 하며 자신의 내적인 지각이나 연상에 따라 정서반응을 보이는 것으로 심각해야 할 상황에서 웃는다든지 또는 슬퍼해야 할 상황에서 즐거워하는 것으로 흔히 조현병에서 볼 수 있다.

(2) 부적합한 정서

기쁨 혹은 고통의 정상적인 민감성이 부족하고 얼굴이 무표정하게 보이며, 감정둔마(Emotional dulling), 무관심(Indifference), 무감동(Apathy) 등으로 불리는 정서장애로 조현병에서 볼 수 있다.

(3) 쾌적 정서(Pleasurable affect)

① **다행감(Euphoria, 쾌적 정서의 첫 단계)** : 낙천적이고 마음 편한 즐거운 느낌으로 자신감과 확신에 찬 태도를 보이며, 흔히 경조증 상태에서 볼 수 있다.

② **의기양양감(Elation)** : 아주 행복하고 즐겁고 자신감이 넘치며, 행동과 의욕이 증가되어 있고, 주위 상황이 불행한 처지에 있어도 이런 상태에서 정상적으로 갖게 되는 모든 감정을 무시해버리는 것으로 흔히 조증 상태에서 볼 수 있다.

③ **기고만장감(Exaltation)** : 극심한 의기양양감에 자기 과대평가 태도가 동반됨으로써 기고만장하여 안하무인격이 되는 상태로 터무니없는 자만심과 신비주의적 감정을 보이며 과대망상과 관련되어 나타난다.

④ **황홀(Ecstasy)** : 가장 기분이 좋은 상태의 극치감, 무아지경에 이른 것 같은 정서상태로 황홀하고 평안하며 종교적인 신비로운 힘을 가진 느낌이고, 어떤 일도 안 될 것이 없을 것 같은 무한한 자신감을 느끼는 상태로 해리장애, 조현병, 기분장애 등에서 볼 수 있다.

(4) 우울(Depression)

슬픔이라는 느낌이 주가 되는 정서

(5) 불안(Anxiety)

뚜렷한 외부 자극이 없음에도 막연하게 두려움이나 근심과 함께 재앙이 임박해 오고 있다는 불쾌한 느낌 (공포는 뚜렷한 외부 대상이 있음)

(6) 양가감정(Ambivalance)

한 가지 대상에 대해 동시에 상반된 두 가지 감정을 갖는 것으로, 사랑과 미움이 묘하게 얽혀 있는 경우가 흔한 경우의 양가감정이다.

출제유형문제 최다빈출문제

3-1. 쾌적정서의 첫 단계로서 낙천적이며 마음 편한 즐거운 느낌을 가지고 자신감과 확신에 찬 태도를 보이는 정서상태는?

① 의기양양감
❷ 다행감
③ 불 안
④ 황 홀
⑤ 기고만장감

해설
다행감은 쾌적정서의 첫 단계로서 낙천적이고 마음 편한 즐거운 느낌을 가지고 자신감과 확신에 찬 태도를 보이며, 흔히 경조증 상태에서 볼 수 있다.

3-2. 심각해야 할 상황에서 웃음을 보인다든지 슬퍼해야 할 상황에서 즐거워하는 정서장애는?

❶ 정서의 부조화
② 다행감
③ 우 울
④ 불 안
⑤ 기고만장감

해설
정서의 부조화는 현실상황이나 대인관계적 분위기와 전혀 맞지 않는 감정표현을 하며 자기의 내적인 지각이나 연상에 따라 정서반응을 보이는 것으로 흔히 조현병에서 볼 수 있다.

4 이상행동 분류 – 지각장애

(1) 실인증(인지불능증, Agnosia)

기질적인 뇌기능 장애로 어떤 자극의 중요성을 파악하거나 의미를 이해하는 능력을 상실한 상태로 조현병, 히스테리, 간질 환자에서 볼 수 있다.

① **입체감각소실증** : 어떤 대상의 모양 혹은 성질을 알아내지 못한다.

② **접촉실인증** : 피부접촉을 감지하지 못한다.

③ **실독증** : 글을 보기는 하나 읽지는 못한다.

④ **정신맹** : 물체가 보이지만 무엇인지를 모른다.

⑤ 그 외 정신청, 질병불각증 등이 있다.

(2) 착각(Illusion)

① 실제로 받아들여진 외부자극이 감각기관에서 뇌의 적절한 부위에 전달되어 해석되는 과정에서 잘못 인식되는 현상

② **이인증 · 비현실감**(Depersonalization · Derealization)

㉠ 이인증 : 자기가 자신이 아닌 것 같고 친숙하지 않고, 낯설고 어색하게 느껴지거나 존재하지 않는 것 같은 느낌이 드는 상태로, "내가 너무 생소해서 모르는 사람같이 느껴진다."라고 표현한다.

㉡ 비현실감 : 주변 환경에 대한 현실감이 없어서 생소한 환경이 친숙하게 느껴지거나 또는 반대로 익숙한 환경이 생소하게 느껴지는 시공간적 왜곡현상의 형태

㉢ 우울증, 해리장애, 조현병 초기 등에서 볼 수 있다.

(3) 환각(Hallucination)

외부 자극이 없는데도 마치 외부에서 자극이 들어온 것처럼 지각하는 것

① **환청** : 환각 중에서 가장 흔하게 나타나는 것으로, 잘 구별되지 않는 소음에서 뚜렷한 내용이 있는 특정한 사람의 말소리가 들리는 것까지 다양하다.

② **환시** : 환청 다음으로 흔하게 나타나는 것으로 불빛, 불꽃, 빛 등이 보인다.

③ **환취** : 대개 기분 나쁜 냄새를 맡는 것으로 측두엽의 구에 병변이 있으면 나타나고, 조현병의 환취는 죄악감의 투사로 일어나므로 불쾌하고 고약한 냄새가 많다.

④ **환미** : 매우 드물며 매우 이상한 맛을 느낀다든지 또는 음식에서 독약 맛이 난다든지 하는 경우가 있는데, 착미(Illusion of taste)인 경우가 많고 의심 같은 감정 상태와 관계가 있다.

⑤ **환촉** : 뜨거운 것이나 찬 것이 몸에 닿는다든지, 몸에 전기가 지나간다든지, 가스나 독성물질이 몸에 닿았다든지 등의 환각을 말하는 것으로 흔히 알코올 중독, 진전섬망 등에서 나타난다.

출제유형문제 최다빈출문제

외부의 자극이 없는데도 불구하고 마치 외부에서 자극이 들어온 것처럼 지각하는 장애는?

① 실인증
❷ 환 각
③ 이인증・비현실감
④ 몽롱상태
⑤ 섬 망

해설
환각은 외부의 자극이 없는데도 불구하고 마치 외부에서 자극이 들어온 것처럼 지각하는 것으로 환청, 환시, 환취, 환미, 환촉 등이 있다.

5 이상행동 분류 – 행동장애

(1) 과다활동(Increased activities)

정신운동이 증가되어 있는 상태로 쫓기는 것 같이 무엇인가 계속 행동하는 상태로, 끊임없는 내적 욕구로 인해 잠시도 쉬지 않고 활동하는 경우와 일상적으로 불필요한 행동을 조금 지나치게 하는 경우까지 다양하며, 흔히 양극성 장애의 경조증 또는 조증에서 볼 수 있다.

(2) 과소활동(Decreased activities)

행동의 빈도나 강도가 모두 저하된 정신운동성감퇴나 지체를 말하는 것으로, 동작이 느리고 어떤 일을 시작하기 힘든 경우와 움직임이 거의 없는 혼미에 이르는 경우까지 다양하며, 우울증에서 많다.

(3) 반복 행동(Repetitious activities)

① 강직증(Catalepsy)

㉠ 보통사람이 견디기 힘들 정도로 일정한 자세를 조금도 움직이지 않고 오래 유지하는 것으로 반복적 행동의 가장 심한 경우이다.

㉡ 납굴증(Waxy flexibility) : 사지관절이 양초같이 경직되어 구부러지거나 펴지며 인형의 관절처럼 한 자세를 계속 유지하는 것으로 조현병에서 긴장증이 동반되는 경우 특징적으로 나타난다.

② 상동증(Stereotypy) : 남이 보기에는 이유가 없는 것 같은데 어떤 일정한 행동을 시작하면 무한정 그 행동을 꼭 같은 모양으로 되풀이하는 것으로 계속 옷의 단추를 풀었다 채웠다 하는 것, 병실에서 복도 끝까지를 왔다갔다 하는 것 등을 예로 들 수 있다.

③ 기행증(Mannerism) : 환자의 이상한 버릇, 표정, 독특한 제스처, 걸음걸이 등의 동작에서 나타나는 것으로 단조롭게 반복되지는 않지만 그의 성격과 어울리는 데가 있는 특유의 버릇을 말하는 것으로 질책을 당할 때마다 손목시계를 한 번 쳐다본다든지, 의자에 앉았다가 일어날 때마다 의자를 한 바퀴 돌고 나서 다음 일을 시작하는 행동 등을 예로 들 수 있다.

④ 자동증(Automatism) : 자신의 의지는 하나도 없는 것처럼 타인의 암시나 요구에 따라 강박적 혹은 자동적으로 움직이는 행동을 자동적 복종이라고 하며, 반향언어(다른 사람의 말을 메아리처럼 그대로 따라 함), 반향동작(다른 사람의 동작을 그대로 흉내 냄)이 있고, 조현병에서 볼 수 있다.

⑤ 충동적 행동(Impulsion) : 한 순간의 감정에 지배되어 욕구통제가 제대로 되지 않고, 본능적인 욕구가 조절이 되지 않는 경우에 예상치 않은 행동을 폭발적으로 일으키는 것으로, 조현병에서 환각이나 망상의 지배를 받아 나타날 수 있다.

⑥ 거부증(Negativism) : 암시된 것에 대한 반항과 저항을 특징으로 하는 심리적 방어반응으로 상황이 요구하는 것과 반대되는 행동을 보이며, 함구증(질문에 대해 대꾸하지 않음), 거식증(밥 먹으라는 소리에 배고프면서도 굶는 것) 등을 예로 들 수 있다.

⑦ 강박행동(Compulsion)

㉠ 불합리한 행위임을 알면서도 반복적으로 그 행동을 하려는 병적으로 저항할 수 없는 충동을 말하며, 강박사고와 강박행위를 합쳐서 강박증후군이라고 한다.

㉡ 예를 들어 가스 밸브를 잠갔음에도 재차 확인을 한다든지 혹은 편지봉투에 우표를 붙였음에도 다시 확인하기 위해 우체국을 가는 경우 등이 있다.

출제유형문제 최다빈출문제

대상자가 가만히 있지 못하여 병실에서 복도 끝까지 계속 똑같은 태도와 속도로 왔다갔다 하는 경우의 행동장애는?

① 강직증
❷ 상동증
③ 충동적 행동
④ 자동증
⑤ 강박행동

해설

상동증은 남이 보기에는 이유가 없는 것 같은데 어떤 일정한 행동을 시작하면 무한정 그 행동을 꼭 같은 모양으로 되풀이하는 것으로 의미 없이 계속 옷의 단추를 풀었다 채웠다 하는 것을 예로 들 수 있다.

6 이상행동 분류 - 의식장애

(1) 의식혼돈(Confusion)

지남력상실과 사고연상 장애의 사고 빈곤이 특징적으로 나타나는 의식 장애로 뇌손상, 간질발작 등 전반적인 뇌기능 장애를 초래하는 경우 볼 수 있다.

(2) 의식혼탁(Clouding of consciousness)

의식혼돈보다 정도가 심한 상태로, 평상시 지각할 수 있는 자극도 지각하지 못하고 주위자극에 대해 반응하지 못하며 주위환경이나 상대방의 언어에 대한 이해력을 거의 상실하고 기억력도 상실하는 것이 대부분으로 대뇌감염, 뇌산소 부족 등 중추신경의 기능 장애를 초래하는 질환에서 볼 수 있다.

(3) 몽롱상태(Dream states or Twilight)

심인성으로 나타나고 대부분 일과성이며, 환자는 자신의 주위에 대해 알지 못하는 상태가 되고 마치 딴 세계에 있는 것같이 행동하며, 해리현상이나 간질발작 후에 잘 나타난다.

(4) 혼미(Stupor)

강한 통증자극을 통해 일시적으로 깨울 수 있고 약간의 의식이 남아 있을 수 있으며, 심한 우울증, 심한 무감동상태, 간질 등의 신체질환과 정신질환에서 올 수 있다.

(5) 혼수(Coma)

모든 정신활동과 신경조직의 기능이 마비되고 생명을 유지하는데 필요한 심장과 폐를 지배하는 신경기능만 살아남아 있고, 의식이 완전히 없는 상태이다.

(6) 섬망(Delirium)

① 급성뇌증후군이라고도 하며 갑자기 발생하여 급격한 경과를 보이며, 대부분 1개월을 넘지 않는다.
② 의식의 혼탁, 안절부절못함, 착란, 지남력장애, 착각, 환각, 지리멸렬하거나 꿈같은 생각 등의 증상을 보인다.
③ 어두운 곳과 밤에 심해지며, 환시가 환청보다 많이 나타난다.
④ 수술 후 정신병, 심한 열병, 두부외상, 산욕기 정신병, 독성물질에 의한 뇌기능장애 등에서 볼 수 있다.

출제유형문제 최다빈출문제

6-1. 섬망에 대한 설명으로 옳지 않은 것은?

① 갑자기 발생하여 급격한 경과를 밟는다.
② 의식의 혼탁, 지남력장애, 착각, 환각 등의 증상을 보인다.
③ 낮보다 밤에 심해진다.
❹ 만성적으로 발생하여 천천히 진행된다.
⑤ 대부분 1개월을 넘지 않는다.

해설
섬망은 갑자기 발생하여 급격한 경과를 밟는다. 어두운 곳, 낮보다 밤에 더욱 심해지며 대개 1개월을 넘지 않는다. 의식의 혼탁, 안절부절못함, 착란, 지남력장애, 착각, 환각, 지리멸렬하거나 꿈같은 생각 등의 증상을 보인다.

6-2. 환자는 자신의 주위에 대해 알지 못하는 상태가 되고 마치 딴 세계에 있는 것 같이 행동하는 의식장애는?

❶ 몽롱상태
② 작화증
③ 기억과다증
④ 혼 미
⑤ 혼 수

해설
몽롱상태는 심인성으로 나타나고 대부분 일과성이며, 환자는 자신의 주위에 대해 알지 못하는 상태가 되고 마치 딴 세계에 있는 것 같이 행동하며, 해리현상이나 간질발작 후에 잘 나타난다.

7 이상행동 분류 – 언어장애, 지남력장애, 주의력장애

(1) 언어장애

① 언어압박(Pressure of speech) : 말의 흐름이 아주 빠르고 말의 양이 많아지는 상태로 스스로 통제가 되지 않고 중단도 어려운 상태

② 다변증(Logorrhea) : 말에 논리성과 일관성은 있으나 말수가 많은 것

③ 언어빈곤(Poverty of speech) : 말의 양이 적고 어떠한 질문에도 단음절 반응만 보이는 것

(2) 지남력장애

지남력(Orientation)은 시간, 장소, 사람에 대한 방향감이 있고 이를 정확하게 인식하는 상태로, 지남력상실은 시간, 장소, 사람 순으로 진행된다.

(3) 주의력장애

① 주의산만증 : 어느 하나의 대상을 정확히 파악할 때까지 끈기 있게 주의력을 유지할 수 없는 경우로, 급성 조증에서 볼 수 있다.

② 둔화 : 심한 형태의 부주의로 바늘로 찔러도 반응을 보이지 않으며, 조증상태에서 많이 볼 수 있다.

③ 동요 : 주의를 집중하려고 애는 쓰지만 집중이 되지 않는 것으로 기질적인 뇌손상이 있는 경우 볼 수 있다.

출제유형문제 최다빈출문제

말의 흐름이 아주 빠르고 말의 양이 많아지는 상태로 스스로 통제가 안 되고 중단하기도 어려운 상태를 일컫는 언어장애는?

❶ 언어압박
② 언어빈곤
③ 음송증
④ 다변증
⑤ 자동증

해설
언어장애는 언어압박, 다변증, 언어빈곤 등이 있으며, 이 중 언어압박은 말의 흐름이 아주 빠르고 말의 양이 많아지는 상태로 스스로 통제가 안 되고 중단하기도 어려운 상태를 말한다.

8 이상행동 분류 – 기억장애

(1) 기억과다증(Hypermnesia)

과거에 지각된 인상을 사소한 것까지도 자세하게 기억해 내는 상태로 조증상태, 편집증, 긴장증에서 볼 수 있다.

(2) 기억상실증(Amnesia)

망각이나 건망증이라고도 하며 기질적 원인이나 심인성 원인에 의해 나타날 수 있다.

① 전향 기억상실(Anterograde amnesia) : 의식을 찾아 주위 환경과의 접촉을 되찾은 후부터 경험한 사건에 대해 기억하지 못하는 경우

② 후향 기억상실(Retrograde amnesia) : 기억상실이 일어나기 특정 시점 이전의 사건을 기억하지 못하는 경우

③ 국소성 기억상실(Localized amnesia) : 과거 어떤 특수한 기간의 사건에 대해 기억하지 못하는 경우

(3) 기억착오증

전에 없었던 것을 있었던 것으로 착각하는 회상의 왜곡을 말하며 감당할 수 없는 불안에 대한 방어에서 발생한다.

① 작화증(Confabulation) : 기억결손을 보충하기 위해 아무런 근거 없는 이야기를 무의식적으로 꾸며서 메우려 하고, 허구적인 내용을 실제 있었던 것으로 믿는 경우로 노인성 정신병, Korsakoff's 정신증에서 볼 수 있다.

② 회고곡해(Retrospective falsification) : 기억착각이라고도 하며, 정서적 욕구에 부합되도록 사실을 각색하거나 무의식적으로 자신의 관심에 알맞은 것만 골라내어 기억하는 것으로 편집성 정신병에서 볼 수 있다.

③ 기시감(Deja vu) : 처음 보는 것이 그 전부터 이미 보아 왔거나 경험했던 것처럼 느껴지는 현상으로 백일몽에 사로잡힌 젊은이에게서 볼 수 있다.

④ 미시감(Jamais vu) : 실제로 익숙하게 경험했던 상황이 생소하게 처음 대하는 것처럼 느껴지는 현상으로 조현병, 정신신경증 등에서 볼 수 있다.

9 이상행동 분류 – 지능장애, 판단장애, 병식결여

(1) 지능장애

① 정신지체(Mental Retardation)

㉠ 18세 이전까지 지적 기능이 평균 이하 수준을 보이는 것이다.

㉡ 정신지체의 분류

- 경증 : IQ 50~55에서 약 70까지
- 중등 : IQ 35~40에서 50~55까지
- 심함 : IQ 20~25에서 35~40까지
- 극심 : IQ 20~25이하

② 치매(Dementia) : 정상적인 지능까지 발육되었다가 영구적으로 평균 이하의 지능 감퇴를 보이는 것으로 복합적인 인지적 결손(기억력장애 포함)이 특징으로 뇌 위축, 뇌혈관장애, 뇌의 퇴행성 질환 등에 의해 발생한다.

(2) 판단장애

① 판단력은 어떤 상황을 정확하게 파악하고, 그들 간의 상호관계를 이해하며, 경험에서 얻은 것에서 논리성을 적용하여 추론 및 결론을 내리고, 행동의 결과를 이해하고 행동에 대해 책임질 수 있는 능력이다.

② 현실검증력, 사회적 판단력, 도덕적 판단력으로 평가할 수 있고, 선천성 뇌조직 결함, 기질성 병소 등은 판단장애를 유발한다.

③ 병식(Insight) : 병식은 자신이 어느 정도 병들어 있고 그 질병이 어떤 것이라는 것을 알며, 그 질병이 발생하게 된 역동학적 요인을 이해할 수 있는 능력을 말하는 것으로 판단력을 평가할 때 중요한 의미를 지닌다.

MEMO

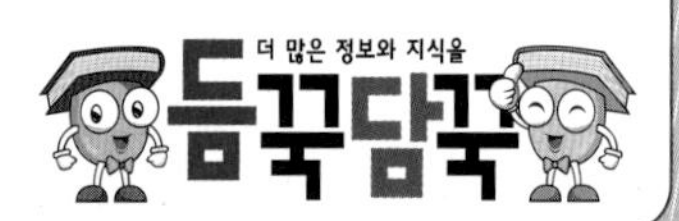

PART

3

지역사회 정신건강 간호 및 위기간호

간호사 국가고시

정신간호학

제 1 장

지역사회 정신건강 간호

1-1 지역사회 정신건강 간호

1 지역사회 정신건강의 정의 및 목적

(1) 정 의

① 지역사회 정신건강은 일정 지역 내의 인구집단을 대상으로 정신질환 예방 및 조기발견, 정신건강 증진, 치료기간 단축, 조기 퇴원과 사회복귀 촉진, 재활 등을 포함한다(정신건강을 목적으로 지역사회에서 이루어지는 모든 활동을 포함한다).

② 지역사회 정신건강은 지역사회 주민 전체를 대상으로 정신질환 예방, 정신건강증진, 치료적 서비스를 제공한다.

(2) 목 적

① 1차 예방 : 정신질환 발생 예방 및 정신건강증진

② 2차 예방 : 조기발견 및 신속한 치료, 위기 중재(응급전화, 단기 정신치료, 입원치료 등)

③ 3차 예방 : 정신질환으로 인한 정신적 결함 또는 사회적 장애를 줄이는 것이 목적이며 재활 및 지속적인 관리 포함

출제유형문제 최다빈출문제

지역사회 정신건강의 목적 중 1차 예방에 해당하는 것은?

① 조기발견과 신속한 치료에 중점을 둔다.
② 응급전화, 단기정신치료, 입원치료 등의 위기중재가 포함된다.
③ 정신질환으로 인해 나타나는 정신적 결함을 줄이는데 목적이 있다.
④ 재활이 포함된다.
❺ 정신질환의 발생을 예방한다.

해설
지역사회 정신건강의 목적 중 1차 예방은 정신질환의 발생을 예방하는 것과 정신건강증진이다.

2 지역사회 정신건강사업의 원리(H.R.Lamb)

(1) 지역주민에 대한 책임

지역주민의 정신건강에 책임을 지는 지역사회 정신보건센터(Community Mental Health Center ; 지역사회에서 정신건강서비스를 제공하는 중심기관)

(2) 근접성

대상자가 자신의 집과 가까운 곳에서 진료를 받음으로써 집, 지역사회에서 단절되는 것을 막고 익숙한 생활권에서 적응을 잘할 수 있도록 한다.

(3) 포괄적 서비스

1, 2, 3차 정신건강사업 기본적인 서비스(자문, 상담교육, 응급처치, 입원, 외래치료, 정신사회재활 등), 소아와 노인에 대한 특수서비스, 알코올 중독 및 약물남용 관리, 추후관리, 사례관리 등의 서비스가 포함되어야 한다.

(4) 다학제적 팀 접근

정신과 의사, 간호사, 임상심리사, 작업치료사 등의 인력이 협력하여 팀으로서 관리한다.

(5) 치료의 연속성

환자가 현재 필요로 하는 치료를 받을 수 있도록 의료체계가 구축되어야 한다.

(6) 지역주민 참여

지역지도자를 통해서 또는 주민들의 욕구를 직접적으로 반영하여 더 나은 서비스를 제공

(7) 간접서비스

지역주민의 삶에 영향을 미칠 수 있는 교사, 종교지도자, 공중보건간호사 등을 활용하고, 이를 위해 이들을 대상으로 한 지도자교육에 중점을 두며, 대중매체를 이용하여 지역주민에게 집단교육을 시행함으로써 정신건강증진을 향상시킨다.

(8) 평가와 연구

현재 제공되는 서비스가 지역주민 요구와 일치하는지 여부를 평가하여 보다 과학적이고 효과적인 지역사회 정신보건 프로그램을 개발하고 사용할 수 있게 한다.

(9) 예 방

① 1차 예방 : 적극적 예방
② 2차 예방 : 진단과 치료
③ 3차 예방 : 재활 개념

(10) 자 문

정신보건사업과 관련된 문제에 대한 자문 요청 시 그 분야의 전문가가 조언을 한다.

(11) 정신보건과 사회복지서비스 연결

정신질환자의 사회복귀를 위해서 의료서비스, 주거서비스, 사회적·직업적 재활서비스 등이 필요하다.

출제유형문제 최다빈출문제

대상자가 자신의 가정과 가까운 곳에서 진료를 받도록 하는 것은 지역사회 정신건강사업의 원리 중 어디에 해당되는가?

① 다학제적 팀 접근
② 간접서비스
③ 포괄적 서비스
❹ 근접성
⑤ 치료의 연속성

해설
근접성은 대상자가 자신의 가정과 가까운 곳에서 진료를 받음으로써 집, 지역사회에서 단절되는 것을 예방하여 익숙한 생활권에서 적응을 잘할 수 있도록 한다.

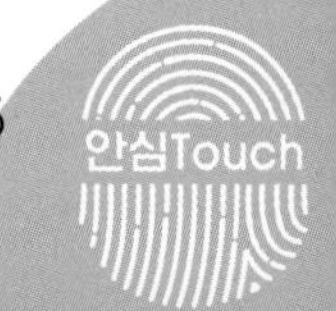

3 지역사회 정신보건사업의 역사

(1) 미 국

① 1946년 : 정신보건법 제정

② 1963년에 지역정신보건센터건립법이 통과되면서 지역사회를 기반으로 지역정신보건사업이 본격화되었고 많은 정신질환자들이 퇴원하여 지역사회에 살면서 치료를 받게 되었으나 대상자의 지역사회 부적응, 재활프로그램 부족 등의 문제가 제기되기 시작하였고 이에 지역주민을 대상으로 포괄적인 지역정신보건서비스를 제공하는 지역사회 정신보건센터 도입과 함께 재활시설, 주거시설 등이 발전하였다.

③ 1990년 이후 : 만성정신질환자의 사회복귀와 재활을 위한 환자 발견, 정신건강관리, 재활서비스, 교육, 사례관리, 대상자의 권리 보호와 옹호 등의 지역사회 지지체계 마련

(2) 우리나라

① 우리나라 정신보건

㉠ 1995년 정신보건법 제정, 2016년 정신건강증진 및 정신질환자 복지서비스 지원에 관한 법률(약칭 ; 정신건강복지법) 개정

㉡ 목적(정신건강복지법 제1조) : 정신질환의 예방・치료, 정신질환자의 재활・복지・권리보장과 정신건강 친화적인 환경 조성에 필요한 사항을 규정함으로써 국민의 정신건강증진 및 정신질환자의 인간다운 삶을 영위하는 데 이바지함을 목적으로 한다.

② 정신건강증진시설 : 정신의료기관, 정신요양시설 및 정신재활시설을 말한다.

③ 정신의료기관

㉠ '의료법'에 따른 정신병원

㉡ '의료법'에 따른 의료기관 중 제19조제1항 후단에 따른 기준에 적합하게 설치된 의원

㉢ '의료법'에 따른 병원급 의료기관에 설치된 정신건강의학과로서 제19조제1항 후단에 따른 기준에 적합한 기관

④ 정신요양시설 : '정신건강증진 및 정신질환자 복지서비스 지원에 관한 법률' 제22조에 따라 설치된 시설로서 정신질환자를 입소시켜 요양서비스를 제공하는 시설

⑤ 정신재활시설 : '정신건강증진 및 정신질환자 복지서비스 지원에 관한 법률' 제26조에 따라 설치된 시설로서 정신질환자 또는 정신건강상 문제가 있는 사람 중 대통령령으로 정하는 사람의 사회적응을 위한 각종 훈련과 생활지도를 하는 시설

⑥ 정신건강전문요원 : 정신건강임상심리사, 정신건강간호사, 정신건강사회복지사로 구분

⑦ 지역사회 정신보건사업의 비전과 방향 'Health Plan 2020'

㉠ 정신건강과 정신질환에 대한 국민인식 개선

㉡ 정신질환에 대한 조기 개입으로 정신건강증진 도모

㉢ 중증정신질환자의 사회통합 촉진 및 삶의 질 향상

㉣ 자살 위험 없는 안전한 사회 구현

㉤ 알코올중독 문제 적극적으로 관리

출제유형문제 최다빈출문제

3-1. 정신건강증진시설에 해당하는 것으로 옳은 것은?

① 정신의료기관, 종교시설, 정신재활시설
❷ 정신의료기관, 정신요양시설, 정신재활시설
③ 정신요양시설, 사회복지시설, 종교시설
④ 정신의료기관, 종교시설, 정신요양시설
⑤ 정신요양시설, 정신재활시설, 종교시설

해설
정신건강증진시설은 정신의료기관, 정신요양시설, 정신재활시설을 말한다.

3-2. 우리나라 정신보건법은 언제 제정되었는가?

① 1985년
② 1990년
❸ 1995년
④ 2000년
⑤ 2005년

해설
우리나라는 1995년 정신보건법 제정, 2016년 정신건강증진 및 정신질환자 복지서비스 지원에 관한 법률(약칭 ; 정신건강복지법) 개정

4 정신보건예방

(1) **1차 예방** : 정신건강증진, 정신장애 발생 예방

① 건강증진 목적은 건강한 사람들의 안녕 및 지역사회 안녕을 유지하는 것이고, 질병예방 목적은 위험한 건강위협의 결과로부터 가능한 한 사람들을 보호하는 것이다.

② 정신건강증진 내용

㉠ 아동 : 취학 전 아동을 위한 조기중재 교육, 또래관계 개선, 긍정적인 태도의 증진, 인지기술훈련, 부모를 위한 사회적 지지 방문, 자녀돌보기 훈련 등

㉡ 성인 : 저소득층 임산부 가정방문(사회적 지지 제공), 구직기술, 의사소통기술, 스트레스관리, 대처기술, 운동프로그램, 문제해결기술 등

(2) **2차 예방** : 조기사례 발견, 집단검진 및 신속하고 효과적인 치료로 장애의 이환 감소

① 정신질환의 유병 기간을 감소시키는 것에 초점을 둔다(조기진단, 적절한 치료, 불능을 제한시키는 것 포함).

② 학교, 지역사회를 대상으로 사전조사(정신질환 여부 확인)를 통해 치료를 받도록 대상자 의뢰 및 위기중재를 제공한다.

(3) **3차 예방** : 재활을 의미하는 것으로 대상자의 잠재적 기능을 최대한 회복할 수 있도록 함

재활과 정신건강 문제를 최소화하는데 중점을 두며, 직업재활, 사회기술훈련, 자조그룹, 충분한 주거시설과 독립적인 생활서비스 등이 포함된다.

출제유형문제 최다빈출문제

4-1. 지역주민의 정신질환 발병을 방지하는데 중점을 두는 1차 예방사업이 아닌 것은?

① 잠재적인 불건전한 사회적인 여건을 개선한다.
❷ 정신질환자를 조기 발견하여 신속한 치료를 돕는다.
③ 대중매체를 통하여 쾌적한 공간과 건강식이에 대해 교육한다.
④ 가족과 타인과의 심리적인 상호관계를 증진시키기 위해 효율적인 인간관계방법을 교육한다.
⑤ 개인과 사회의 안녕과 질서를 유지하여 정신질환 발생률을 감소시킨다.

해설
1차 예방은 정신건강증진 및 정신장애 발생 예방, 2차 예방은 조기사례를 발견하고 집단검진과 신속하고 효과적인 치료로 장애의 이환을 감소시키며, 3차 예방은 재활을 의미하는 것으로 대상자의 잠재적 기능을 최대한 회복할 수 있도록 한다.

4-2. 지역주민의 정신건강을 위한 2차 예방사업으로 적절한 것은?

① 다른 사람과의 상호관계를 증진시키기 위해 효율적인 인간관계방법을 교육한다.
② 정신질환으로 인한 장애를 감소시키기 위해 재활에 집중한다.
③ 올바른 자녀 양육을 위한 부모교육을 시행한다.
④ 직업재활훈련을 시행한다.
❺ 정기검진을 통해 우울증의 조기발견

해설
1차 예방은 정신건강증진 및 정신장애 발생 예방, 2차 예방은 조기사례를 발견하고 집단검진과 신속하고 효과적인 치료로 장애의 이환을 감소시키며, 3차 예방은 재활을 의미하는 것으로 대상자의 잠재적 기능을 최대한 회복할 수 있도록 한다.

4-3. 지역사회 정신간호사업의 3차 예방에 중점을 두어야 할 사항은?

❶ 정신질환의 재활과 합병증 예방에 중점을 둔다.
② 위기중재에 중점을 둔다.
③ 정신장애의 치료기간 단축에 중점을 둔다.
④ 개인과 사회의 안녕과 질서를 유지하여 정신질환 발생률을 감소시킨다.
⑤ 정신질환의 조기발견에 중점을 둔다.

해설
1차 예방은 정신건강증진 및 정신장애 발생 예방, 2차 예방은 조기사례를 발견하고 집단검진과 신속하고 효과적인 치료로 장애의 이환을 감소시키며, 3차 예방은 재활을 의미하는 것으로 대상자의 잠재적 기능을 최대한 회복할 수 있도록 한다.

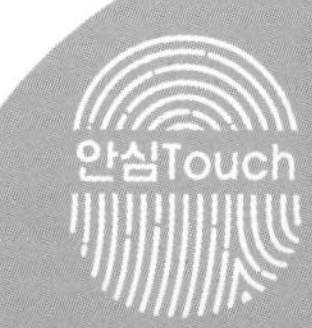

1-2 정신사회재활

1 정신사회재활

(1) 정신사회재활의 정의

대상자가 최상의 가능한 수준으로 회복하도록 돕는 과정(정신건강의 3차 예방)

(2) 정신사회재활의 목적

① 정신질환에서 회복 및 재입원 감소
② 사회기능 증진과 직업적 기능 촉진 및 개인적 성장
③ 힘 북돋아주기 및 독립심을 증가하며 삶의 질 증진
④ 지속적인 치료 및 치료결정에 개입
⑤ 지역사회 재통합

(3) 정신사회재활의 원칙

① 인간은 자기결정을 할 수 있는 권리와 책임을 갖고 있다.
② 모든 사람은 개발될 수 있는 잠재능력과 사회적·직업적·교육적·대인관계기술 등을 갖고 있다.
③ 대상자와 가족이 재활의 주체이다.
④ 병리학적인 것보다 대상자의 능력을 강조한다.
⑤ 과거 문제보다 '지금-여기'를 강조한다.
⑥ 서비스는 가능한 일상적인 환경에서 제공한다.
⑦ 간호는 전문적이고 친밀한 환경에서 제공한다.

출제유형문제 최다빈출문제

정신사회재활의 목적으로 옳은 것은?

㉠ 정신질환에서 회복
㉡ 삶의 질 증진
㉢ 지역사회 재통합
㉣ 사회기능 증진

① ㉠, ㉡, ㉢
② ㉠, ㉢
③ ㉡, ㉣
④ ㉣
❺ ㉠, ㉡, ㉢, ㉣

해설
정신사회재활의 목적은 정신질환에서 회복 및 재입원 감소, 사회기능 증진과 직업적 기능 촉진 및 개인적 성장, 힘 북돋아주기 및 독립심 증가와 삶의 질 증진, 지속적인 치료 및 치료결정에 개입, 지역사회 재통합 등이 있다.

2 정신건강서비스 유형

(1) 낮 병원

① 목적 : 대상자가 지역사회에서 독립적, 생산적인 삶을 살 수 있도록 한다.
② 입원치료 후 지역사회로 복귀하는 과정의 대안적 형태로, 정신질환자를 대상으로 신체적, 정신적, 심리사회적, 직업적인 치료 등의 치료와 전문적인 개입을 제공한다.

(2) 주간보호(주간재활서비스)

① 목표 : 만성정신질환자 가족의 부담 경감, 직업 적응력 향상 등 독립적인 생활의 영위
② 주간에 제공되는 정신사회재활서비스로, 현재 기능과 잠재력, 지지, 사회적 접촉에 초점을 맞춘다.

(3) 주거서비스

만성정신질환자에게 안전하게 생활할 수 있는 주거와 관련된 서비스를 제공함으로써 치료의 재활을 돕는 것으로 임시거주시설, 장기거주시설, 그룹 홈으로 구분할 수 있다.

(4) 직업재활

정신질환자에게 취업을 알선하고 유지하도록 지원하는 서비스로서 보호작업장, 임시 취업프로그램, 지원고용 등의 서비스 형태가 있다.

(5) 사회기술훈련

만성정신질환자를 대상으로 의사소통 기술 및 대인관계 기술과 사회성을 향상시켜 재발을 방지하고 사회적응을 돕기 위한 서비스이다.

(6) 사례관리

① 대상자에게 서로 다른 서비스 전달체계를 연결하여 가장 효과적인 서비스를 제공한다.
② 직업재활, 주간재활, 교육, 훈련 등의 서비스를 가정방문, 전화관리, 내소상담 등의 방법으로 수행한다.

(7) 교 육

정신질환자의 퇴원 후 재발과 증상악화를 방지하기 위한 증상관리와 약물교육 프로그램이며, 약물의 효용성과 부작용, 부작용에 대한 대처, 정신질환의 이해와 대처에 대한 교육 등을 시행한다.

출제유형문제 최다빈출문제

2-1. 만성정신질환자에게 지역사회에서 안전하게 생활할 수 있도록 주거와 관련된 서비스를 제공하여 치료와 재활을 돕는 정신건강서비스 유형은?

① 주간재활서비스
❷ 주거서비스
③ 사회기술훈련
④ 사례관리
⑤ 직업재활

해설
주거서비스는 만성정신질환자에게 안전하게 생활할 수 있는 주거와 관련된 서비스를 제공하여 치료와 재활을 돕는 것으로 임시거주시설, 장기거주시설, 그룹 홈 등으로 구분할 수 있다.

2-2. 입원 치료 후 지역사회로 복귀하는 과정의 대안적 형태로 대상자가 지역사회에서 독립적이고 생산적인 삶을 살 수 있도록 하는 목적이 있는 정신건강서비스 유형은?

① 주거서비스
② 직업재활
❸ 낮 병원
④ 사회기술훈련
⑤ 사례관리

해설
낮 병원의 목적은 대상자가 지역사회에서 독립적이고 생산적인 삶을 살 수 있도록 하는 것이다.

제 2 장

위기간호

2-1 위기간호

1 위기의 정의, 특성, 발달단계, 형태

(1) 위기의 정의

위기는 평형상태의 혼란으로 적응적 또는 부적응적 해결로 향하는 결정적인 삶의 전환점이며, 개인에게는 위협으로 지각되는 위험 또는 또 다른 기회가 될 수 있는 상태로 정의한다.

(2) 위기의 특성

개인이 심리적인 항상성을 유지할 수 없는 위협에 부딪혔을 때 적절히 대처하지 못하면 위기를 경험하게 되는데, 이때 적응해서 위기 이전의 정신건강 상태로 돌아갈 수 있고, 또는 건설적인 대처기술을 개발할 수도 있고 아니면 기능수준 저하를 가져올 수도 있다.

(3) 위기발달단계

① 위기단계 : 위기의 시작은 위기에 대한 정상적인 대처방법이 실패해서 긴장도 상승, 공포, 불안이나 무력감이 나타나면서 갑자기 일어난다.

② 충격단계 : 사건을 인식하고 위협을 느끼며 당황, 긴장, 불안이 나타난다.

③ 방어적 후퇴단계 : 습관적・일상적 대처를 이용하여 문제해결을 시도한다.

④ 승인단계 : 문제해결 실패 시 불안과 혼란 가중, 신체적, 인지적, 사회적 혼란 행동 표출, 무감동과 절망을 느낀다.

⑤ 적응단계 : 개인의 내・외적 자원을 움직여 새로운 해결방법을 찾거나 문제를 재정의한다(자기 문제의 재확인 및 새로운 생활을 찾음).

(4) 위기 형태

① **발달위기(성숙위기)** : 정상적인 성장발달과정에서 경험하는 위기로 살아가면서 정상적으로 일어나는 사건이기 때문에 예견할 수 있는 것으로 출생, 학교입학, 사춘기, 독립하는 것, 결혼, 부모가 되는 것, 은퇴 등을 예로 들 수 있다.

② **상황위기** : 예측하지 못한 상황, 평범하지 않은 스트레스 사건을 의미하며, 실직, 사별, 파산, 이혼, 사고, 질병 등을 예로 들 수 있다.

③ **돌발위기(재난위기)** : 우연히 발생하며 드물고 예기치 않은 위기로 지진, 태풍, 화재, 비행기 추락사고, 테러 등이 포함된다.

출제유형문제 최다빈출문제

1-1. 어머니를 교통사고로 갑자기 잃은 딸의 위기 형태는?

① 발달위기
② 재난위기
❸ 상황위기
④ 돌발위기
⑤ 성숙위기

해설
상황위기는 예측하지 못한 상황, 평범하지 않는 스트레스 사건을 의미하며 실직, 사별, 파산, 이혼, 사고, 질병 등을 예로 들 수 있다.

1-2. 위기 형태 중 발달위기에 속하는 것은?

❶ 결혼 예정인 딸이 부모와의 이별을 걱정함
② 갑작스런 실직
③ 출근시간에 당한 교통사고
④ 여행지에서 지진이 발생하여 200명 이상 사망함
⑤ 고등학생 딸이 학교에서 성폭행을 당함

해설
발달위기(성숙위기)는 정상적인 성장발달과정에서 경험하는 위기로 살아가면서 정상적으로 일어나는 사건이므로 예견할 수 있는 것으로 출생, 학교입학, 사춘기, 독립하는 것, 결혼, 부모가 되는 것, 은퇴 등을 예로 들 수 있다.

2 위기중재 및 위기중재 형태

(1) 위기중재

① **위기중재 목적** : 불안과 스트레스를 견디고 내적 평형을 유지하는 능력의 증진에 있다(즉, 개인의 능력을 지지하고 환경적 지원을 통해 스트레스 정도를 완화시킴으로써 직면한 문제해결에 초점을 두고 다시금 평형을 찾도록 돕는다).

② **위기중재 원리**

㉠ 위기중재의 목적은 위기 전 단계 기능을 유지하는 것이고, 위기는 보통 4~6주 안에 해결된다.

㉡ 현재 문제와 즉각적인 위기문제를 다룬다.

㉢ 초기 중재는 좋은 예후에 영향을 미치므로 중요하다.

㉣ 전문가는 직접적·능동적으로 위기중재를 해야 한다.

㉤ 대상자가 현실적인 목적을 세우며 현 상황에 초점을 두고 중재를 계획하도록 격려해야 한다.

③ **위기중재 기법** : 감정정화, 강화, 제안, 조작, 명료화, 방어기제 지지, 자존감 고양, 해결책 탐색 등의 일반적인 위기중재 기법이 있다.

④ **위기 대상자를 위한 효과적인 지지기술의 5가지 요소(Fiona)** : 경청하기, 대상자가 판단이나 평가를 받는다고 느끼지 않도록 하기, 온정과 친절 및 존중으로 대하기, 안정적인 환경 제공, 동료의 지지

(2) 위기중재 형태

① **이동 위기프로그램** : 이동 위기팀(119구조대 등)은 개인, 가족, 지역사회 현장에 출동하여 서비스를 제공하는 다학제적 접근의 위기중재 제공

② **현장 프로그램** : 가정폭력, 강간 등 폭력생존자에게 현장에서 도움을 주는 프로그램으로 응급치료, 음식, 숙소지원, 필요시 법적 지원 등을 제공한다.

③ 전화상담 : 자살 예방을 위해 위기중재센터에서 많이 사용하는 방법이고 대상자가 만남을 거절할 때 유용하다.
④ 가정방문 : 전화상담만으로는 충분하지 않고 직접 관찰로 추가 자료를 수집해야 하는 경우 시행한다.
⑤ 건강교육 : 대상자가 앞으로 다른 위기에 대응할 수 있도록 위기를 인식하고, 자원이용, 정보획득, 새로운 대처기전 사용 방법 등을 교육한다.
⑥ 위기집단모임 : 위기집단 목적과 개인 위기중재 목적이 같다(즉, 구성원들이 위기 전 기능을 되찾고 문제해결 능력 수준을 더욱 높이도록 돕는 것).

출제유형문제 최다빈출문제

위기상담을 하는 간호사의 중재로 옳은 것은?

㉠ 현재 문제의 원인을 정확히 파악하기 위해 시간이 걸리더라도 완벽하게 사정한다.
㉡ 대상자가 스스로 결정하고 해결하도록 돕는다.
㉢ 대상자가 해야 할 말과 행동을 결정해 준다.
㉣ 대상자가 자신의 감정을 표현하도록 한다.

① ㉠, ㉡, ㉢
② ㉠, ㉢
❸ ㉡, ㉣
④ ㉣
⑤ ㉠, ㉡, ㉢, ㉣

해설
위기상담을 할 때 간호사는 대상자가 스스로 결정하고 해결하도록 돕고, 대상자가 자신의 감정을 표현하도록 한다.

2-2 자살간호

1 자살의 정의 및 원인

(1) 자살의 정의

원인이 개인적이든 사회적이든 행위자 자유의사로 자신의 목숨을 끊는 행위

(2) 자살의 원인

① 생물학적 요인 : Yehuda 등(1990)은 세로토닌, 아드레날린, 시상하부-뇌하수체-아드레날린 체계의 조절부전이 자살 행위와 관련 있다고 제시한 바 있다.

② 심리적 요인

㉠ 슈나이드만(Shneidman) : 자살은 참을 수 없는 심리적 고통에서 비롯된다.

㉡ 무어(Moor) : 죽고 싶어서가 아니라 견딜 수 없는 고통에서 벗어나고자 죽음을 선택한다.

㉢ 아론 벡(Aaron Beck) : 절망이 자살의도에 깔려 있는 중요한 정서적 요인이며, 자살 사고를 행동으로 옮길 가능성이 높은 사람은 사랑 상실, 실직, 분노와 죄책감, 모방자살 등을 경험한 사람이라고 하였다.

㉣ 프로이트(Freud) : 사랑하는 대상을 상실하여 자포자기한 사람이 분노를 경험하는데, 이때 분출구가 결여되어 있는 경우 자신에게로 향한다(자살은 상실에 대한 우울반응에서 기인한다).

③ 사회문화적 요인

㉠ 이기적 자살 : 과도한 개인화를 보이는 경우의 자살(개인과 사회의 결합력이 약할 때의 자살)

㉡ 이타적 자살 : 과도한 집단화를 보이는 경우의 자살(사회를 위해 자기를 희생한다는 마음이 강할 때의 자살)

㉢ 아노미적 자살 : 사회정세 변화, 사회환경 차이, 도덕적 통제 결여에 의한 자살

④ 정신의학적 요인 : 우울장애, 물질관련 및 중독장애, 조현병 등이 자살의 요인

출제유형문제 최다빈출문제

1-1. 자살이 우려되는 대상자에게 가장 먼저 확인해야 하는 것은?

① 감정상태를 확인한다.
② 감정상태에 영향을 주는 요인을 확인한다.
③ 식사 여부를 확인한다.
❹ 자살계획 여부를 확인한다.
⑤ 최근에 가족이 면회를 왔었는지를 확인한다.

해설
자살이 우려되는 환자가 자살계획을 세우면 이를 실행할 가능성이 있으므로 가장 먼저 자살계획 여부를 확인한다.

1-2. 이타적 자살에 대한 설명으로 옳은 것은?

① 과도한 개인화를 보이는 경우의 자살이다.
② 사회 환경의 차이에 의한 자살이다.
❸ 사회를 위해 자기를 희생한다는 마음이 강할 때의 자살이다.
④ 도덕적 통제의 결여에 의한 자살이다.
⑤ 사회정세의 변화에 의한 자살이다.

해설
이타적 자살은 과도한 집단화를 보이는 경우의 자살로 사회를 위해 자기를 희생한다는 마음이 강할 때의 자살을 말한다.

2 자살의 공통적 특징, 편견 및 단서

(1) 자살의 공통적 특징

① 자살자들은 주어진 상황에서 최선의 문제해결 방식으로 자살을 선택한다.
② 자살이 생의 고통과 압력으로부터 온전히 벗어나는 해결책으로 생각한다.
③ 참을 수 없는 고통에서 도피하고자 자살을 선택한다.
④ 절망과 무기력감은 자살에 수반되는 공통적인 정서이다.
⑤ 자살자는 자살을 결행하는 순간까지 자살 충동과 살고자 하는 욕망이 갈등상태로 존재한다.
⑥ 자살자는 인지적으로 위축되어 의식의 범위가 매우 좁아져 다른 대안을 찾지 못하고, 융통성 있는 생각을 하지 못한다.

(2) 자살에 대한 편견

① 자살한다고 위협한다든지 혹은 자살기도자는 실제로는 자살하지 않는다?
→ 아니다(이들 중 약 10%는 실제로 자살하며, 많은 사람들이 다른 사람에게 자살의도를 말한다).
② 자살은 아무런 경고 없이 일어난다?
→ 아니다(자살하는 사람들의 약 80% 정도는 자살의도를 밝힌다).
③ 자살은 특정한 사회 혹은 경제적 계층에서만 일어난다?
→ 아니다(경제적 여건이 자살에 영향을 미치지 않으며, 사회적 성공이나 능력도 자살을 막는 효과가 없다).
④ 심한 우울증이 있는 사람은 자살할 에너지가 없다?
→ 아니다(우울증상이 나아지기 시작할 때 자살이 많이 발생한다).
⑤ 자살 위험이 있는 사람에게 자살 문제에 대해 직접적으로 이야기하는 것은 자살을 부추긴다?
→ 아니다(직접적으로 '자살을 생각해 본 적이 있는가?', '자살에 대해 어떻게 느끼는가?'라고 묻는 것은 오히려 자살 위험을 줄이며, 이런 질문에 대답하면서 자신의 위기상태와 자살충동에 대해 표출할 수 있는 기회를 갖게 됨으로써 긴장감을 해소할 수 있다).

(3) 자살단서

① 언어적 단서
㉠ "난 더 이상 못 견디겠어. 자살할 거야."
㉡ "난 이 약을 다 먹고 고통 없이 죽을 거야."
㉢ "날 위해 기도해 줘."
㉣ "네가 돌아오면 난 여기 없을 거야." 등

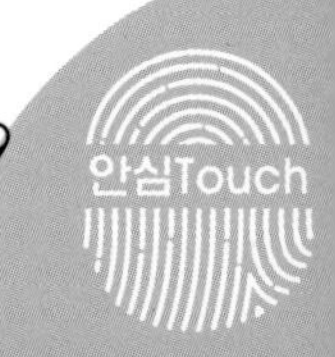

② 행동적 단서

㉠ 식사량이 줄거나 말이 없어진다.

㉡ 유서를 쓰거나 긴 여행을 떠나는 것 같은 행동을 한다.

㉢ 갑작스런 평안감을 보인다.

㉣ 소유물을 다른 사람에게 준다.

㉤ 약을 모으고 목맬 줄을 준비하는 것 등의 자살준비 및 자살시도 행동

출제유형문제 최다빈출문제

2-1. 자살을 암시하는 행동적 단서로 적절하지 않은 것은?

① 유서를 쓴다.
② 갑작스런 평안감
③ 식사량이 줄거나 말이 없어진다.
❹ 말이 많아져서 다른 사람들과 계속 이야기를 한다.
⑤ 소유물을 다른 사람에게 나누어준다.

해설
자살을 암시하는 행동적 단서는 식사량이 줄거나 말이 없어짐, 유서를 쓰거나 긴 여행을 떠나는 것 같은 행동, 소유물을 다른 사람에게 줌, 약을 모으고 목맬 줄을 준비하는 등의 자살준비 및 자살시도 행동을 보인다.

2-2. 자살의 언어적 단서로 볼 수 없는 것은?

① "나를 위해 기도해 줘."
② "네가 돌아오면 난 여기 없을 거야."
③ "난 더 이상 못 견디겠어. 자살할 거야."
④ "난 이 약을 다 먹고 고통 없이 죽을 거야."
❺ "식욕이 없어서 밥을 잘 먹지 못하겠어요."

해설
자살의 언어적 단서는 '나를 위해 기도해 줘.', '네가 돌아오면 난 여기 없을 거야.', '난 더 이상 못 견디겠어. 자살할 거야.', '난 이 약을 다 먹고 고통 없이 죽을 거야.' 등이 있다.

3 자살하려는 대상자를 위한 간호중재

(1) 위기 의미 이해시키기

① 대상자와 주변 인물에게 자살 위기의 의미를 이해시키고, 가족과 주변 인물이 자살 문제의 심각성을 이해하고 치료과정에 동참하도록 한다.

② 간호사는 스트레스를 촉진시키는 요인의 탐색 및 대상자의 말, 느낌에 반응하여 생활사건의 의미를 확인하도록 돕는다.

(2) 환경적 지지 제공

자살 위험성이 높은 대상자는 위험한 물건(가위, 면도날, 칼 등)의 접근이 제한된 보호병동(보호환경)에서 세심히 관찰한다.

(3) 치료적 관계 형성

치료적 대인관계를 형성하여 고립감을 감소시키고, 대상자와의 대화 시 대상자에 대한 간호사의 흥미와 관심을 표현한다.

(4) 안전을 위한 계약

정확하게 명시한 계약문구는 충동을 조절하려는 대상자의 책임을 강화시킨다.

(5) 자존감 증진

치료적 관계를 토대로 진정한 관심 및 돌봄, 진실하고 정당한 인정 및 칭찬, 긍정적인 경험을 하도록 함으로써 자존감을 증진시킨다.

(6) 의사결정과 자율성 증진

대상자가 의사결정을 하도록 도와주는 것은 고립 감소, 자발성을 통해 존엄성을 유지하게 한다.

(7) 대상자의 강점 및 대처양상 개발

대상자에게 자살의도를 유발하는 스트레스원의 확인을 돕고 상황을 해결하는데 필요한 건강한 대처기전을 고찰할 수 있도록 한다.

(8) 자살예방 서비스

자살 예방 교육, 상담, 자살 예방 캠페인 등을 시행한다.

출제유형문제 최다빈출문제

3-1. 식사량이 줄고 갑작스럽게 평안해 보이며 다른 환자들에게 자신의 소유물을 나누어 주는 대상자에 대한 간호로 적절한 것은?

① 반찬을 바꾸어 준다.
❷ 자살생각 및 계획이 있는지를 직접적으로 물어 본다.
③ 대상자를 의도적으로 피한다.
④ 화제를 바꾸어 재미있는 이야기를 한다.
⑤ 관심을 주지 않고 무시한다.

해설
자살위험이 있는 대상자에게 직접적으로 '자살을 생각해 본 적이 있는지?'라고 묻는 것은 오히려 자살위험을 줄이며, 이런 질문에 대답하면서 자신의 위기상태와 자살충동에 대해 표출할 수 있는 기회를 갖게 됨으로써 긴장감을 해소할 수 있다.

3-2. 자살 가능성이 있는 대상자에 대한 간호중재로 옳은 것은?

> ㉠ 자살위험성이 높은 대상자는 가위, 칼 등의 위험한 물건에 대한 접근이 제한되어 있는 보호환경에 두고 세심히 관찰한다.
> ㉡ 치료적 관계를 형성한다.
> ㉢ 대상자가 의사결정을 하도록 돕는다.
> ㉣ 대상자에게 자살 의도를 일으키는 스트레스원이 무엇인지 확인하도록 돕는다.

① ㉠, ㉡, ㉢
② ㉠, ㉢
③ ㉡, ㉣
④ ㉣
❺ ㉠, ㉡, ㉢, ㉣

해설
자살하려는 대상자를 위한 간호중재는 위기의미 이해시키기, 환경적 지지 제공, 치료적 관계 형성, 안전을 위한 계약, 자존감 증진, 의사결정과 자율성 증진, 대상자의 강점 및 대처양상 개발, 자살예방서비스 등을 시행한다.

3-3. 자살 가능성이 있는 대상자의 자살예방을 위한 간호로 옳지 않은 것은?

① 고립감을 감소시키기 위해 치료적인 대인관계를 사용한다.
② 안전을 위한 계약을 맺는다.
③ 긍정적인 경험을 하게 하여 자존감을 증진시킨다.
❹ 자살을 생각해 본 적이 있는지를 간접적으로 물어본다.
⑤ 대상자가 의사결정을 하도록 돕는다.

해설
자살위험이 있는 대상자에게 직접적으로 '자살을 생각해 본 적이 있는지?'라고 묻는 것은 오히려 자살위험을 줄이며, 이런 질문에 대답하면서 자신의 위기상태와 자살충동에 대해 표출할 수 있는 기회를 갖게 됨으로써 긴장감을 해소할 수 있다.

2-3 가정폭력

1 가정폭력의 정의 및 이론적 근거

(1) 가정폭력 정의

① **학대** : 착취, 상해나 피해 혹은 파괴를 의도한 기만적인 행위

② **폭력** : 외상, 해를 입히기 위한 파괴적인 행동

③ **가정폭력** : 가족 내에서 발생하는 행위로서 아동에 대한 신체적·정서적 학대, 배우자 대상의 학대, 노인학대 등이 있다.

(2) 이론적 근거

① **사회학습 이론** : 폭력을 목격한 아동은 공격적인 행위를 학습하고 특히 폭력이 문제를 푸는 합법적인 방법으로 확신하게 되며, 성인이 되었을 때 화가 나거나 좌절하는 경우 폭력을 행사한다(폭력을 학습된 행위로 본다).

② **폭력주기 이론** : 가정폭력은 반복되는 주기적 법칙이 있다.

㉠ 폭력주기 1단계(긴장형성단계)

- 가해자는 피해자를 밀치고 타박상을 입히고 폭언과 협박으로 복종시키거나 다른 방법으로 손상과 굴욕감을 느끼게 한다.
- 피해자는 노여움과 적개심을 참고 가해자의 요구에 응하지만 은연 중 폭력적 상황에 부분적 책임을 느껴 자신도 모르게 공범자가 되며, 가해자는 대상자를 통제하기 위해 점점 더 심하게 학대한다.
- 긴장이 고조되다 보니 마음의 평형 유지가 더욱 어려워지고 대처기전이 붕괴되기 시작한다.

㉡ 폭력주기 2단계(폭발단계)

- 자제력이 부족하고 파괴적인 공격자가 순간적으로 가하는 공격성이 특징으로 대부분의 외상이 이 단계에서 일어난다.
- 피해자는 자신을 보호하는 시도를 하거나 안전한 장소를 찾아 숨는 시도를 한다.
- 가해자가 힘(육체적, 감정적)이 소모되어 쇠약해지면 심한 구타가 중단된다(가해자만이 이 단계를 중단시킬 수 있다).

㉢ 폭력주기 3단계(밀월단계)

- 사랑, 다정, 뉘우침 또는 협상의 기간으로, 2단계 바로 뒤에 일어나는 고요함이 특징이다.
- 피해자는 이번 폭행이 마지막이 될 것이라고 굳게 믿는다.
- 만성적인 폭력주기는 긴장고조와 폭력적인 파괴로 요약되며, 일시적 중지기간은 점점 더 짧아지고 이 기간이 더 불안정하게 된다.

출제유형문제 최다빈출문제

1-1. 폭력주기 2단계에 대한 설명으로 옳지 않은 것은?

① 외상이 많이 발생한다.
② 자제력이 부족한 파괴적인 공격자가 순간적으로 가하는 공격성이 특징이다.
③ 가해자가 육체적, 감정적 힘이 소모되어 쇠약해질 때 심한 구타가 중단된다.
④ 학대받는 대상자는 안전한 장소를 찾아 숨거나 자신을 보호하는 시도밖에 할 수 없다.
❺ 피해자만이 이 단계를 중단시킬 수 있다.

해설
폭력주기 2단계(폭발단계)는 자제력이 부족하고 파괴적인 공격자가 순간적으로 가하는 공격성이 특징으로 대부분의 외상이 이 단계에서 일어난다. 가해자가 육체적·감정적으로 힘이 소모되어 쇠약해질 때 심한 구타가 중단된다. 가해자만이 이 단계를 중단시킬 수 있다.

1-2. 폭력주기 3단계에 대한 설명으로 옳은 것은?

㉠ 사랑, 다정, 뉘우침 또는 협상의 기간이다. ㉡ 2단계 폭풍의 바로 뒤에 일어나는 고요함이 특징이다. ㉢ 피해자는 이번 폭행이 마지막이 될 것이라고 믿는다. ㉣ 많은 외상이 발생한다.

❶ ㉠, ㉡, ㉢
② ㉠, ㉢
③ ㉡, ㉣
④ ㉣
⑤ ㉠, ㉡, ㉢, ㉣

해설
폭력주기 3단계는 밀월단계로서 사랑, 다정, 뉘우침 또는 협상의 기간으로, 2단계 폭풍의 바로 뒤에 일어나는 고요함이 특징이고, 피해자는 이번 폭행이 마지막이 될 것이라고 굳게 믿는다.

2 가정폭력의 특성, 공격자의 특성 및 폭력과 학대 피해자의 반응

(1) 가정폭력의 특성

① 다세대 간의 전수 : 가정폭력은 폭력의 순환을 통해 세대로 영속된다. 예를 들어 아동기나 청소년기에 부모폭력의 목격자인 경우 성인이 되어 아내 학대의 가장 강한 위험 요인이 된다는 연구 보고가 있다.

② 사회적 격리 : 폭력적인 가정은 사회적으로 격리되어 있다.

③ 권력 사용과 남용 : 가정폭력이 가해자는 권력으로 피해자를 조절한다.

(2) 공격자의 특성 및 폭력과 학대 피해자의 반응

① 공격자의 특성

㉠ 폭발적인 행동으로 공격적인 충동을 자제하지 못하는 것을 드러낸다.

㉡ 낮은 자존감, 타인에게 자신의 결점을 투사, 쉽게 좌절하고 그 좌절감을 건설적으로 조절하지 못한다.

㉢ 정서적으로 미성숙하며, 자기도취적인 특징을 보이는 정서적 결함 등이 있다.

② 폭력과 학대 피해자의 반응

㉠ 신체적 반응

- 머리, 목, 얼굴, 인후, 생식기 등에 상처가 있다.
- 상처와 관련 없는 두통, 월경문제, 수면장애 등의 신체증상이 있고, 스트레스는 면역체계에 영향을 주어 심인성, 신체화 증상으로 나타난다.

㉡ 행동적 반응 : 피해자는 가해자를 떠나는 것보다는 머물러 있는 것이 낫다고 생각하여 가해자와의 관계를 지속한다.

㉢ 심리적 반응

- 스스로를 비난하며, 자긍심이 낮고, 우울을 경험한다.
- 문제해결기술이 효과적이지 못하고, 외상 후 스트레스 장애에서 나타나는 기억손상과 집중의 어려움으로 문제해결에 장애가 있다.

출제유형문제 최다빈출문제

2-1. 학대 받는 피해자의 반응으로 옳은 것은?

> ㉠ 스스로를 비난한다.
> ㉡ 우울을 경험한다.
> ㉢ 문제해결기술이 효과적이지 못하다.
> ㉣ 자긍심이 낮다.

① ㉠, ㉡, ㉢
② ㉠, ㉢
③ ㉡, ㉣
④ ㉣
❺ ㉠, ㉡, ㉢, ㉣

해설
피해자는 스스로를 비난하며, 자긍심이 낮고, 우울을 경험한다. 문제해결기술이 효과적이지 못하고, 외상 후 스트레스 장애에서 나타나는 기억손상과 집중의 어려움으로 문제해결에 장애가 있다.

2-2. 공격자의 특성으로 옳지 않은 것은?

① 폭발적인 행동으로 공격적인 충동을 자제하지 못함을 드러낸다.
② 다른 사람에게 자신의 결점을 투사한다.
❸ 자존감이 높다.
④ 정서적으로 미성숙하다.
⑤ 쉽게 좌절한다.

해설
공격자는 폭발적인 행동으로 공격적인 충동을 자제하지 못함을 드러내며 자존감이 낮고 다른 사람에게 자신의 결점을 투사하며 쉽게 좌절하고 그 좌절감을 건설적으로 조절하지 못하며, 정서적으로 미성숙하고 자기도취적인 특징을 나타내는 정서적 결함 등이 있다.

3 폭력과 학대 피해자의 예방적 간호

(1) 1차 예방

① 문제가 발생하기 전 문제가 발생하지 않도록 미리 예방하는 활동이다.
② 폭력과 학대에 대한 사회적 인식의 변화가 중요하다.
③ 대중매체에서 허용되는 폭력수준을 제한하고, 폭력 포르노 영화나 비디오에 대한 나이 제한 또는 규제가 필요하다.
④ 개인과 가족이 스트레스에 보다 효율적으로 대응하도록 강화한다.
⑤ 간호사는 가족생활과 성교육과정을 초・중・고등학교에서 교육한다.
⑥ 가족은 아동의 발달단계에서의 어려움을 미리 알아야 한다.

(2) 2차 예방

① 악순환을 방지하고, 현재의 학대를 중단한다.
② 가족 내의 위험요인을 확인하고, 폭력을 시작하는 사람이 누구인지를 확인한다.
③ 간호사가 폭력 관련 위험을 알게 되면 즉각적인 간호중재가 요구된다.

(3) 3차 예방

피해자가 회복하는 과정에서 부정적인 영향을 줄이기 위해 즉각적인 또는 장기적인 필요를 충족시키기 위한 간호활동을 시행한다.

출제유형문제 최다빈출문제

폭력과 학대 피해자의 예방적 간호 중 1차 예방에 해당하지 않는 것은?

① 문제가 발생하기 전에 문제가 일어나지 않도록 미리 예방하는 활동이다.
② 대중매체에서 허용되는 폭력 수준을 제한한다.
❸ 가족 내에서 폭력을 시작하는 사람이 누구인지를 확인한다.
④ 개인과 가족이 스트레스에 보다 효과적으로 대응하도록 강화한다.
⑤ 폭력 포르노 영화에 대한 나이 제한이나 규제가 필요하다.

해설
1차 예방은 문제가 발생하기 전에 문제가 일어나지 않도록 미리 예방하는 활동으로 텔레비전과 다른 대중매체에서 허용되는 폭력수준을 제한하고, 폭력 포르노 영화나 비디오에 대한 나이 제한이나 규제가 필요하며, 개인과 가족이 스트레스에 보다 효과적으로 대응하도록 강화한다.

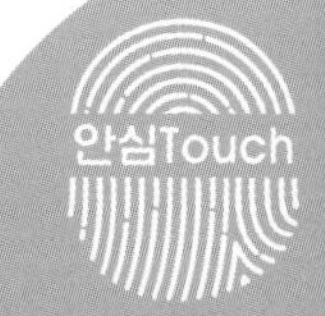

4 폭력과 학대 피해자 간호

(1) 아동학대 피해자 간호

① 아동학대가 의심되면 아동보호기관에 보고한다.
② 아동보호기관에서 조사할 때 간호사는 조사 내용과 소요시간을 가족에게 정확하게 설명한다.
③ 간호사는 계속적·포괄적 접근을 위해 지정된 사회사업과를 자주 찾아보아야 한다.

(2) 배우자학대 피해자 간호

① 법정에서 가해자에게 불복종에 대한 벌로 치료를 받으라는 명령이 가장 효과적이다.
② 전통적 결혼 치료, 부부 상담만으로는 부부관계에서의 불평등과 폭력 가능성 때문에 여성에게는 위험의 가능성이 높다.
③ 상호목표설정이 중요하고, 간호중재에 대한 평가는 상호목표에 기초를 둔다.
④ 여성의 회복과정을 최대한 촉진할 수 있는 권한 부여의 시작에 초점을 두고 중재를 시행한다.

(3) 노인학대 피해자 간호

① 먼저 가족에게 알리는 것이 치료적 관계에서 덜 손상을 받는다.
② 정부의 노인보호사업소가 도와주는 정부기관으로 인식되도록 한다.
③ 노인을 돌보느라 스트레스와 부담을 갖고 있는 사람에게도 간호중재가 필요하다.

(4) 강간과 성폭행 대상자 간호

① 급성단계
㉠ 피해자의 신체적 안녕상태 증진과 법정절차에서 사용될 근거를 수집하는데 중점을 둔다.
㉡ 폭행 후 한 시간 내의 계획
- 피해자에 대한 의료적 대처 및 피해자의 즉각적 안전을 위한 계획
- 피해자의 중요한 사람들에게 폭행 사실을 알린다.
- 의료시설을 떠나는 피해자를 위한 계획 및 잠정기간 동안 위기 상담가와의 추후 접촉을 위한 계획

② 재조직을 위한 장기간의 과정

㉠ 폭행 후 몇 주 정도 지나서 시작한다.

㉡ 피해자는 위험하고, 예측할 수 없는 세상에 살고 있다는 느낌, 자신의 취약함 등을 느낄 수 있고, 이성과의 성적인 관계나 대인관계가 어려울 수 있다.

㉢ 주거지나 전화번호 변경, 가족이나 친구와의 담소, 자기방어술을 배우는 것 등의 적응전략이 있다.

㉣ 적극적인 경청, 적극적인 관심 및 간호, 감정이입, 문제해결에 대한 지지 및 폭력 위기센터에의 의뢰 등을 시행한다.

출제유형문제 최다빈출문제

강간이나 성폭행을 당한 직후의 대상자를 간호할 때 필수적으로 시행해야 하는 것은?

① 전화번호 변경
② 학대받는 여성의 은신처 같은 다른 기관에 보내는 것
❸ 비판단적 경청과 심리적 지지
④ 주거지 변경
⑤ 자기방어술 교육

해설
폭행 직후는 극도의 혼돈, 불안, 공포 등이 수반되기 때문에 폭행 직후 간호에는 비판단적 경청과 심리적 지지가 필수적이다.

MEMO

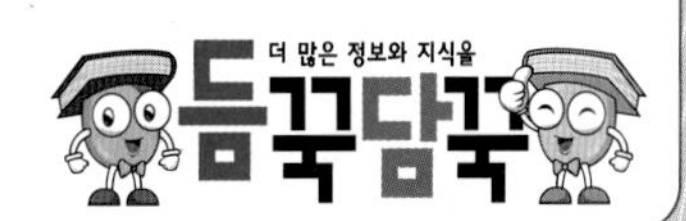

PART

4

정신질환 간호

간호사 국가고시

정신간호학

제 1 장

조현병 스펙트럼 및 기타 정신병적 장애

1-1 조현병 스펙트럼 장애

1 정의, 원인

(1) 조현병 정의

조현병은 심한 신경생물학적 부적응 반응으로 사고, 정서, 인지, 행동, 지각, 대인관계 등에서 장애를 유발하는 뇌기능 장애

(2) 조현병의 원인

① 생물학적 요인

㉠ 유전적 요인

- 쌍생아 중 한 명이 조현병일 때 다른 한 명에게 조현병이 나타날 일치율 : 일란성 50%, 이란성 12~14%
- 부모 중 한 사람이 조현병일 때 자녀 이환율 : 12%
- 양쪽 부모가 조현병일 때 자녀 이환율 : 40%

㉡ 신경화학적 요인 : 도파민, 글루타메이트, 세로토닌 등의 신경전달물질은 조현병과 관련이 있다.

㉢ 신경해부학적 요인 : CT, MRI 등에서 측뇌실과 제3뇌실 확장, 대뇌피질 위축, 대뇌반구 내 대칭성 이상, 소뇌, 전두엽, 변연계(특히 해마와 편도 등) 위축과 뇌구의 증대가 확인된다.

㉣ 면역학적 요인 : 조현병 대상자의 20~70%에서 항뇌 항체가 발견되고, 뇌척수액 내 면역글로불린 생성이 증가되었다는 보고를 토대로 바이러스성 감염설 혹은 내인성 자가면역질환과 관련된 자가면역반응 가설이 제시되었다.

② 심리사회적 요인

㉠ Freud 정신분석이론 : 사람들과의 갈등, 좌절로 인해 자아가 붕괴되면 성격발달의 초기 단계로 퇴행하여 고착되고, 정신적 에너지 투입이 중단되는데 이런 자아의 결손이 증상 형성에 영향을 미친다고 보았다.

㉡ Mahler 분리・개별화이론 : 구강기의 모자관계에 이상이 생겨 어머니에게 지나치게 의존하고 독립성을 키우지 못해 건전한 자기감을 갖지 못하는 것을 조현병의 주요 역동으로 보았다.

㉢ Lidz 왜곡된 가족관계 : 왜곡된 가족관계(결혼왜곡, 결혼분파, 어머니가 자녀를 전적으로 자신에게 의존하게 하고 자녀 스스로 혼자서 살지 못하도록 하는 경우)는 조현병의 발병 소인이라 하였다.

㉣ Bateson 이중구속 : 아동에게 행동, 태도, 느낌에서 서로 모순되는 메시지를 동시에 주면 아동은 내적 평형이 깨지고 갈등, 분노 등의 감정을 느껴 정신병적 세계로 빠져든다고 하였다.

③ 유발 스트레스 요인

㉠ 생물학적 스트레스 요인

- 주어진 시간 안에 처리될 수 있는 정보의 양을 조절하는 뇌 피드백 과정의 장애
- 비정상적인 감각여과기전

㉡ 증상유발 요인

- 생리적 : 탈수, 영양불량, 피로, 수면부족, 감염, 통증, 외상, 수술, 급만성 질환 등
- 개인적 : 영적 고통, 갈등, 분노, 불만족한 주거, 일상생활 사건, 실직, 빈곤, 자원 이용 부족, 극도의 감정표현 등
- 대인관계 : 사회적 고립, 지지부족, 대인관계의 장애 및 붕괴, 배척, 가족이나 친구관계변화 등
- 지역사회 요인 : 지역사회 붕괴, 생활 상황 붕괴 등

㉢ 스트레스 평가 : 스트레스는 조현병 발생 및 재발의 촉진요인

출제유형문제 최다빈출문제

망상, 환각 등 조현병의 증상과 관련이 있는 신경전달물질은?

① 카테콜아민
② 아세틸콜린
❸ 도파민
④ 히스타민
⑤ 코티솔

해설
항정신병약물은 대뇌에 분포하는 신경전도에서 도파민 수용체를 차단함으로써 환각, 망각 등의 정신병적 증상을 호전시킨다.

2 임상증상, 진단

(1) 양성증상

① 특 징

㉠ 지리멸렬한 사고장애, 와해된 언어, 괴이하고 혼란된 행동, 환각, 망상 등이 포함된다.

㉡ 갑자기 발생하고, 약물치료로 호전된다.

② 와해 차원

㉠ 와해된 사고(언어)

- 기이하고 와해된 언어로 표현되며 복잡한 사고를 처리할 수 없고 문맥이 맞지 않는 표현을 한다.
- 갑자기 사고가 빗나가거나 사고의 흐름이 완전하게 방해를 받는다.
- 연상장애, 와해된 언어, 우회증, 보속증, 음송증, 신어조작증, 사고 단절 등이 나타난다.

㉡ 와해된 행동

- 정신운동성 지연이나 흥분을 보이고, 기이한 자세를 보인다.
- 납굴증, 기행증, 사회적 위축, 사회적으로 부적절한 행동 등이 나타난다.

③ 정신증적 차원

㉠ 망상 : 신념의 모순성에 대한 증거를 제시해도 쉽게 변경되지 않는 확고한 신념으로 피해망상(가장 흔함), 과대망상, 관계망상, 조종망상 등이 있다.

㉡ 환각 : 지각이상으로서, 환청(흔함), 환시, 환미, 환후, 환촉 등이 있다.

(2) 음성증상

① 조현병으로 인해 정상적으로 나타나는 정신기능이 소실되거나 결핍 또는 감소되는 것이다.

② **감소된 정서표현** : 얼굴표정, 눈맞춤, 억양 등 정서적 표현에 사용되는 동작이 감소되어 있다.

③ **무의욕증** : 목적 의식이 있는 자발적인 활동이 감소한다.

④ **무언증** : 언어표현이 감소한다.

⑤ **무쾌감증** : 긍정적 자극에 즐거워하지 못하거나 예전에 경험한 즐거운 경험을 회상하는 능력이 감소되어 있다.

⑥ **무사회증** : 사회적 상호작용에 대한 활동과 흥미가 감소되어 있다.

⑦ 무감동, 대인관계 기능 및 사회직업적인 기능의 손상 등이 나타난다.

(3) 조현병의 진단(DSM-5)

① A. 다음 증상 중 2가지 이상이 1개월의 기간 동안 상당 기간 존재

1. 망 상
2. 환 각
3. 와해된 언어
4. 극도로 와해된 또는 긴장성 행동
5. 음성 증상

※ 증상 중 최소한 하나는 '망상, 환각, 와해된 언어'이어야 한다.

② B. 발병 후 상당 부분의 시간 동안 일, 대인관계, 자기관리 등의 영역 중 하나 이상에서의 기능 수준이 발병 전 수준 이하로 현저히 저하된다(아동기나 청소년기 발병 시 대인관계적, 학문적, 직업적 기능에서 기대되는 수준에 도달하지 못함).

③ C. 장애의 지속적 징후가 최소 6개월 동안 계속되며, 이러한 6개월 기간은 진단기준 A에 해당하는 증상이 있는 최소 1개월을 포함한다.

출제유형문제 최다빈출문제

조현병의 진단 기준으로 옳은 것은?

① 대인관계에 문제가 없다.
❷ 망상, 환각, 와해된 언어, 극도로 와해된 또는 긴장성 행동, 음성 증상 중 2가지 이상의 증상이 있다.
③ 아동기에 발병하는 경우 대인관계적, 학문적, 직업적 기능에서 기대되는 수준에 도달할 수 있다.
④ 사회생활을 수행하는데 문제가 없다.
⑤ 망상이나 환각, 음성증상 등의 증상이 1주일 정도 나타난다.

해설

조현병은 장애의 지속적 징후가 최소 6개월 동안 계속되며, 이러한 6개월 기간은 진단기준 A(망상, 환각, 와해된 언어, 극도로 와해된 또는 긴장성 행동, 음성증상 중 2가지 이상의 증상, 이 중 최소한 하나는 '망상, 환각, 와해된 언어'이어야 함)에 해당하는 증상이 있는 최소 1개월을 포함한다.

3 약물치료

(1) 작용기전 및 효과

① 작용기전 : 대뇌에 분포하는 신경전도에서 도파민 수용체를 차단한다.

② 효 과

㉠ 신경이완 : 비정상적 감정 혹은 정서적 표현을 둔화시킨다.

㉡ 항정신병 효과 : 환각, 망상, 사고 분열 등 정신병적 증상 호전

(2) 약물의 종류, 부작용 및 특성

구 분	일반명	상품명	부작용 및 특성
전형 (양성증상 : 망상, 환각, 사고장애 등에 효과적)	Chlorpromazine	Thorazine	• 저역가 약물 • 나른함, 불면, 어지러움, 오심, 구토, 저혈압, 빈혈, 요정체, 광민감성, 시야 흐림, 두드러기, 광선혐기증 등의 부작용
	Haloperidol	Haldol	• 고역가 약물
비정형 (양성·음성 증상에 효과적)	Clozapine	Clozaril	• 추체외로 증상이나 지연성 운동장애는 거의 없음 • 타액분비 과다, 체중 증가, 기립성 저혈압, 무과립세포증(Agranulocytosis, 가장 심각한 부작용) 등의 부작용 • 매주 백혈구 수치를 확인하고, 수치가 기준치보다 현저히 감소하면 약물 당장 중단 • 다른 항정신병 약물에 반응하지 않는 경우 투여
	Risperidone	Risperdal	• 불면증, 불안, 초조, 두통, 오심, 구토 등의 부작용 • 임신 시는 금기이고, 약물 복용 중에는 피임
	Olanzapine	Zyprexa	졸림, 현기증, 발열, 체위성 저혈압, 과도한 체중증가 등의 부작용
	Quetiapine	Seroquel	졸림, 기립성저혈압, 어지러움, 입마름, 변비 등의 부작용
	Aripiprazole	Abilify	두통, 불안, 불면증, 기립성 저혈압 등의 부작용
	Ziprasidone	Geodon	졸림, 기립성저혈압, 두통, 오심, 변비, 부정맥 등의 부작용

(3) 부작용 및 부작용 중 추체외로 증상 치료

① 급성 부작용

㉠ 추체외로 증상 : 근긴장증(Dystonia), 정좌불능증(Akathisia), 파킨슨증상

㉡ 항콜린성 부작용 : 구강건조, 흐린 시야, 안구건조, 동공확대, 변비, 요정체, 초조, 불안, 혼란, 구음장애 등

㉢ 행동적인 면 : 진정, 비틀거림, 피곤함 등

㉣ 심장계 : 기립성 저혈압, 심계항진 등

㉤ 피부계 : 발진, 광선과민증 등

㉥ 알레르기반응 : 무과립증 발열, 백혈구 감소증 등

㉦ 신경계 : 경련발작 등

② 장기 복용 시 부작용

㉠ 추체외로 증상 : 지연성운동장애(Tardive dyskinesia) → 효과적인 치료법이 없어서 예방이 중요

※ 예방은 비정상 불수의적 운동척도(AIMS ; Abnormal involuntary movement scale)를 사용하여 상태를 사정하고, 대상자와 가족에게 항정신병약물의 부작용에 대한 교육을 실시한다.

㉡ 내분비계 : 유당뇨, 무월경증, 성욕저하 등

㉢ 안과 : 독성색소성망막병증

③ 단기·장기 복용 시 드물게 나타나는 치명적인 부작용

신경이완제악성증후군(NMS ; Neuroleptic malignant syndrome) : 심계항진, 근육긴장, 혼미, 진전, 백혈구증가, 발열, 혈장 CPK증가, 칼륨증가, 신부전 등의 증상이 나타나고, 생명을 위협하는 부작용이다.

④ 부작용 중 추체외로 증상 치료

일반명	상품명	부작용
Benztropine	Cogentin	변비, 입마름, 시야 흐림, 요정체 등
Trihexyphenidyl	Artane	
Diphenhydramine	Benadryl	

출제유형문제 최다빈출문제

조현병으로 입원한 환자가 "너는 못났어. 쓸모없는 사람이야."라는 소리가 들린다고 호소한다. 환자의 증상을 조절하기 위해 투여할 수 있는 약물은?

① Paroxetine(Paxil)
❷ Chlorpromazine(Thorazine)
③ Diazepam(Valium)
④ Donepezil(Aricept)
⑤ Lorazepam(Ativan)

해설

조현병 환자의 환각 증상을 조절하기 위해서는 항정신병약물을 투여한다.

4 간호 진단 및 간호 목표

(1) 간호 진단

① 자신에 대한 폭력 위험
② 타인에 대한 폭력 위험
③ 언어소통장애
④ 자아 정체성 장애
⑤ 자가간호결핍
⑥ 비효율적 대응
⑦ 사회적 고립
⑧ 사회적 상호작용 장애
⑨ 방어적 대응
⑩ 자살 위험성
⑪ 감각지각장애, 사고장애(NANDA 간호진단에는 삭제되었으나 조현병 대상자에게 내릴 수 있는 간호진단)

(2) 간호 목표

① 급성기
㉠ 대상자는 자신이나 다른 사람을 해치지 않고 현실감을 갖는다.
㉡ 대상자는 주변의 다른 사람과 상호작용을 하고 사회적으로 수용되는 방식으로 사고와 감정을 표현한다.

② 급성증상이 완화된 후
㉠ 대상자는 치료계획에 참여하고, 자가간호활동을 독립적으로 수행한다.
㉡ 대상자는 자신의 욕구를 충족하기 위해 지역사회의 다른 사람들과 효율적으로 의사소통을 할 수 있다.

출제유형문제 최다빈출문제

조현병을 진단받은 대상자가 병실 구석에서 혼자 웃으면서 계속 중얼거린다. 대상자에게 내릴 수 있는 간호진단은?

① 자가간호결핍
② 타인에 대한 폭력 위험
③ 무력감
❹ 감각지각장애
⑤ 언어소통장애

해설
대상자가 병실 구석에서 혼자 웃으면서 계속 중얼거리는 것은 환각이 있을 때의 행동이다. 환각은 외부 자극이 없음에도 외부에서 자극이 들어온 것처럼 지각하여 반응하는 것으로 감각지각장애로 진단한다.

5 간호 중재

(1) 감각지각장애(환각)

① 라포형성 및 신뢰관계를 구축한다.
② 분명하고 직접적인 언어적 의사소통을 한다.
③ 이름을 정확하게 호칭하여 부른다.
④ 일관성 있고 치료적인 환경을 제공한다.
⑤ 불안을 야기하는 상황이나 환경을 바꾸어 준다.
⑥ 환각과 연관된 행동(언어적・비언어적)을 관찰한다(독백, 응시, 시선회피, 뛰어나가기 등).
⑦ 환각을 유발하는 선행 요인 및 환각으로 성취하려는 욕구를 확인한다.
⑧ 환각에 대한 판단이나 경솔한 논평을 하지 않고, 환각 내용에 대한 긴 토의나 논쟁은 하지 않는다.
⑨ 환각 경험을 부정하지 말고 실제 현실을 말해 준다.
⑩ 현실에 입각한 대화나 활동(카드놀이, 작업치료, 음악듣기 등)에 서서히 참여시켜 현실과 다시 관계를 맺을 수 있도록 격려한다.
⑪ 자신이나 다른 사람을 해칠 수 있는 환청의 내용을 탐색한다.
⑫ 환각의 저변에 깔린 느낌(공포, 분노 등)을 수용하고 지지한다.
⑬ 환각을 중단시킬 수 있는 기법("저리가."라고 소리치기, 휘파람, 노래 부르기 등)을 가르쳐 준다.
⑭ 위험, 폭력 발생이 임박한 경우에는 투약, 격리 등의 조치를 취한다(대상자와 주위사람을 보호한다).

(2) 사고장애(망상)

① 천천히 조용한 사무적인 태도로 접근하고, 언어적 진술과 일치하는 얼굴표정과 행동을 유지한다.
② 간단하고 구체적인 문자 그대로의 설명을 한다(추상적, 은유적인 설명은 삼간다).
③ 대상자가 현실에 기초한 사고와 비현실적 사고를 구별하기 시작하자마자 칭찬한다.
④ 위협이 적고 보다 안심이 되는 활동에 참여시켜서 망상으로부터 주의를 분산시킨다.
⑤ 피해망상 대상자는 신체접촉을 삼간다.
⑥ 망상의 내용보다 망상에 의해 환기된 느낌이나 의미, 의도 등에 집중한다.
⑦ 대상자의 망상체계에 도전하거나 논쟁하지 않고 망상의 세부내용을 캐묻지 않는다.
⑧ 처방된 약물치료와 정신사회적 치료계획을 지지하고 관찰한다.

(3) 폭력위험성(자신, 타인)

① 분노, 초조, 불안 등의 증상이 있을 때는 주위의 자극과 소리를 낮추고 조용한 환경을 제공한다.
② 자기나 다른 사람에 대한 언어적 위협, 적대적 언급 등을 경청한다.
③ 짧고 단호하면서 분명한 언어로 공격적 행동을 즉각 중지하라고 지시한다.
④ 대상자가 공격적으로 행동할 때나 자기나 타인을 향해 파괴적인 행동이나 몸짓을 할 때마다 즉시 개입하여 중재한다.
⑤ 대상자가 자신이나 다른 사람을 해치지 못하도록 간호사가 보호해 줄 것이라고 안심시킨다.
⑥ 사무적이면서 조용한 태도로 투약한다.
⑦ 명령환각이 들리는 대상자를 건설적 활동에 에너지를 쏟을 수 있도록 지도한다.
⑧ 주위 사람들이 대상자를 죽이려고 한다는 피해망상이 있는 대상자는 현실로 이끌어 준다.

(4) 사회적 고립

① 일대일 관계에 바탕을 둔 신뢰감을 발달시킨다.
② 수용하고 신뢰하는 비언어적 의사소통을 하고, 일관성 있으면서 비위협적인 접근을 한다.
③ 대상자가 스스로 부과하는 고립의 정도 및 그 영향을 사정한다.
④ 지지인(친구 등)을 확인하여 대상자와의 상호작용, 방문활동 등을 통한 접촉을 격려한다.
⑤ 다른 대상자와 함께 사회적 상호작용과 활동(카드게임, 노래부르기 등)에 참여시킨다.
⑥ 대상자의 신뢰, 자존감, 사회화 증진 위해 상호작용과 약속은 반드시 지킨다.
⑦ 다른 사람과 상호작용활동을 하려고 한다든지, 다른 사람과 함께 활동하려는 시도를 보이면 칭찬한다.
⑧ 대상자의 신체능력과 내구력 수준 내에서 사회적 활동에 참여하도록 격려한다.
⑨ 대상자를 지지하고, 약물을 복용하도록 하며, 정신사회적 치료계획을 관찰한다.

(5) 언어소통장애

① 언어소통 장애 정도를 사정한다.
② 함께 있어 주고, 언어적 의사소통을 수용하며, 비언어적 의사소통을 시행하고, 침묵을 존중한다.
③ 재촉하지 않고 조용히 인내하는 태도를 취한다.
④ 대상자의 언어사용장애를 인정하면서 메시지를 전달하기 위한 대체방법을 격려한다.
⑤ 반복, 반영, 명료화 등의 의사소통기법을 이용한다.
⑥ 느리고 깊게 호흡하기, 점진적 근육이완법, 인지행동요법 등을 활용할 수 있는 방법을 교육한다.
⑦ 다른 대상자와의 대화를 하기 위한 접촉을 격려하고, 다른 사람과 대화를 시도하는 경우 칭찬한다.
⑧ 처방된 의학적, 정신사회적 치료계획을 지지 및 관찰한다.

(6) 방어적 대응

① 모든 상호관계에서 조용하고, 비판단적이며, 비위협적인 태도로 대한다.
② 활동치료, 작업요법, 오락활동, 집단요법 등의 참여를 격려한다.
③ 대상자가 적응적인 방법으로 그의 욕구에 대응하면 칭찬함으로써 자존감을 높인다.
④ 대상자에게 의심, 불신, 망상증이 있는 경우 병원이 안전하다는 것을 확신시킨다.
⑤ 대상자의 망상체계에 도전하거나 공격하지 않는다.
⑥ 처방된 의학적, 정신사회적 치료계획을 지지하고 관찰한다.

(7) 자가간호결핍

① 의사결정 기회를 제공한다.
② 자가간호 활동을 가르치고 보상해 주며, 책임감과 독립심을 점차 증가시킨다.

출제유형문제 최다빈출문제

5-1. 조현병으로 입원한지 3개월이 된 대상자가 "너는 쓸모없고 부모님에게 짐만 되는 사람이야. 너는 없어지는 게 나아."라는 소리가 들린다고 한다. 이때 간호사가 우선적으로 보여야 하는 반응은?

① 언제부터 그런 소리가 들렸는지를 물어본다.
② 증상이 심해졌으므로 약물 용량을 증량할 것이라고 한다.
③ 독방으로 옮긴다.
❹ 아무 소리도 들리지 않는다고 말한다.
⑤ 피곤해서 그런 소리가 들린 것이라고 이야기한다.

해설
조현병 환자가 환청을 경험하는 경우 환각 경험을 부정하지 말고 실제 현실을 말해 준다.

5-2. 심한 망상으로 입원한 조현병 대상자가 음식에 독을 넣었다며 식사를 거부한다. 이 대상자에 대한 간호중재로 옳은 것은?

❶ 신뢰감을 형성하며 대상자의 감정에 민감하게 반응한다.
② 음식에 독을 넣었다고 생각하는 이유를 묻는다.
③ 자신의 문제에 집중하지 않도록 다양한 자극을 준다.
④ 간호사가 음식을 직접 먹어 보이며 독이 없음을 증명한다.
⑤ 음식에 독을 넣는 것은 있을 수 없는 일이라고 반복해서 이야기해 준다.

해설
신뢰감을 형성하고, 대상자의 감정에 반응하며, 망상의 내용보다 망상에 의해 환기된 느낌이나 의미, 의도 등에 집중한다.

5-3. 성과 관련된 망상이 있는 대상자 간호 시 특히 유의해야 하는 것은?

① 활동에 참여하도록 격려한다.
② 성과 관련된 것은 무시한다.
❸ 신체적 접촉을 삼간다.
④ 대화 시 대상자의 표정을 관찰한다.
⑤ 많은 대화를 한다.

해설
성과 관련된 망상이 있는 대상자와의 신체적 접촉은 망상을 증가시킬 수 있다.

5-4. 망상이 있는 조현병 대상자와 대화할 때 간호사의 태도로 옳은 것은?

㉠ 간단하고 구체적인 문자 그대로의 설명을 한다. ㉡ 추상적, 은유적인 설명을 한다. ㉢ 망상의 내용보다 망상에 의해 환기된 느낌이나 의미, 의도에 집중한다. ㉣ 망상의 세부내용을 캐묻는다.

① ㉠, ㉡, ㉢
❷ ㉠, ㉢
③ ㉡, ㉣
④ ㉣
⑤ ㉠, ㉡, ㉢, ㉣

해설
망상이 있는 조현병 대상자와 대화 시 간단하고, 구체적인, 문자 그대로의 설명을 하고, 추상적, 은유적인 설명은 삼간다. 망상의 내용보다 망상에 의해 환기된 느낌이나 의미, 의도 등에 집중하고 망상의 세부내용을 캐묻지 않는다.

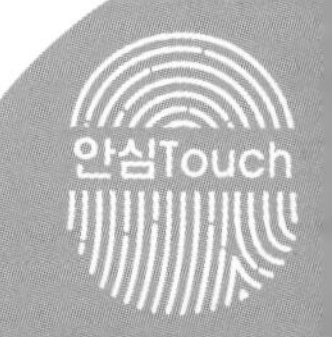

1-2 기타 조현병 스펙트럼 장애

1 망상장애, 단기정신병적 장애, 조현양상장애, 조현정동장애

(1) 망상장애(Delusional disorder)

① 정교하게 체계화된 지속적인 망상이 최소 1개월 이상 지속된다(조현병 대상자의 망상보다 체계적이고 논리적임).

② 조현병과는 다르게 환각이나 정신병적 증상, 인격붕괴가 없고, 대인관계나 사회적 기능이 부분적으로 유지된다.

③ 주제에 따른 분류

㉠ 과대형 : 과대한 가치・힘・지식・신분 혹은 유명한 사람과 특별한 관계가 있다.

㉡ 피해형 : 자신이나 자신의 가까운 사람이 어떤 방법이든 악의로 다루어지고 있다.

㉢ 질투형 : 정당한 이유 없이 애인이나 배우자를 의심한다(의처증, 의부증).

㉣ 색정형 : 높은 신분의 사람과 사랑에 빠졌다.

㉤ 신체형 : 자신이 어떤 신체적 결함이나 전반적인 병적 상태를 가졌다.

(2) 단기정신병적 장애(Brief psychotic disorder)

① 양성정신병적 증상 또는 비정상적인 정신운동 행동(긴장증 등) 중 최소 한 가지 증상이 갑작스럽게 나타나고, 지속기간이 1일~1개월 이내인 경우이다.

② 감정적인 불안정, 기이한 옷차림이나 행동, 소리 지르기, 최근 사건과 관련된 기억손상 등의 행동 특성을 보인다.

③ 병전 기능수준으로 회복될 수 있다.

(3) 조현양상장애(Schizophreniform disorder)

① 6개월 이하의 기간 동안 조현병 증상을 보이는 것

② 단기정신병적 장애(발병기간이 1개월 이내)와 조현병의 중간에 속한다.

(4) 조현정동장애(Schizoaffective disorder)

① 조현병 증상과 함께 주요 기분삽화(주요 우울이나 조증)가 있는 경우이다.
② 최소 1개월 이상 조현병 증상이 있을 때 진단되며, 대개 성인기 초기에 발생한다.
③ 갑자기 발병하여 빨리 회복하고, 기능저하가 별로 없다(기분장애보다는 예후가 나쁘나, 조현병보다는 예후가 좋다).

출제유형문제 최다빈출문제

1-1. 단기정신병적 장애와 조현병의 중간에 속하는 것으로 6개월 이하의 기간 동안 조현병 증상을 보이는 장애는?

① 조현정동장애
❷ 조현양상장애
③ 조현병
④ 단기정신병적 장애
⑤ 망상장애

해설
조현양상장애는 단기정신병적 장애(발병기간이 1개월 이내)와 조현병의 중간에 속하는 것으로 6개월 이하의 기간 동안 조현병 증상을 보인다.

1-2. 정교하게 체계화된 지속적인 망상이 최소 1개월 이상 지속되며 환각이나 정신병적 증상, 인격붕괴 증상이 없는 장애는?

❶ 망상장애
② 조현양상장애
③ 조현정동장애
④ 조현병
⑤ 단기정신병적 장애

해설
망상장애는 정교하게 체계화된 지속적인 망상이 최소 1개월 이상 지속되며 환각이나 정신병적 증상, 인격붕괴가 없고 대인관계나 사회적 기능이 부분적으로 유지된다.

2 물질/약물로 유발된 정신병적 장애, 다른 의학적 상태로 인한 정신병적 장애 및 긴장성 장애

(1) 물질/약물로 유발된 정신병적 장애(Substance/Medication-induced psychotic disorder)

① 약물사용 중이거나 금단기간 중에 정신병적 증상(망상, 환청 등)이 발생하는 경우이다.
② Corticosteroid, Stimulants 등의 약물, 코카인 등의 환각제로 인해 발생된다.
③ 대개 약물을 중단하면 수일 내에 호전된다.

(2) 다른 의학적 상태로 인한 정신병적 장애

의학적 상태로 인해 뚜렷한 망상, 환각이 나타나는 것으로, 내재된 의학적 상태를 알아내어 치료한다.

(3) 다른 의학적 상태로 인한 긴장성장애

① 증상이 병력, 신체검진, 다른 의학적 상태에서 직접 기인한 생리학적 결과로 나온 임상결과에 의한 것일 때 진단한다.
② 긴장증 진단기준 : 다음 증상 중 3개(또는 그 이상) 있는 경우
㉠ 혼 미
㉡ 강경증
㉢ 납굴증
㉣ 함구증
㉤ 거부증
㉥ 자세유지증
㉦ 매너리즘
㉧ 상동증
㉨ 초조, 외부 자극에 의해 영향을 받지 않음
㉩ 찡그림
㉪ 반향언어증
㉫ 반향동작증

제 2 장

우울장애

2-1 우울장애의 이해

1 우울장애의 정의 및 원인

(1) 우울장애의 정의

우울은 한 개인이 생각하고, 행동하며, 자신과 주위 환경을 지각하는 방식에 영향을 미치는 내적, 주관적, 지속적인 감정이고, 심한 우울은 객관적 현실과 다르게 기분이 가라앉고 감정표현이 없으며 무디고 슬픈 감정을 지속적으로 지니고 있는 것으로 치료적 중재가 필요하다.

(2) 우울장애의 원인

① 생물학적 원인

㉠ 유 전

- 유전이 중요한 원인
- 부모 중 한 명이 우울증이면 자녀가 우울증에 걸릴 가능성 : 10~13%
- 일란성 쌍생아는 이란성 쌍생아에 비해 발생률이 2~4배 높다.

㉡ 신경전달물질 : 세로토닌, 도파민, 카테콜아민, 아세틸콜린, 노르에피네프린 등의 신경전달물질의 조절이상이 우울증과 관련 있다(세로토닌 감소가 우울증에 가장 많은 영향).

㉢ 신경내분비

- 우울장애에서 코티솔 과다분비를 볼 수 있다(40%).
- 갑상선기능 저하는 우울증, 갑상선기능 항진증은 조증에 영향을 미친다.
- 산후 기간은 호르몬 변화로 인해 우울증 발생이 많아진다.

② 정신사회적 원인

㉠ 정신역동 이론

- Freud : 실재 또는 상징적인 대상을 상실하였을 때 상실한 대상에게 가졌던 공격성이나 분노가 죄의식과 함께 내재화되어 있어 죄책감, 낮은 자존감 등의 증상이 우울증 환자에게 나타난다.

㉡ 행동이론 : 생의 즐거움이나 보상이 현저히 감소되거나 또는 좋지 않은 사건이 증가되어 우울증이 발생하고, 우울증 환자는 학습된 무력감으로 인해 욕구를 충족시키기 위해 자신이 상황을 조절할 수 있거나 또는 통제할 수 있다는 자신감이 결여되어 있다.

㉢ 인지이론(Beck) : 우울증 환자는 자신, 환경, 미래에 대해 부정적 견해를 가지며, 우울 경향이 있는 사람은 자신을 부적절하고 결함이 있어 가치가 없다고 생각하고 생활사건을 부정적으로 해석하고 좌절한다.

㉣ 스트레스모형 : 스트레스는 주요 우울장애의 증상 발생에 영향을 미치고, 우울증 환자는 정상인에 비해 우울증이 발생하기 전 6개월 동안 중요한 생활사건을 3배 정도 더 경험한다.

출제유형문제 최다빈출문제

우울장애의 생물학적 원인으로 옳은 것은?

㉠ 유 전
㉡ 갑상선기능항진증
㉢ 갑상선기능저하증
㉣ 세로토닌 증가

① ㉠, ㉡, ㉢
❷ ㉠, ㉢
③ ㉡, ㉣
④ ㉣
⑤ ㉠, ㉡, ㉢, ㉣

해설

우울장애의 생물학적 원인에는 유전, 신경전달물질(세로토닌 감소), 신경내분비(코티솔 과다분비, 갑상선기능저하증, 산후 기간의 호르몬 변화) 등이 있다.

2-2 행동 특성 및 우울장애의 종류(DSM-5)

1 행동 특성

정서적	인지적	신체적	행동적
• 불 안 • 분 노 • 낙 심 • 무감동 • 의기소침 • 감정 부정 • 무력감 • 죄의식 • 절 망 • 외로움 • 자존감 저하 • 슬 픔 • 무가치감	• 양가감정 • 집중력 감소 • 우유부단 • 혼 란 • 동기 및 흥미 상실 • 자 책 • 비 관 • 자기파괴적 사고	• 소화불량 • 오심, 구토 • 식욕부진 • 체중변화 • 복 통 • 두 통 • 수면장애 • 발기부전 • 월경변화 • 피 로 • 현기증 • 성적 무반응	• 공격성 • 흥 분 • 정신운동 지연 • 사회적 고립 • 성취수준 낮음 • 자발성 결여 • 과잉의존 • 자살시도 • 개인위생결핍 • 알코올, 약물 중독

출제유형문제 최다빈출문제

우울장애의 행동 특성으로 옳은 것은?

㉠ 의기소침
㉡ 무력감
㉢ 죄의식
㉣ 자존감 저하

① ㉠, ㉡, ㉢
② ㉠, ㉢
③ ㉡, ㉣
④ ㉣
❺ ㉠, ㉡, ㉢, ㉣

해설
우울장애는 불안, 분노, 낙심, 무감동, 의기소침, 감정 부정, 무력감, 죄의식, 절망, 외로움, 자존감 저하, 슬픔, 무가치감 등의 정서적 행동 특성을 보인다.

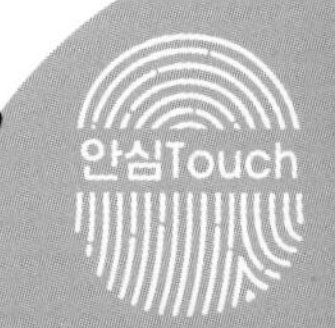

2 우울장애의 종류(DSM-5)

(1) 파괴적 기분조절부전장애(Disrupted mood dysregulation disorder)

① 빈번한 분노발작이 특징으로 주로 아동기나 청소년기에 나타난다.
② **증상** : 12개월 이상 지속된다.
㉠ 반복적인 분노표출 행동을 한다.
㉡ 발달수준에 부합하지 않는 분노발작이 1주일에 평균 3회 이상 나타난다.
㉢ 거의 매일 화가 나 있는 것이 객관적으로 관찰된다.

(2) 주요 우울장애(Major depressive disorder)

① 우울장애를 대표하는 질환으로 어느 연령에서나 발생이 가능하다.
② **증상** : 다음 증상 중 5개 이상의 증상이 2주 연속 나타나고, 이전보다 기능이 저하되며 지속적으로 우울한 기분상태로서 심리적, 사회적, 직업적으로 현저한 고통과 손상을 야기한다.
㉠ 하루 중 대부분 혹은 거의 매일 지속되는 우울 기분을 주관적으로 표현하거나 객관적으로 관찰된다.
㉡ 거의 매일, 대부분의 모든 일상 활동에 대해 즐거움이나 흥미가 뚜렷하게 저하된다.
㉢ 체중 증가나 체중 감소
㉣ 과다수면이나 불면
㉤ 거의 매일 나타나는 정신운동 초조 혹은 지연상태가 객관적으로 관찰될 수 있다.
㉥ 피로나 활력상실을 호소
㉦ 무가치감, 과도한 죄책감
㉧ 사고력 혹은 집중력 감소, 우유부단함
㉨ 죽음에 대한 반복적인 생각, 구체적 계획 없이 반복되는 자살사고 또는 자살시도 혹은 자살수행에 대한 구체적인 계획

(3) 지속성 우울장애(Persistent depressive disorder)

① 하루의 대부분 우울 기분이 있고, 우울 기분이 있는 날이 없는 날보다 더 많은 증상이 주관적으로 보고하거나 객관적으로 관찰되는 것이 적어도 2년 동안 지속된다.
② **증상** : 우울기간 동안 다음 증상 중 2가지 이상의 증상이 나타난다.
㉠ 과식 혹은 식욕부진
㉡ 과다수면 혹은 불면
㉢ 피로감 또는 기력저하
㉣ 자존감 저하
㉤ 집중력 감소 혹은 우유부단
㉥ 절망감

(4) 월경 전 불쾌감 장애(Premenstrual dysphoric disorder)

월경주기 전에 반복적으로 불안정한 기분, 과민성, 불쾌감, 불안이 나타나고, 월경 시작 또는 직후에 사라지며, 대상자는 직장, 사회활동과 대인관계에 부정적인 영향을 미치게 되어 활동을 회피하고 고통을 경험한다.

(5) 물질/약물 치료로 유발된 우울장애(Substance/Medication-induced depressive disorder)

오랫동안 계속된 약물복용이나 알코올 중독 또는 금단증상의 결과로 주요 우울 에피소드 증상이 나타나는 것을 말한다.

(6) 다른 의학적 상태로 인한 우울장애(Depressive disorder due to another medical condition)

다른 의학적 상태의 생리적 효과와 직접적으로 관련되어 나타나는 것으로, 현저하고 지속적인 우울 기분이나 거의 모든 활동에서 현저하게 감소된 흥미 혹은 즐거움이 우세하다.

(7) 달리 명시된 우울장애(Other specified depressive disorder)

사회적, 직업적 혹은 다른 중요한 기능 영역에서 일상적으로 현저한 고통이나 손상을 유발하는 우울장애의 특징적 증상들이 두드러지나 우울장애의 진단분류기준을 충족하지 못하는 발현징후에 적용되는 것으로, 반복성 단기우울증, 단기우울 삽화, 불충분한 증상 동반 우울삽화가 있다.

(8) 명시되지 않는 우울장애(Unspecified depressive disorder)

임상적으로 현저한 고통이나 손상을 유발하는 우울장애의 특징적 증상들이 두드러지나 특정 우울장애의 기준에 맞지 않은 이유를 명시할 수 없다고 판단되는 상황에 사용된다.

출제유형문제 최다빈출문제

두 달 전부터 지속되는 우울기분이 있으면서 일상 활동에 흥미를 잃어 아무 일도 하지 않고 불면증으로 수면을 취하지 못하며 체중이 감소하였다. 3주 전부터는 자신이 가치가 없고 자꾸 죽고 싶다는 생각이 들어 입원하였다. 이 대상자의 진단명은?

① 파괴적 기분조절부전장애
❷ 주요 우울장애
③ 월경 전 불쾌감 장애
④ 물질/약물 치료로 유발된 우울장애
⑤ 양극성 장애

해설
주요 우울장애는 하루 중 대부분 혹은 거의 매일 지속되는 우울 기분을 주관적으로 표현하거나 객관적으로 관찰된다. 거의 매일 대부분의 모든 일상 활동에 대해 즐거움이나 흥미가 뚜렷하게 저하된다. 체중 감소나 체중 증가, 불면이나 과다수면, 거의 매일 나타나는 정신운동 초조 혹은 지연상태가 객관적으로 관찰된다. 피로나 활력상실 호소, 무가치감, 과도한 죄책감, 반복적인 죽음에 대한 생각 등의 증상 중 5개 이상의 증상이 2주 연속 나타나고, 이전보다 기능이 떨어지고 지속적으로 우울한 기분상태로서 심리적, 사회적, 직업적으로 현저한 고통과 손상을 야기한다.

2-3 우울장애의 치료

1 약물치료

(1) 삼환계 항우울제(TCAs) : Imipramine, Sensival, Etravil 등

① 작용기전 : 노르에피네프린성 뉴런과 세로토닌성 뉴런의 시냅스 전 세포에서 노르에피네프린과 세로토닌의 재흡수 기전을 억제하여 시냅스에서 신경전달물질의 양을 증가시킨다(2~6주 동안은 증상의 호전을 경험하지 못할 수도 있으므로, 약물의 지속적인 복용을 격려하고 지지한다).

② 부작용

㉠ 항콜린성부작용(오심, 구토, 장운동정체, 변비, 장폐색, 요정체, 구강건조, 체온상승, 홍조 등)

㉡ 백혈구감소, 혈소판감소증, 기립성저혈압, 진정, 시력장애 등

(2) 모노아민산화효소 억제제(MAOIs) : Nardil 등

① 작용기전 : 뉴런 내의 모노아민 신경전달물질을 대사하는 효소인 MAO 작용을 억제하여 중추신경계의 신경전달물질을 상승시킨다.

② 부작용 : 기립성저혈압, 변비, 근육경련, 졸림, 구갈증, 체액정체, 불면증, 배뇨곤란 등

③ 특성 : 티라민 함유식품(바나나, 무화과, 건포도, 아보카도, 육류가공품 등)과 병용 시 고혈압의 위험이 높다.

(3) 선택적 세로토닌 재흡수 억제제(SSRIs) : Prozac, Paxil, Zoloft, Luvox 등

① 작용기전 : 시냅스 전 세포막에서 세로토닌의 재흡수를 억제하여 시냅스와 시냅스 후 세포막에서 사용 가능한 세로토닌을 증가시킨다.

② 부작용 : 오심, 구토, 불안, 불면, 성기능장애 등

③ 세로토닌증후군

㉠ 세로토닌시스템의 과잉자극으로 인한 것으로, 다른 계열의 항우울제와 동시 사용 시 나타날 수 있다.

㉡ 발한, 무력감, 안절부절못함, 혼돈, 진전, 경련, 고열 등의 증상이 있다.

④ 특성 : 기존의 항우울제보다 부작용(항콜린성과 심혈관계 등)이 적고, 과용량 투여 시에도 치명적인 심장 독성이 없는 등의 이유로 우울증 치료의 첫 번째로 처방된다.

(4) 기타 억제제

① 세로토닌-노르에피네프린 재흡수 억제제(SNRIs) : Cymbalta, Effexor 등
② 기타 비정형 항울제(Atypical Antidepressants) : Wellbutrin, Remeron, Trittico 등

(5) 약물의 종류 및 부작용

구 분	일반명	상품명	부작용
TCAs	Imipramine	Imipramine	입마름, 진전, 시야 흐림, 체중증가 등
	Nortriptyline	Sensival	• 진정, 항콜린 작용, 집중력 저하, 발작 • 기립성저혈압, 입마름, 오심 등
MAOIs	Phenelzine	Nardil	• 현기증, 어지러움, 두통, 반사항진 • 진전, 신경과민, 혼돈, 불면, 피로 • 불안정, 초조, 체중변화, 식욕부진 등
SSRIs	Fluoxetine	Prozac	• 두통, 신경과민, 불면, 나른함, 불안 • 진전, 어지러움, 오심, 구토, 설사 • 입마름, 성기능 부전 등
	Paroxetine	Paxil	• 졸림, 어지러움, 불면, 진전, 신경과민 • 두통, 오심, 입마름 등
	Sertraline	Zoloft	• 두통, 신경과민, 나른함, 불안, 진전 • 불면, 어지러움, 생리통 등
	Fluvoxamine	Luvox	• 두통, 신경과민, 불면, 나른함, 불안 • 진전, 어지러움, 발한, 성기능 부전 등
SNRIs(세로토닌-노르에피네프린 재흡수 억제제)	Velafaxine	Effexor	오심, 식욕저하, 어지러움 등

출제유형문제 최다빈출문제

지속적인 우울기분이 있으면서 일상 활동에 흥미를 잃어 아무 일도 하지 않고, 불면증으로 수면을 취하지 못하며 체중이 감소한 환자에게 처방되는 약물로 옳은 것은?

① Chlorpromazine
❷ Fluoxetine
③ Clozapine
④ Benztropine
⑤ Diazepam

해설
항우울제는 TCAs(Imipramine, Nortriptyline), MAOIs(Phenelzine), SSRIs(Fluoxetine, Paroxetine, Sertraline, Fluvoxamine) 등이 있다.

2 전기경련치료, 광선치료, 대체요법

(1) 전기경련치료

① **적용** : 심한 우울증(특히 자주 재발하고 약물에 내성이 있는 경우), 신체적 증상을 동반한 망상, 자살 위험이 있는 우울증, 상태가 심해서 즉각적인 효과를 보아야 하는 경우, 항우울제에 반응하지 않는 경우 등에 적용한다.

② **작용기전**

㉠ 도파민, 세로토닌, 아드레날린의 신경전달과 GABA 합성을 증진시킨다.

㉡ 시상하부나 뇌하수체에서 호르몬을 분비하게 하여 항우울효과를 가져온다.

㉢ 뇌에 심한 항경련효과를 발생시켜 항우울효과가 나타난다.

③ **부작용**

㉠ 심혈관계 : 심혈관계 합병증이 주된 사망 원인

㉡ 전신적 영향 : 오심, 두통, 근육통, 졸림, 허약감, 식욕부진, 골절, 탈구 등

㉢ 인지적 부작용 : 경련 후의 일시적 혼돈 상태와 치료과정 동안의 기억장애 등

(2) 광선치료

경미한 계절성 정동장애가 있는 우울증의 단기치료에 이용

(3) 대체요법

마사지, 요가, 명상, 침술, 약초 사용 등을 이용한 치료

출제유형문제 최다빈출문제

경미한 계절성 정동장애가 있는 우울증의 단기치료에 이용되는 치료는?

① 요 가
❷ 광선치료
③ 마사지
④ 전기경련치료
⑤ 명 상

해설
광선치료는 경미한 계절성 정동장애가 있는 우울증의 단기치료에 이용된다. 전기경련치료는 심한 우울증(특히 자주 재발하고 약물에 내성이 있는 경우), 신체적 증상을 동반한 망상, 자살 위험성이 있는 우울증, 상태가 심해서 즉각적인 효과를 보아야 하는 경우, 항우울제에 반응하지 않는 경우 등에 적용한다. 대체요법은 마사지, 요가, 명상, 침술, 약초 사용 등을 이용한 치료이다.

2-4 간 호

1 간호진단, 목표, 중재

(1) 간호진단

① 자살위험성
② 자가간호 결여
③ 비효율적인 개인 대처
④ 사고과정장애
⑤ 만성적 자존감 저하
⑥ 슬 픔
⑦ 무력감
⑧ 사회적 고립
⑨ 수면장애
⑩ 영양장애

(2) 간호목표

① 단기목표는 대상자의 증상과 현재 문제 및 관련된 스트레스원에 근거하고, 목표는 대상자의 자아개념, 신체상태, 행동방식, 감정표현, 대인관계 등이 향상될 수 있도록 세워져야 한다.
② 장기목표는 대상자가 직업적, 사회적, 심리적 기능의 재충전 및 삶의 질 회복과 재발을 최소화하는 것이다.

(3) 간호중재

① **환경제공** : 안정된 환경을 제공한다(소음, 강렬한 색채, 지나친 광선 등의 스트레스를 유발할 만한 자극적인 환경을 피한다).
② **치료적 관계 형성**
㉠ 따뜻하고 조용하며 수용적인 태도로 대하고, 일관성 있는 태도와 지속적인 관심을 보인다.
㉡ 대상자를 있는 그대로 이해하고, 대상자가 말을 하지 않더라도 함께 시간을 보내는 것이 신뢰감 형성에 도움이 된다.
㉢ 대상자의 수준을 고려하여 천천히 말하고 충분히 대답할 시간을 제공한다.
㉣ 대상자의 표현(언어적 · 비언어적 표현)을 적극적으로 경청하고 반응한다.

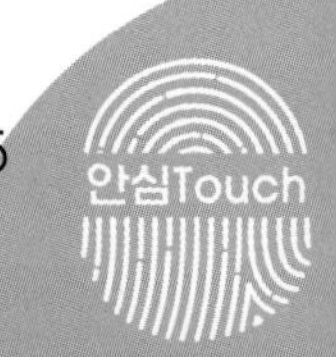

③ **감정표현에 대한 수용과 격려** : 대상자가 우울함을 호소할 때 대상자의 절망, 고통 등을 인정해 줌으로써 감정을 표현하도록 격려한다.

④ **신체간호**

㉠ 깨어 있는 시간에 규칙적인 식사와 활동을 하도록 한다.

㉡ 개인위생(옷 입기, 목욕 등)을 스스로 하도록 하고, 최소한의 도움을 제공한다.

㉢ 좋아하는 음식 위주로 조금씩 자주 제공하고, 식사 시 함께 있어 주며, 적절한 영양섭취가 충족될 때까지 매일 섭취량과 배설량, 체중을 측정한다.

㉣ 카페인을 절제한다.

㉤ 낮잠을 줄이거나 활동수준과 휴식시간을 적절히 배정한다(체력상태에 따라 활동을 계획하고 휴식시간을 정해 놓는다).

⑤ **인지치료**

㉠ 부정적 사고를 확인하고 비현실적이라는 것을 깨닫게 하며, 부정적 사고와 불쾌한 감정의 관계를 확인시켜서 부정적 해석을 수정하고 부정적 감정을 감소시키며, 개인적인 감정, 장점, 성과 등을 검토하여 긍정적 사고를 증가시킨다.

㉡ 비현실적인 목표를 현실적인 목표로 바꾸며, 달성하기 어려운 목표의 비중을 낮추도록 한다.

⑥ **행동치료**

㉠ 스스로의 행동을 통해 만족 및 보상을 얻는 방법, 우울증을 유발한 행동양상의 교정방법을 습득하도록 돕는다.

㉡ 대상자에게 점진적 과제수행 기법(성취가 어려울 것으로 생각하여 포기하는 과제를 성취 가능한 여러 하위 과제로 나누어 점진적으로 실행하도록 유도하는 방법)을 통해 생활 속에서 즐거움을 재경험할 수 있는 구체적 행동목록을 구성하여 실행하도록 돕는다.

⑦ **사회기술훈련** : 자기주장훈련, 문제해결훈련 등을 시행하여 부적응적 행동을 교정한다.

⑧ **자살 예방 간호** : 질병 회복기에 자살위험성이 가장 높다(자살 계획을 세우고 실행할 만한 에너지 있음).

㉠ 일대일로 지속적인 관찰을 한다.

㉡ 면도칼, 가위 등 날카로운 물건을 제거하고, 안전한 환경을 제공한다.

㉢ 약물 복용 여부를 관찰하고, 외출에서 돌아오면 조심스럽게 소지품을 검사한다.

㉣ 자살위험성이 있는 대상자를 혼자 두지 않는다(목욕탕에서도).

㉤ 대상자의 스트레스 상황을 이해하고, 충동조절에 대한 도움과 지지를 제공한다.

㉥ 자살을 시도하겠다고 말한 대상자의 위협과 시도는 신중히 다루어져야 한다.

㉦ 솔직한 논의는 대상자의 불안을 감소시킨다(자살 시도 또는 자살 유발의 원인이 되지 않는다).

출제유형문제 최다빈출문제

1-1. 우울장애로 입원한 24세 여자환자는 자신이 못생기고 뚱뚱해서 창피하다며 방에서만 지내고 세수도 하지 않으며 집단모임에도 참여하기를 꺼린다. 옳은 간호는?

㉠ 언어적・비언어적 표현을 적극적으로 경청하고 반응한다. ㉡ 감정표현을 격려하고 표현된 감정을 수용한다. ㉢ 조용하고 따뜻하며 수용적인 태도로 대한다. ㉣ 세수와 머리 빗기 등의 몸치장을 권유한다.

① ㉠, ㉡, ㉢
② ㉠, ㉢
③ ㉡, ㉣
④ ㉣
❺ ㉠, ㉡, ㉢, ㉣

해설
우울증 대상자는 조용하고 따뜻하며 수용적인 태도로 대하고, 감정표현을 격려하고 표현된 감정을 수용한다. 대상자의 언어적・비언어적 표현을 적극적으로 경청하고 반응하며, 세수와 머리 빗기 등의 몸치장을 권유한다.

1-2. 우울증 환자의 주요 방어기제는?

❶ 함 입
② 부 정
③ 억 압
④ 합리화
⑤ 저 항

해설
함입은 투사의 반대말로 다른 사람에게 향했던 감정을 자신에게 향하게 하는 것으로서 우울증 환자의 주요 방어기제이다. 예를 들면 친구들에게 "일이 잘못된 것은 모두 내가 잘못해서 그런 거야."라고 이야기한다.

1-3. 자살 예방을 위한 간호사의 활동으로 옳은 것은?

㉠ 면도칼, 가위 등 날카로운 물건을 제거한다. ㉡ 투약 시 삼켰는지 확인한다. ㉢ 자살 위험성이 있는 대상자를 혼자 두지 않는다. ㉣ 자살에 대해 얘기할 때 회피한다.

❶ ㉠, ㉡, ㉢
② ㉠, ㉢
③ ㉡, ㉣
④ ㉣
⑤ ㉠, ㉡, ㉢, ㉣

해설
자살 예방을 위해서 면도칼, 가위 등 날카로운 물건을 제거하고, 안전한 환경을 제공하며, 약물복용 여부를 관찰한다. 자살 위험성이 있는 대상자를 혼자 두지 않으며 솔직한 논의는 자살을 시도하거나 자살 유발의 원인이 되지 않고 오히려 불안을 감소시킨다.

제 3 장

양극성장애

3-1 양극성장애의 개요

1 양극성장애 정의, 원인

(1) 양극성장애 정의

조증 삽화만 있거나 혹은 조증 삽화와 우울 삽화가 모두 있는 경우를 말한다.

(2) 양극성장애 원인

① 생물학적 원인

㉠ 유 전

- 유전이 중요한 원인이다.
- 부모 중 한 명이 양극성장애일 때 자녀가 양극성장애일 가능성 : 25%
- 부모 모두 양극성장애일 때 자녀가 양극성장애일 가능성 : 50~75%
- 일란성 쌍생아 일치율 : 40~70%, 이란성 쌍생아 일치율 : 10~20%

㉡ 신경전달물질 : 세로토닌, 노르에피네프린, 도파민 등의 신경전달물질의 과다나 과소 또는 기능 이상과 관계있다(세로토닌과 노르에피네프린의 조절 이상이 양극성장애 발병과 관련이 높다).

② 정신사회적 원인

㉠ 정신분석이론

- 조증 삽화는 잠재된 우울에 대한 방어로 본다.
- 조증 대상자는 자존감 저하, 분노 등의 정서를 부정하고, 반대로 자신감이 넘치는 정서를 표출한다.

㉡ 생물학적 리듬 : 양극성장애는 일정주기로 나타나고, 계절에 따라 변화를 보여서 생물학적 리듬과 관련이 있을 것으로 추정한다.

㉢ 인지요인(Beck)

- 우울증 대상자는 자신, 미래, 환경을 부정적으로 생각하는 자동적 사고를 갖고 있다.
- 조증 대상자는 획득과 성공을 주제로 하는 자동적 사고를 갖고 있고, 생활경험의 해석과정에서 우울장애와 마찬가지의 인지적 오류를 범한다.

㉣ 환경요인 : 스트레스는 양극성장애 대상자의 생물학적 취약성을 악화시킨다.

출제유형문제 최다빈출문제

1-1. 양극성장애 조증환자의 과다행동과 의기양양의 역동적 요인은?

① 이드와 초자아 사이의 갈등
② 심리적 갈등의 내면화
③ 자신을 가치 있는 존재로 인정
❹ 내면에 깔려 있는 우울감의 부정
⑤ 인지적 과정의 억제

해설
과다행동과 의기양양 등의 조증 삽화는 잠재된 우울에 대한 방어이다. 조증환자는 자존감 저하, 분노 등의 정서를 부정하고 반대로 자신감이 넘치는 정서를 표출한다.

1-2. 양극성장애에 대한 설명으로 옳지 않은 것은?

① 양극성장애는 조증 삽화만 있거나 혹은 조증 삽화와 우울 삽화가 모두 있는 경우를 말한다.
❷ 유전은 양극성장애의 원인이 아니다.
③ 세로토닌과 노르에피네프린의 조절 이상은 양극성장애 발병과 관련이 있다.
④ 스트레스는 양극성장애 대상자의 생물학적 취약성을 악화시킨다.
⑤ 양극성장애는 일정주기로 나타나고 계절에 따라 변화를 보인다.

해설
유전은 양극성장애의 중요한 원인으로 부모 중 한 명이 양극성장애일 때 자녀가 양극성장애일 가능성이 25%, 부모 모두 양극성장애일 때 자녀가 양극성장애일 가능성이 50~75%이다.

3-2 양극성장애 행동 특성 및 종류

1 행동 특성

(1) 조 증

감정적	인지적	신체적	행동적
• 다행증 또는 의기양양 • 익살스러움 • 자신감 넘침 • 죄의식 또는 수치 결여 • 과장된 자존감 • 좌절감 참기 어려움	• 야심차다. • 주의산만 • 사고비약 • 과대망상 • 판단력 결핍 • 집중력 결핍 • 현실적인 위험을 부정	• 탈 수 • 수면욕구가 줄어든다. • 영양이 부적절하다. • 체중 감소	• 공격성 • 행동이 과장됨 • 과다 활동 • 증가된 신체활동 • 무책임 • 개인위생 불량 • 지나친 성적 활동 • 사회적 활동 증가 • 소비가 과도함

(2) 양극성 우울증

주요 우울장애의 주요 우울 삽화 증상과 같으며, 회복되거나 조증으로 전환될 수도 있다.

2 양극성장애의 종류

(1) 제Ⅰ형 양극성장애(Bipolar Ⅰ disorder)

① 조증과 주요 우울증이 교대로 혹은 조증이 반복적으로 나타나는 것으로, 조증 삽화의 유무로 진단한다(조증 삽화 앞 또는 뒤에 경조증 삽화나 주요 우울증 삽화가 있을 수 있다).

② 조증 삽화 주요 증상(7개)

㉠ 과장된 자존심과 과대성

㉡ 평상시보다 많은 말을 하거나 계속 말하고 싶어한다.

㉢ 사고비약 혹은 사고가 질주하는 듯한 주관적인 경험

㉣ 주의산만

㉤ 잠자고 싶은 욕구가 줄어든다.

㉥ 목적지향적 활동 증가 혹은 정신운동성 초조

㉦ 고통스러운 결과를 유발할 가능성이 높은 활동에 지나치게 몰두한다.

(2) 제Ⅱ형 양극성장애(Bipolar Ⅱ disorder)

① 한 번 이상의 주요 우울장애와 최소 한 번 이상의 경조증 삽화가 있는 경우를 말하는 것으로, 우울증이 주를 이루는 양극성 장애이다.

② 경조증은 4일 이상 다른 사람의 눈에 띌 정도로 기능변화는 있으나, 사회적·직업적 장애를 초래하거나 입원이 필요할 만큼 심하지 않은 상태이다.

(3) 순환성 장애(Cyclothymic disorder)

최소 2년(소아청소년은 최소 1년)간 경조증과 경우울증 삽화가 교대로 나타난다(제Ⅱ형 양극성장애의 경한 상태).

출제유형문제 최다빈출문제

2-1. 조증의 행동 특성으로 옳은 것은?

> ㉠ 의기양양 혹은 다행증
> ㉡ 익살스러움
> ㉢ 넘치는 자신감
> ㉣ 과장된 자존감

① ㉠, ㉡, ㉢
② ㉠, ㉢
③ ㉡, ㉣
④ ㉣
❺ ㉠, ㉡, ㉢, ㉣

해설
조증은 의기양양 또는 다행증, 익살스러움, 자신감 넘침, 죄의식·수치심 결핍, 과대된 자존감, 좌절감을 참지 못하는 등의 정서적 행동 특성을 보인다.

2-2. 제Ⅰ형 양극성장애에 대한 설명으로 옳은 것은?

① 경우울증이 반복적으로 나타난다.
② 경조증과 경우울증이 교대로 나타난다.
③ 경조증이 반복적으로 나타난다.
❹ 조증과 주요 우울증이 교대로 나타난다.
⑤ 경우울증이 반드시 나타나야 한다.

해설
제Ⅰ형 양극성장애는 조증과 주요 우울증이 교대로 혹은 조증이 반복적으로 나타나는 것으로 조증 삽화의 유무로 진단한다.

안심Touch

3-3 약물치료

1 약물치료

리튬, 항경련제, 제2세대 항정신병 약물 등을 사용한다(일차적인 약물은 기분안정제).

(1) Lithium carbonate(리튬 카보네이트)

① 투여원칙

㉠ 혈중농도 : 급성기는 1.0~1.5mEq/L, 유지기는 0.6~1.2mEq/L

㉡ 일반적인 치료 용량 혈중농도의 범위는 0.8~1.4mEq/L, 독성 범위는 1.5mEq/L 이상

㉢ 리튬치료 전 전해질검사, CBC, 갑상선기능검사 등을 포함한 신체검진 실시

② 부작용, 리튬독성증상, 심각한 중독 시 관리

㉠ 부작용

- 중추신경계 : 약한 손떨림(환자의 50%), 허약감, 두통, 무기력 등
- 신장계 : 다뇨증(환자의 60%), 다갈증 등
- 소화계 : 식욕부진, 오심, 구토, 설사 등
- 피부계 : 여드름, 소양성반점상구진성발진
- 심장 : EKG 변화
- 외모 : 체중 증가(환자의 60%)

㉡ 리튬독성증상

- 혈중 농도 1.5~2.5mEq/L : 심한 설사, 구토, 중등도 운동실조, 기면, 나른함, 중등도 어눌한 말씨, 이명, 시야 흐림, 근육약화 등
- 혈중 농도 2.5mEq/L 이상(심한 경우) : 안구진탕증, 구음장애, 환시 및 환촉, 핍뇨 또는 무뇨, 혼돈, 혼수 등

㉢ 심각한 중독 시 관리

- 투여중지, 활력징후 및 의식수준 확인, 섭취량과 배설량 관찰, EKG 모니터링
- 산소공급 및 기도유지 준비, 수분공급과 전해질 균형 유지 등을 시행한다.

③ 유의사항 : 혈중 농도는 염분섭취 저하, 신장기능 저하, 설사나 탈수로 인한 수분 전해질 상실과 과량 복용 등에 의해 증가하므로 적정량의 염분을 섭취하고 식사를 거르지 않으며, 땀을 많이 흘리는 운동을 한 경우 염분소실 정도를 확인한다.

(2) Carbamazepine

① 치료 혈중농도 : 8~12μg/mL
② 발열, 인후통, 점상출혈 등의 혈액학적 이상소견이 나타나는지를 관찰한다.
③ 약물 시작 전 혈액검사, 간기능검사 등을 시행하고, 약물 치료 중 혈액검사(조혈기능), 전해질검사(저나트륨혈증) 등을 시행한다.

(3) Valproate

① 혈중 농도가 50~125μg/mL에 도달해야 한다(1일 최대용량은 60mg/kg를 초과할 수 없음).
② 혈액학적 부작용(혈소판응집억제 등), 간독성 등의 부작용이 있어서 중증의 간장애 환자는 금기이다.

출제유형문제 최다빈출문제

1-1. 의기양양, 넘치는 자신감, 좌절감을 참지 못함, 주의산만, 집중력 부족 등 조증 행동을 조절하는 약물은?

① Fluoxetine
② Imipramine
❸ Lithium carbonate
④ Diazepam
⑤ Lorazepam

해설
조증 행동을 조절하는 약물은 Lithium carbonate이다.
① 항우울제, ② 항우울제, ④ 항불안제, ⑤ 항불안제

1-2. 제Ⅰ형 양극성장애 환자에게 리튬이 투여된다. 나타날 수 있는 리튬의 부작용은?

㉠ 약한 손 떨림 ㉡ 허약감 ㉢ 두 통 ㉣ 무기력

① ㉠, ㉡, ㉢
② ㉠, ㉢
③ ㉡, ㉣
④ ㉣
❺ ㉠, ㉡, ㉢, ㉣

해설
리튬 복용 시 약한 손떨림(환자의 50%), 허약감, 두통, 무기력 등의 중추신경계 부작용이 나타날 수 있다.

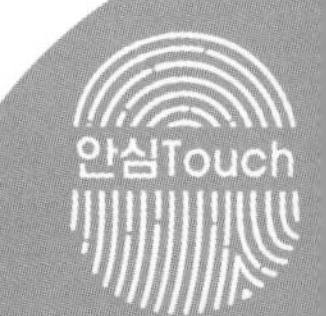

3-4 간 호

1 간호진단 및 간호목표

(1) 간호진단

① 자신에 대한 폭력위험성
② 타인에 대한 폭력위험성
③ 손상위험성
④ 수면장애
⑤ 영양장애
⑥ 언어적 의사소통 장애
⑦ 비효율적 개인대처
⑧ 사고과정장애
⑨ 자가간호 결여

(2) 간호목표

① 대상자는 공격적인 행동이나 폭력을 나타내지 않는다.
② 대상자는 입원기간에 신체적 손상이 없다.

출제유형문제 최다빈출문제

제Ⅰ형 양극성장애 환자가 같은 병동에 있는 환자들에게 화를 내면서 소리를 지르고 참견하고 있다. 이 환자에게 가능한 간호진단은?

❶ 폭력위험성
② 영양장애
③ 수면장애
④ 자가간호결여
⑤ 언어적 의사소통 장애

해설
제Ⅰ형 양극성장애 환자가 화를 내면서 소리를 지르고 참견하는 경우 폭력적인 행동을 할 수 있다.

2 간호 중재

(1) 간호사–대상자 관계

① 언어적 주제와 비언어적 의사소통을 연관 지어 대상자를 이해한다.
② 개방적이고 감정지향적인 질문을 하여 부정적 감정을 표출하도록 돕는다(행동화하기보다는 언어로 표현하도록 돕는다).
③ 행동에 대한 구조적인 제한 설정은 치료계획에 필수적이며, 일관성 있는 태도로 제한을 적용하기 위해 치료팀 간의 의사소통이 중요하다.

(2) 감정표현 조절

① 간호사는 의사소통기술(감정이입 기술, 느낌 반영, 확인 등)을 사용하여 대상자의 감정상태를 말로 표현하도록 돕는다.
② 대상자가 표현한 감정을 부정하거나 비판하지 않도록 주의한다.
③ 천천히 말하고 생각이 한 방향으로 흐를 수 있도록 도와준다.

(3) 치료적 환경 제공

① 비자극적 · 비도전적인 편안한 분위기를 조성한다.
② 시끄러운 신체 활동을 하는 곳으로부터 멀리 떨어져 있도록 한다.
③ 편안한 느낌을 주는 색상의 벽지와 바닥을 선택한다.
④ 파손, 깨지기 쉬운 물건을 제거한다.
⑤ 충동적 혹은 파괴적인 행동을 할 때는 격리한다.

(4) 신체간호 및 신체활동 관리

① 너무 바빠 앉아서 식사를 할 수 없으므로 들고 다니면서 먹을 수 있는 음식(빵, 김밥, 샌드위치 등)을 제공한다.
② 수면 촉진을 위해 따뜻한 목욕이나 우유, 부드러운 음악 등을 제공하고 카페인을 절제한다(활동량이 많아 수면부족).
③ 수면시간에는 자극을 최소화(소음, 전화벨소리 등)한다.
④ 개인위생을 유지하도록 돕는다.
⑤ 간호사는 대화에 초점을 맞추고 한 번에 한 가지 주제를 말한다.
⑥ 간호사는 치료적 의사소통기법을 통해 대상자에게 정확한 피드백을 제공함으로써 빠른 사고와 말을 줄이도록 시도한다(대상자가 급하게 다음 주제로 이동하는 경우 이해하지 못했으므로 명확히 설명해 달라고 요청한다).
⑦ 대상자의 과다행동 통로로 청소나 사소한 활동에 참여하도록 격려한다(경쟁적인 운동은 삼간다).

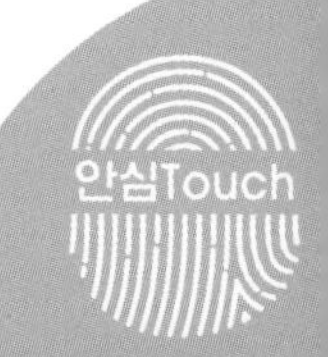

(5) 인지치료

① 초점 맞추기, 명료화, 직면 등의 의사소통기술을 제공한다(자기표현을 수정하는데 도움이 된다).
② 사고의 문제점(과대평가, 비현실적인 목표 추구 등)을 평가하고 보다 현실적이고 자아 지지적인 목표를 세우도록 돕는다.

(6) 사회기술훈련

역할극을 시행함으로써 대상자가 다른 사람을 존중하면 다른 사람도 대상자를 존중한다는 것을 알게 해 주도록 한다.

(7) 행동치료

① 단순하고 빨리 끝날 수 있는 일이 필요하다.
② 돌아다닐 수 있는 공간과 위험하지 않은 가구배치가 필요하다.
③ 공격적인 행동을 보이는 경우 제한설정(수용되는 행동과 그렇지 않은 행동을 미리 알려줌), 행동계약(대상자와 함께 설정), 일시적 중단(자극상황에서 짧은 시간 벗어나게 함)을 시행한다.

출제유형문제 최다빈출문제

2-1. 제Ⅰ형 양극성장애 대상자의 간호중재로 옳지 않은 것은?

① 대상자의 감정상태를 말로 표현할 수 있도록 돕는다.
❷ 복잡하면서 어려운 일을 제공한다.
③ 대상자가 표현한 감정을 비판하거나 부정하지 않도록 주의한다.
④ 비도전적이고 비자극적인 편안한 분위기를 조성한다.
⑤ 대화에 초점을 맞추고 한번에 한 가지 주제를 말한다.

해설
제Ⅰ형 양극성장애 환자는 단순하고 빨리 끝나는 일이 필요하다.

2-2. 너무 바빠 식사시간에 식사를 하지 않는 양극성장애 조증 환자에게 시행할 수 있는 간호는?

❶ 들고 다니면서 먹을 수 있는 음식을 제공한다.
② 식사를 하도록 권유한다.
③ 스스로 식사를 할 때까지 기다린다.
④ 활동량을 증가시켜서 식욕을 자극한다.
⑤ 영양섭취의 중요성을 교육한다.

해설
양극성장애 조증환자는 너무 바빠 앉아서 식사를 할 수 없으므로 빵, 김밥, 샌드위치와 같이 들고 다니면서 먹을 수 있는 음식을 공급한다.

제 4 장

불안, 강박, 외상 및 스트레스 관련 장애와 간호

4-1 불안장애

1 불안장애

(1) 불안의 정의

내·외적 자극에 대한 모호하고 두려운 감정으로 무력감, 불확실성 등을 동반한다(두려움 대상이 분명하면 공포).

(2) 원 인

① **정신분석학적 관점** : 불안은 이드와 초자아 사이의 갈등에 대해 자아가 중재하는 과정에서 자아가 압도당할 위험에 처해 있음을 경고해 주는 것이다.

② **대인관계적인 관점** : 유아기에 양육자로부터 인정받지 못하거나 또는 사랑을 상실하여 부정적인 자아 개념이 형성되고 그로 인해 자존감이 저하되었을 때 불안이 나타난다.

③ **행동주의 관점** : 불안은 인지된 위협이나 환경 자극에 대한 내적인 조건화된 반응이다(배운 행동).

④ **인지주의 관점** : 인지적 과정이 왜곡되어 불안이 발생한다.

⑤ 생물학적 기초 이론

㉠ 불안조절은 GABA 활동과 관련 있다(과도한 불안을 가진 사람은 GABA 신경전달과정의 효율에 문제가 있다).

㉡ 세로토닌은 공황장애와 범불안장애, 노르에피네프린은 범불안장애와 관련 있다.

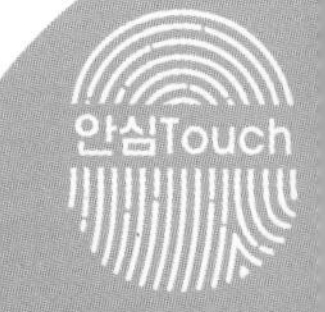

2 불안의 수준

(1) 경미한 불안(Mild anxiety)

① 일상생활을 영위하면서 느끼는 긴장이다.
② 의식이 명료해지고 지각 영역이 증가하며 동기가 증가하고, 창의성과 개인적인 성장이 촉진되며 학습 효과가 증진된다.
③ 신체적으로 특별한 긴장 징후는 없다.

(2) 중등도 불안(Moderate anxiety)

① 지각영역이 좁아지면 보고, 듣고, 감지하는 능력이 저하된다.
② 다른 방향으로 관심을 유인하면 다른 방향에도 관심을 가질 수 있고, 스트레스 상황도 극복할 수 있다.
③ **선택적 부주의(Selective inattention)** : 불안을 야기하는 자극과 관련해 선택적으로 주의가 차단된다.

(3) 심한 불안(Severe anxiety)

① 지각영역이 상당히 좁아지며 사소한 특정 내용에만 신경을 집중하고 다른 것은 생각할 수 없다.
② 문제해결에 어려움 발생, 선택적 부주의 증가, 자의적 통제에 따를 수 없음, 새로운 자극에 압도당하면서 불안의 강도가 점점 커진다.
③ **자율신경계(특히 교감신경계) 활성화** : 맥박 · 호흡 · 혈압 증가, 체온 상승 등의 증상이 나타난다.

(4) 공황(Panic)

① 극심한 불안 상태로 두렵고 무서우며 공포를 느낀다.
② 인격 와해, 이성적 및 정상적 사고나 판단과 의사소통이 불가능하다.
③ 공황이 지속되면 생명이 위험할 수 있으나 적절한 중재가 이루어지면 극복될 수 있다.

출제유형문제 최다빈출문제

2-1. 불안의 정신분석학적 원인으로 옳은 것은?

① 유아기에 양육자로부터 사랑과 인정을 받지 못함으로써 발생한다.
❷ 이드와 초자아 사이의 갈등에 대한 자아의 위험 신호
③ 인지된 위협과 환경 자극에 대한 조건화된 반응이다.
④ 특정 대상에 대한 두려움이다.
⑤ 인지적 과정이 왜곡되어 발생한다.

해설
불안의 정신분석학적 원인은 이드와 초자아 사이의 갈등에 대해 자아가 중재하는 과정에서 자아가 위험에 처해 있다는 것을 경고하는 것이다.

2-2. 다른 방향으로 관심을 유인하면 다른 방향에도 관심을 가질 수 있고, 선택적 부주의가 나타나는 불안 수준은?

① 경미한 불안
❷ 중등도 불안
③ 심한 불안
④ 공 황
⑤ 공 포

해설
중등도 불안은 다른 방향으로 관심을 유인하면 다른 방향에도 관심을 가질 수 있고, 스트레스 상황을 극복할 수 있으며, 선택적 부주의가 나타난다.

2-3. 극심한 불안 상태로 두렵고 무서우며 공포를 느끼고 의사소통이 불가능해지는 불안 수준은?

① 경미한 불안
② 중등도 불안
③ 심한 불안
❹ 공 황
⑤ 공 포

해설
공황은 극심한 불안 상태로 두렵고 무서우며 공포를 느끼고 인격 와해, 이성적·정상적 사고나 판단, 의사소통이 불가능해진다. 적절한 중재가 이루어지면 극복될 수 있다.

3 불안의 행동 특성

(1) 생리적 반응(※ ▼는 부교감신경계 반응 표시)

① 심장혈관계
  ㉠ 심박수 증가, 심계항진
  ㉡ 혈압상승, 실신▼
  ㉢ 혈압감소▼, 맥박수 감소▼ 등

② 호흡기계
  ㉠ 빠른 호흡, 숨가쁨
  ㉡ 얕은 호흡, 숨이 막히는 느낌
  ㉢ 헐떡거림, 가슴압박 등

③ 소화기계
  ㉠ 식욕감퇴, 복부불편감, 복부통증▼
  ㉡ 오심, 구토▼
  ㉢ 설사▼, 가슴앓이▼ 등

④ 신경근육계
  ㉠ 반사증가, 떨리는 눈꺼풀
  ㉡ 놀람, 불면증
  ㉢ 강직증, 진전
  ㉣ 안절부절못함, 왔다갔다 함
  ㉤ 다리풀림, 긴장된 얼굴
  ㉥ 전반적인 허약함 등

⑤ 피부계
  ㉠ 안면홍조, 창백한 얼굴
  ㉡ 땀(손바닥), 전신발한, 뜨겁고 차가운 느낌, 가려움 등

⑥ 비뇨기계 : 배뇨압박감▼, 빈뇨▼ 등

⑦ 안과계 : 산동 등

(2) 인지반응

① 주의력 장애, 판단 장애, 기억력 감소, 지각감소, 창의력 감소, 생산성 저하
② 몰두, 사고단절, 혼돈, 객관적 태도 결핍, 조절력 상실에 대한 두려움, 상해나 죽음에 대한 공포 등

(3) 정서반응

① 인내심 저하, 불안정감, 예민함, 긴장, 공포, 놀람
② 두려움, 죄책감, 수치심, 절망, 신경과민 등

(4) 행동반응

① 안절부절못함, 신체적 긴장, 놀란 반응
② 빠른 말투, 대인관계 위축, 도피, 회피, 억제, 지나친 경계 등

출제유형문제 최다빈출문제

불안의 행동 특성으로 옳은 것은?

㉠ 심박수 증가 ㉡ 빠른 호흡 ㉢ 혈압상승 ㉣ 식욕감퇴

① ㉠, ㉡, ㉢
② ㉠, ㉢
③ ㉡, ㉣
④ ㉣
❺ ㉠, ㉡, ㉢, ㉣

해설
불안은 심박수 증가, 심계항진, 혈압상승, 빠른 호흡, 숨가쁨, 식욕감퇴, 복부불편감, 안면홍조 등의 생리적 반응이 나타난다.

4 불안장애 종류(DSM-5)

(1) 공황장애(Panic disorder)

① 예기치 못한 공황발작이 반복적으로 발생하는 것이다.

② 최소 1개월 이상 공황발작이 추가적으로 발생할 것을 지속적으로 염려한다든지 또는 의식상실, 심장마비, 미치는 것 등의 공황발작 결과를 걱정한다든지 혹은 발작과 관련하여 현저하게 부적응적인 변화를 보이는 것을 말한다.

③ 공황발작 시 다음 증상 중 4가지 이상의 증상이 나타나야 한다.

㉠ 심계항진
㉡ 호흡곤란
㉢ 어지럼증, 현기증 또는 기절
㉣ 진 전
㉤ 무감각과 감각이상
㉥ 열감 또는 오한
㉦ 흉통 혹은 흉부불편감
㉧ 죽음에 대한 공포
㉨ 미쳐가고 있는 것 같은 공포
㉩ 조절 상실에 대한 공포
㉪ 발 한
㉫ 오 심
㉬ 복부불편감
㉭ 비현실감, 이인증 등

④ 치 료

㉠ 약물치료 : SSRIs, Clomipramine(TCAs), Benzodiazepine 등
㉡ 인지행동치료 : 약물치료와 병용 시 효과적이다.
㉢ 이완요법
㉣ 호흡훈련
㉤ 통찰치료를 시행한다.

(2) 광장공포증(Agoraphobia)

① 광장 등의 넓은 장소나 급히 빠져 나갈 수 없는 장소에 혼자 가는 것이 두려워 피하는 것으로, 대부분 공황장애에서 비롯된다.

② 다음 중 2가지 이상의 경우에서 극심한 공포와 불안을 느끼며, 공포, 불안 회피가 6개월 이상 지속된다.

㉠ 대중교통 이용

㉡ 주차장, 시장과 같이 열린 공간에 있는 것

㉢ 공연장, 영화관처럼 밀폐된 공간에 있는 것

㉣ 줄을 서 있거나 군중 속에 있는 것

㉤ 집 밖에 혼자 있는 것

③ 공황장애가 치료되면 광장공포증이 호전된다.

(3) 범불안장애(Generalized anxiety disorder)

① 일상생활에 장애를 야기하는 만성적 불안으로, 적어도 6개월 간 지속적이고 만연한 불안을 나타낸다.

② 거의 모든 생활 상황(건강, 경제, 직업, 부부적응 문제 등)에 대해 지속적으로 지나치게 걱정하고 불안해하는 경향을 보이며, 근육긴장, 안절부절못함, 수면장애 등의 신체증상을 수반하기도 한다.

③ 정신치료, 약물치료(SSRIs 등), 지지정신치료 등을 병행한다.

(4) 분리불안장애(Separation anxiety disorder)

① 집 또는 애착대상과 분리되는 것에 대한 과도한 공포와 불안으로, 분리 시 아동은 오심, 구토, 복통, 두통 같은 신체적 증상이 나타난다.

② 아동과 청소년은 최소한 4주 이상, 성인은 6개월 이상 지속되어야 하고, 장애가 사회적, 직업적 또는 다른 중요한 기능 영역에서 임상적으로 현저한 고통 혹은 손상을 초래하는 경우 진단할 수 있다.

(5) 선택적 함구증(Selective mutism)

① 말을 할 수 있음에도 특정 상황(학교 등)에서 일관되게 말을 하지 않는 것이다.
② 몸짓, 고개 끄덕임, 머리 흔들기 등으로 의사표시를 한다.
③ 대개 언어능력이 정상이나, 가끔 의사소통장애가 있을 수 있다.

(6) 특정공포증(Specific phobia)

① 공포와 불안이 특정한 대상이나 상황에만 국한되는 것으로, 공포, 불안, 회피반응은 6개월 이상 지속되며, 주로 어린 시절(대부분 10세 이전)에 발생한다.
② 종 류

공포 상황	종 류
높 이	고소공포증(Acrophobia)
물	공수증(Hydrophobia)
폐쇄된 장소	폐쇄공포증(Claustrophobia)
성	성공포증(Genophobia)
성 병	성병공포증(Cypridophobia)
여 성	여성공포증(Gynephobia)
남 성	남성공포증(Androphobia)
동성애	동성공포증(Homophobia)
질 병	질병공포증(Pathophobia)
통 증	통증공포증(Algophobia)
어 둠	암소공포증(Nyctophobia)
죽 음	죽음공포증(Thanatophobia)
혈 액	혈액공포증(Hematophobia)
독	독소공포증(Toxophobia)
먼지, 세균, 오염	오염공포증(Mysophobia)
동 물	동물공포증(Zoophobia)
빛	광선공포증(Photophobia)
무대에 설 때의 두려움	무대공포증(Topophobia)

(7) 사회불안장애(사회공포증, Social anxiety disorder, Social phobia)

사람들 앞에서 혹은 사회적 상황에서 개인이 창피스러움 또는 당혹감을 줄 수 있는 어떤 것을 하게 될 것이라는 계속적인 공포로 인해 회피반응을 보이는 것으로, 다른 사람의 평가에 지나치게 예민하게 반응하여 이와 비슷한 사회적 상황에 놓이게 되면 예외 없이 불안을 느끼고 심하면 공황발작을 하기도 한다.

출제유형문제 최다빈출문제

사람들 앞에서 개인이 창피스러움이나 당혹감을 줄 수 있는 어떤 것을 하게 될 것이라는 공포 때문에 회피반응을 보이는 장애는?

① 반응성 애착장애
❷ 사회불안장애
③ 범불안장애
④ 분리불안장애
⑤ 적응장애

해설
사회불안장애는 다른 사람의 평가에 지나치게 예민하게 반응하여 이와 유사한 사회적 상황에 놓이게 되면 예외 없이 불안을 느끼고 심하면 공황발작을 하기도 한다.

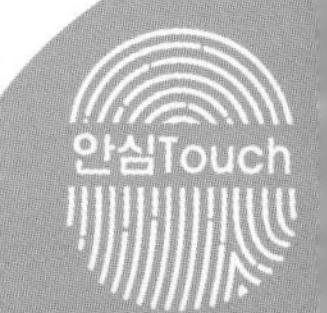

5 간 호

(1) 간호진단

① 불 안
② 두려움
③ 무력감
④ 비효율적 대응
⑤ 신체손상 위험성
⑥ 비효율적인 역할수행
⑦ 사고과정 장애
⑧ 수면양상 장애
⑨ 감각지각 장애
⑩ 사회적 상호작용 장애
⑪ 만성적 자존감 저하
⑫ 상황적 자존감 저하

(2) 간호목표

① 일반적인 간호목표 : 대상자가 건전한 가치관을 개발하도록 돕는다.
② 심한 불안, 공황 : 대상자의 불안을 즉각 감소시키도록 돕는다.
③ 중등도 불안(장기목표) : 대상자가 불안의 원인을 이해하고 이를 조절하는 새로운 방법을 배우도록 돕는다(불안의 인식, 불안에 대한 통찰 및 위협에 대한 대응 포함).

(3) 간호중재

① 중증 불안수준과 공황수준 불안

㉠ 신뢰관계 수립

- 개방적이고 신뢰하는 관계를 형성한다.
- 대상자의 말을 경청하고, 대상자가 자신의 감정(불안, 적개심, 죄책감 등)을 표현하도록 격려한다.
- 의사소통(언어적 · 비언어적)을 통해 대상자의 감정에 대한 인식 및 수용을 전달한다.

ⓛ 대상자 보호
- 대상자를 보호하고 안전을 보장한다.
- 대상자의 대응기전을 공격하지 않고 대상자의 방어를 보호하도록 시도해야 하며, 현재의 대응기전과 연관된 고통을 인정한다(대상자의 방어를 보호하도록 시도한다).

ⓒ 환경변경
- 불안을 유발하는 상황을 확인하고 조절한다.
- 조용하고 침착한 태도로 한계를 설정하고, 환경적 자극을 줄인다.
- 다른 대상자와의 상호작용을 제한하고, 지지적인 신체적 방법(온수목욕, 마사지 등)을 제공한다.

ⓔ 활동격려
- 활동에 흥미를 갖도록 격려한다(파괴적인 대응기전에 사용하는 시간을 제한하고, 생활의 다른 측면에 대한 즐거움과 참여를 높인다).
- 산책, 취미, 운동 등의 신체활동을 제안한다.

ⓜ 투 약
- 벤조디아제핀제제(Xanax, Librium, Tranxene, Valium, Ativan, Serax 등)는 불안장애 치료에 효과적이다.
- 항히스타민제(Benadryl, Atarax)
- Noradrenergic agents(Inderal)
- 항우울제(SSRIs, TCAs, MAOIs) 등을 투여한다.

② 중등도 불안수준

㉠ 불안을 인식하도록 돕는다.

ⓛ 불안에 대한 통찰 : 간호사는 대상자가 불안 증가에 앞서는 상황과 상호작용을 서술하도록 요구해서 통찰을 획득하도록 돕는다.

ⓒ 위협에 대한 대응
- 이전의 대응반응이 적응적이고 건설적이면 그 대응반응을 사용하도록 격려한다.
- 이완훈련, 바이오피드백, 모델링, 역할극, 사회기술훈련 등의 인지행동치료 전략을 시행한다.

ⓔ 이완반응 향상 : 문제해결뿐만 아니라 스트레스와 연관된 정서적 고통을 조절하여 스트레스에 대응할 수 있도록 한다.

③ 공포증 대상자의 비효율적 대응

㉠ 부드러운 목소리로 차분하고 직접적이며 비권위적인 방법으로 접근한다.

ⓛ 간호사-대상자 관계의 초기 단계
- 신뢰감을 형성한다.
- 대상자의 느낌, 염려 등을 있는 그대로 인정하고, 대상자의 공포와 염려를 적극적으로 경청한다.
- 확인된 두려운 대상이나 상황에 노출되지 않게 한다.

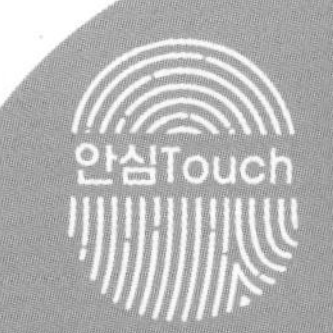

㉢ 공포반응을 논의할 수 있는 대상자
- 확인된 두려운 대상이나 상황에 대한 생리적 반응을 기술하도록 돕는다.
- 대상자가 공포반응을 증가 혹은 감소시키는 요인을 확인하도록 돕는다.
- 이완훈련, 심호흡, 시각적 심상 등의 적응적인 대응기법을 인식하도록 돕고, 적응적 대응전략을 대상자와 함께 연습한다.

㉣ 인지지각기술을 성공적으로 연습한 대상자
- 대상자가 기꺼이하려 하고, 할 수 있다면 안전한 상황에서 두려운 대상에 직면하도록 돕는다.
- 대상자를 두려운 자극에 점진적으로 노출시킨다.

출제유형문제 최다빈출문제

5-1. 8살 아동이 학교에 입학하였으나 엄마와 떨어지는 것에 대해 심한 불안과 공포를 느끼며 구토와 복통의 증상을 보인다. 이에 해당하는 장애는?

① 범불안장애
② 광장공포증
❸ 분리불안장애
④ 주의력결핍 과잉행동장애
⑤ 사회불안장애

해설
분리불안장애는 집이나 애착 대상과 분리되는 것에 대한 과도한 공포와 불안으로 분리 시 아동은 오심, 구토, 복통, 두통 같은 신체적 증상이 나타난다. 아동과 청소년은 최소한 4주 이상, 성인은 6개월 이상 지속되어야 하고, 사회적, 직업적 또는 다른 중요한 기능 영역에서 임상적으로 현저한 고통이나 손상을 초래하는 경우 진단할 수 있다.

5-2. 불안장애로 입원한 35세 김씨는 특별한 이유 없이 불안하고 안절부절못한다고 한다. 이에 대한 가장 적절한 간호는?

① 무시한다.
❷ 자신의 감정을 말로 표현하도록 돕는다.
③ 즉각적으로 항불안제를 투여한다.
④ 가만히 있으라고 한다.
⑤ 아무 일도 없을 것이라고 안심시킨다.

해설
중등도 불안에 대한 간호는 불안을 인식하도록 돕는다. 간호사는 대상자가 불안 증가에 앞서는 상황과 상호작용을 서술하도록 요구함으로써 통찰을 획득하도록 돕는 것 등을 시행한다.

5-3. 불안하여 긴장, 지각감소, 심계항진, 과다호흡, 안절부절못하는 증상이 있는 환자를 오락요법이나 작업요법에 참여시키는 이유로 옳은 것은?

① 불안한 상태라는 것을 인식시키기 위해
② 약물의 중요성을 이해시키기 위해
❸ 긴장을 풀고 관심을 다른 곳으로 돌리기 위해
④ 병원생활을 즐겁게 하기 위해
⑤ 새로운 의사소통 기술을 습득하기 위해

해설
불안한 환자가 오락활동이나 작업요법에 참여하면 긴장을 풀고 관심을 다른 곳으로 돌림으로써 불안을 낮출 수 있다.

4-2 강박 및 관련 장애와 간호

1 강박 및 관련 장애(Obssessive-Compulsive and Related disorders)

(1) 강박의 정의

① 강박장애는 자신의 의지와 무관하게 반복되는 강박적 사고 또는 강박행동이다.
② **강박사고** : 침투적, 반복적으로 떠오르며 지속적인 사고, 충동 혹은 심상
③ **강박행동** : 강박사고에 의해 혹은 완고하게 따르는 규칙에 의해 일어나는 자동적인 반복적 행동이나 심리 내적인 행위

(2) 강박 및 관련 장애 종류(DSM-5)

① **강박장애(Obsessive-compulsive disorder)**
㉠ 강박사고와 강박행위가 불합리하다는 것을 인식하면서도 끊임없이 지속한다.
㉡ 불안에 대한 방어기제(취소, 반동형성, 격리)
㉢ 강박장애 대상자에게서 청결벽과 공격성을 많이 볼 수 있다.
㉣ 행동 특성
- 어떤 하나의 생각이나 충동이 지속적으로 완고하게 의식으로 침범하듯이 나타나며, 이때 불안 또는 두려움이 수반되어 이를 막기 위한 수단을 취하게 된다.
- 대상자는 강박증상이 불합리하고 어리석은 것으로 인식한다.

㉤ 강박사고 : 흔한 강박사고는 폭력, 오염, 의심에 대한 생각이다. 예를 들어 다른 사람과 악수한 후 오염되었다고 하는 사고, 외출할 때 문을 잠그고 확인하고 나왔음에도 잠그지 않고 나왔다는 의심 등이 있다.
㉥ 강박행동 : 손 씻기, 정리정돈하기 같은 반복적 행동 또는 숫자세기, 속으로 단어 반복하기 같은 심리내적인 행위로서, 강박사고에 대한 반응이거나 혹은 엄격한 규칙에 따라 수행한다.

② **신체이형장애(Body dysmorphic disorder)** : 정상적인 용모를 지닌 사람이 자신의 용모에 이형, 결손 등의 문제가 있다고 보는 생각 혹은 사소한 외모 문제를 과장되게 변형된 것으로 보는 생각 등에 집착해 있다.
③ **수집광(Hoarding disorder)** : 과도하게 물건을 습득하는 양상을 보이며, 소유물의 실제 가치와 상관없이 계속해서 버리지 못하는 행동을 보인다.
④ **발모광(Trichotillomania, 털뽑기장애)** : 자신의 털을 뽑으려는 충동을 억제하지 못하는 것으로 두피에 불완전한 탈모증을 보인다.
⑤ **피부뜯기장애(Excoriation disorder)** : 자신의 피부를 계속해서 반복적으로 뜯어내는 행동을 보이고, 그로 인해 피부 병변을 유발한다.

(3) 행동 특성

① 오염, 의심 등에 대한 비합리적이고 되풀이되는 생각을 표현한다.
② 강박사고에 의해 생기는 불안에 반응하여 반복적 상동증적 의식(충동적 행동)을 보인다
(예 손이 갈라지고 상처가 생길 때까지 계속 손을 씻는 행동을 하는 것 등).
③ 충동적 의식적 행동에 많은 시간이 사용되어 일상생활 활동을 완수하는데 어려움이 있다.
④ 반복적인 사고, 심상 등의 침입을 막을 수 없다고 말한다.

출제유형문제 최다빈출문제

다음 중 강박행동으로 볼 수 있는 것은?

㉠ 다른 사람과 악수를 할 때마다 손을 씻는다. ㉡ 매일 아침 5시에 항상 5번 기도를 한다. ㉢ 물건을 잃어버리는 것이 두려워서 모든 서류를 차곡차곡 모은다. ㉣ 외출 시 문을 잠그고 확인했음에도 다시 집으로 돌아와 확인한다.

① ㉠, ㉡, ㉢
② ㉠, ㉢
③ ㉡, ㉣
④ ㉣
❺ ㉠, ㉡, ㉢, ㉣

해설
강박행동은 손 씻기, 정리정돈 같은 반복적 행동 또는 숫자세기, 속으로 단어 반복하기 같은 심리내적인 행위로서, 강박사고에 대한 반응이거나 혹은 엄격한 규칙에 따라 수행한다.

2 치료 및 간호

(1) 치 료

① **약물치료** : SSRIs, Clomipramine(TCAs) 등을 투여한다.
② **행동치료** : 노출 및 반응억제 프로그램, 홍수법, 탈감작, 혐오조건화 등을 시행한다.
③ 인지행동치료, 가족치료, 정신분석, 전기경련요법 등을 시행한다.

(2) 간 호

① 간호진단
㉠ 불 안
㉡ 피 로
㉢ 두려움
㉣ 무력감
㉤ 상황적 자존감 저하
㉥ 자아정체성 손상
㉦ 비효과적 대처
㉧ 사회적 상호작용 장애
㉨ 신체상 손상
㉩ 피부통합성 장애 위험

② 간호목표(장기목표)
㉠ 대상자는 과도한 강박사고와 강박행동 없이 스트레스에 대처한다.
㉡ 대상자는 문제해결이 성취될 수 있을 정도의 불안을 유지한다.
㉢ 대상자는 자존감을 발달시킨다.

③ 간호중재
㉠ 치료적 환경에서 대상자를 수용하는 분위기를 제공한다.
㉡ 부드러운 목소리로 조용하고 직접적이며 비권위적으로 대한다.
㉢ 강박적 · 의식적 행동을 비웃거나 비판하지 않는다.
㉣ 의식(Rituals)에 집중하지 말고, 의식적 · 강박적 행동이 위험하지 않은 경우 그 행동을 수행할 시간을 허락한다.
㉤ 스트레스 감소 전략(심호흡, 이완훈련, 인지기법, 행동수정 등)을 교육한다.
㉥ 가능할 때 대상자를 건설적인 활동(장기, 도미노놀이 등)에 참여한다.
㉦ 신체건강을 유지하도록 돕는다.

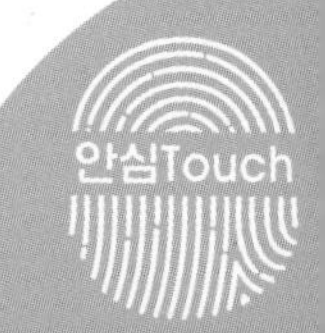

ⓞ 간호사는 대상자가 수용할 수 없는 행동을 제한하는 효율적인 대처기술의 발달을 돕고 문제를 해결할 수 있는 새로운 방법을 발견하도록 돕는다(예를 들어 간호사는 대상자가 하루에 강박적 행동을 수행하는 횟수제한 및 그 횟수를 더 줄이도록 돕고, 그 횟수가 줄면서 발생하는 문제나 다른 감정에 집중하도록 돕는다).

ⓩ 대상자가 의미 있는 활동에 참여하거나 의식적 행동을 관리하기 위해 배운 전략을 사용하는 경우 칭찬한다.

출제유형문제 최다빈출문제

2-1. 손을 자주 씻는 강박장애 환자의 간호중재로 적절한 것은?

① 손을 씻지 못하도록 수도꼭지를 잠근다.
❷ 긴장을 해소할 수 있도록 손을 씻게 내버려 둔다.
③ 손을 자주 씻는 행위로 인해 발생 가능한 신체 문제에 대해 설명한다.
④ 손을 자주 씻는 행위가 언제부터 시작되었는지를 물어본다.
⑤ 잘못된 행동임을 반복적으로 설명한다.

해설
강박장애의 강박적 · 의식적 행동을 비웃거나 비판하지 않고, 의식적 · 강박적 행동이 위험하지 않은 경우 그 행동을 수행할 시간을 허락한다.

2-2. 손 씻기와 숫자세기를 지나치게 반복하는 환자의 불안에 대한 방어기제는?

① 억압, 합리화, 투사
② 억제, 보상, 승화
❸ 취소, 격리, 반동형성
④ 억압, 전치, 저항
⑤ 투사, 해리, 억제

해설
강박장애는 강박사고와 강박행위가 불합리하다는 것을 인식하면서도 끊임없이 지속하는 것으로, 불안에 대한 방어기제는 취소, 반동형성, 격리이다.

2-3. 강박장애 대상자의 특성으로 옳은 것은?

ㄱ 많은 시간이 충동적 · 의식적 행동에 쓰이므로 일상생활 활동을 완수하는데 어려움이 있다.
ㄴ 강박사고와 강박행위가 불합리함을 인식하지만 끊임없이 지속하게 된다.
ㄷ 폭력, 오염이나 의심 등에 대한 비합리적이고 되풀이되는 생각을 표현한다.
ㄹ 강박적 사고는 타인의 논리적 설득으로 수정이 가능하다.

❶ ㄱ, ㄴ, ㄷ
② ㄱ, ㄷ
③ ㄴ, ㄹ
④ ㄹ
⑤ ㄱ, ㄴ, ㄷ, ㄹ

해설
강박장애는 강박사고와 강박행위가 불합리함을 인식하지만 끊임없이 지속하게 되는 것으로 폭력, 오염이나 의심 등에 대한 비합리적이고 되풀이되는 생각을 표현하며, 많은 시간이 충동적 · 의식적 행동에 쓰이므로 일상생활 활동을 완수하는데 어려움이 있다.

4-3 외상 및 스트레스 관련 장애와 간호

1 외상 및 스트레스 관련 장애

(1) 정 의

외상 후 스트레스 장애는 심리적 안녕을 위협하는 사건을 경험했거나 혹은 다른 사람에게 일어난 것을 목격한 경우 심각한 정신적 후유증(재경험, 감정회피 및 둔마, 과각성 등)과 그로 인한 사회적, 직업적, 기능적 손상이 유발되는 것으로, 불안, 우울감, 인지기능 저하 등이 수반되어 매우 큰 주관적 고통을 겪는다.

(2) 원 인

① **취약성 및 저항성** : 과거력(우울증, 불안장애, 외상 후 스트레스 장애), 부모와의 애착파괴, 아동기 외상 병력, 외상 후 요인(사회적 지지망, 경제적 자원 등)이 복합적으로 작용하여 영향을 준다.

② **생물학적 병태생리** : 외상 자극에 대해 생리반응의 고양, 노르아드레날린계 증가, 세로토닌계 조절 이상, 편도(Amygdala) 및 대상(Cingulate)의 과잉활동 및 전전두엽 및 브로카 영역을 중심으로 한 피질의 과소 반응성 등이 특징적으로 나타난다.

③ **정신 사회적 요인** : 스트레스 또는 외상이 소아기의 미해결된 무의식적 갈등을 불러일으킨다고 본다.

(3) 종류(DSM-5)

① 외상 후 스트레스 장애(Posttraumatic stress disorder, PTSD)

㉠ 교통사고, 항공사고, 홍수, 폭풍, 강간, 전쟁 등 심각하게 생명이 위협되는 상황을 경험한 후 나타나는 인격장애를 말하는 것으로, 외상성 사건 후 적어도 1개월 이상 증상이 지속되어야 하고 일상생활 기능에 중요한 장애가 발생해야 한다.

㉡ 증 상

- 재경험 : 반복적으로 의식에 침습하는 외상사건에 대한 두려운 반복 경험이 발생하고, 이는 분노, 슬픔, 고통스러움, 죄책감 등을 느끼게 한다.
- 회피 및 감정적 둔화 : 외상 사건에 대해 말하는 것을 거부하고, 외상 사건을 상기시킬 만한 활동, 장소, 사람 등과의 접촉을 피한다.
- 과도각성 : 수면장애, 경련, 악몽, 기억곤란, 과도경계, 사소한 자극에 대한 과민반응, 신체증상(스트레스호르몬 증가, 혈압상승, 심박동증가, 호흡항진 등)의 증상이 나타날 수 있다.

② 급성 스트레스장애(Acute stress disorder, ASD)

㉠ 외상성 사건에 노출된 후 4주 이내에 증상이 시작되고, 증상은 3일 이후 1달 이내로 지속된다(증상이 1개월 이상 지속 시 외상 후 스트레스 장애로 진단).

㉡ 집중력장애, 수면장애, 업무에 주의를 기울이는데 어려움 또는 일상 사건을 기억하는데 어려움 등의 증상이 나타난다.

③ 반응성 애착장애(Reactive attachment disorder)

㉠ 5세 이전에 대부분의 상황에서 심하게 손상되고 발달적으로 부적절한 사회적 관계 형성이 시작된다.

㉡ 낯선 사람에 대한 지나친 친근감을 보이고 애착대상을 선택하지 못하며, 소아는 양육자에 대해 접근, 회피가 혼합된 태도로 반응하고 안락감에 저항하며 냉정하게 경계한다.

㉢ 소아의 기본적인 감정적 욕구(안락함, 애정 등)와 신체적 욕구를 지속적으로 방치하거나, 돌보는 사람이 반복적으로 바뀌면서 안정된 애착형성을 저해하는 요인이 적어도 1개 항목에서 확인된다.

④ 적응장애(Adjustment disorder)

㉠ 신체질환, 대인관계, 경제적 어려움 등에서 유발된 스트레스 후 감정적 증상(불안, 우울 등)이나 문제 행동을 보이는 경우 의심할 수 있다.

㉡ 증상은 스트레스 후 3개월 이내 발생하고, 스트레스가 없어진 후 6개월 이내에 없어진다.

출제유형문제 최다빈출문제

김씨는 고속도로에서 교통사고를 목격한 후 집에 돌아와서도 교통사고 장면이 떠오르고 집중력장애, 수면장애가 있어 2주 정도 출근을 할 수 없었다. 김씨에게 내릴 수 있는 의학적 진단은?

① 범불안장애
❷ 급성 스트레스장애
③ 반응성 애착장애
④ 강박장애
⑤ 양극성장애

해설

급성 스트레스장애는 외상성 사건에 노출된 후 4주 이내에 집중력장애, 수면장애, 업무에 주의를 기울이는데 어려움 또는 일상 사건을 기억하는데 어려움 등의 증상이 나타나 3일 이후에서 1달 이내로 지속된다.

2 치료 및 간호

(1) 치 료

① **약물치료** : 항우울제(SSRIs, TCAs, MAOIs), 항불안제(Benzodiazepine) 등을 투여한다.

② **인지행동치료** : 느리고 깊은 호흡 기법, 이완훈련, 탈감작, 인지치료, 안구운동 민감 소실 및 재처리법(Eye movement desensitization reprocessing, EMDR ; 불안한 상황을 생각할 때 눈을 빨리 움직이면 불안이 감소) 등을 시행한다.

(2) 간 호

① 간호진단

㉠ 불 안

㉡ 공 포

㉢ 절망감

㉣ 무력감

㉤ 수면장애

㉥ 만성적 자아존중감 저하

㉦ 자가돌봄 결핍

㉧ 비효율적 대응

㉨ 자살위험성

㉩ 사회적 고립

㉪ 외상 후 증후군

② 기대되는 결과

㉠ 대상자는 불안을 관리할 수 있다.

㉡ 대상자는 향상된 자존감을 보인다.

㉢ 대상자는 향상된 대처능력을 보인다.

③ 간호중재

㉠ 치료적 관계 형성 및 신뢰관계 형성

- 수용과 공감을 통해 치료적 관계를 확립하고, 대상자의 불안 정도를 사정한다.
- 외상사건에 대한 반추와 세부사항을 적극적으로 경청한다(조사하지 않는다).
- 대상자에게 고통을 주는 무력감, 외상사건의 특정영역 등을 대상자가 확인하도록 격려한다.
- 대상자의 환경 내에서 의사소통 및 상호작용을 하도록 격려한다.
- 어떻게 생각하고 행동해야 하는지 등을 대상자에게 지시하는 진술은 피한다.
- 위생, 옷차림, 영양, 휴식 등 기본적인 욕구를 돕는다.

㉡ 대처기술 증진
- 대상자에게 새로운 관점을 제공하여 외상 사건을 객관적으로 지각하도록 돕는다.
- 인지행동치료전략(이완훈련, 인지치료, 탈감작, 주장행동 등)을 교육한다.
- 대상자가 불안을 관리하고 외상 후 스트레스 반응을 낮추기 위해 학습된 전략을 사용하는 경우 현실적인 피드백과 칭찬을 제공한다.

출제유형문제 최다빈출문제

2-1. 50세 이씨는 아파트 공사장에서 일하던 중 갑자기 아파트가 붕괴되어 건물 더미에 깔려 3일을 지낸 뒤 구조되었다. 그 후 사고 장면이 떠올라 잘 놀라고 고통스러움을 느끼며, 기억력 감퇴, 피로, 두통, 수면장애 등의 증상이 2달 이상 지속되고 있다. 이씨의 진단으로 적절한 것은?

① 공황장애
② 사회불안장애
❸ 외상 후 스트레스 장애
④ 범불안장애
⑤ 적응장애

해설
외상 후 스트레스 장애는 교통사고, 항공사고, 홍수, 폭풍, 강간, 전쟁 등 심각하게 생명에 위협되는 상황을 경험한 후 나타나는 인격 장애로서 재경험, 회피 및 감정적 둔화, 과도각성 등의 증상이 나타난다.

2-2. 반응성 애착장애의 특성으로 옳은 것은?

① 5세 이후 적절하지 않은 사회적 관계 형성이 시작된다.
❷ 낯선 사람에게 지나친 친근감을 보인다.
③ 반복적으로 손 씻는 행동을 한다.
④ 지나치게 많이 움직이고 가만히 앉아 있지 못한다.
⑤ 상동적인 행동과 반향언어를 사용한다.

해설
반응성 애착장애는 대부분의 상황에서 심하게 손상되고 발달적으로 부적절한 사회적 관계 형성이 5세 이전에 시작되며, 낯선 사람에 대한 지나친 친근감을 보이고 애착대상을 선택하지 못하며, 소아는 양육자에 대해 접근, 회피가 혼합된 태도로 반응하고 안락감에 저항하고 냉정하게 경계한다.

제 5 장

신체증상 및 관련 장애
(Somatic Symptom and Related Disorders)

1 신체증상 및 관련 장애의 정의 및 원인

(1) 정 의

다양한 신체 증상이나 징후를 보이나, 명백한 병리적 소견이 없고 병태생리가 뚜렷하게 드러나지 않으며, 심리적 요인이 우세하게 작용하여 신체 증상이 나타나는 장애를 말한다.

(2) 원 인

① 생물학적 원인

㉠ 신체증상장애 : 신체감각 정보의 그릇된 지각과 평가에 기인하며, 체내 면역계의 전령물질(사이토킨계)의 비정상적인 조절이 신체증상과 관련 있다는 연구가 있다.

㉡ 전환장애 : 대뇌피질과 망상체 사이에 정보교류의 피드백에 이상이 생겨 감각운동에 대한 정보 차단 및 마비현상이 나타날 수 있다(중추신경계 장애로 추정).

㉢ 유전적 요인이 고려된다.

- 신체증상장애 : 가족이환율 10~20%, 일란성 쌍생아에서 높은 발병 일치율
- 전환장애 : 가족이환율이 높고 일란성 쌍생아에서 높은 발병률

② 심리학적 요인

㉠ 신체증상 장애 환자는 스트레스, 불안, 갈등을 내재화하고, 이런 감정을 신체증상으로 표현하는데, 이는 무의식적인 방어기제여서 의식 수준에서 조절할 수 없다.

㉡ 정서적 스트레스나 갈등상황에서는 신체증상이 더 심해진다.

㉢ 신체증상은 1차, 2차 이득을 통해 대상자의 관심과 만족의 욕구를 충족시킨다.

③ 사회적 요인 : 문화적, 인종적, 사회적 특성 등이 신체증상장애의 증상표현과 관련이 있다.

④ 가정환경적 요인 : 가족 간의 대화가 감정의 표현을 억압, 단절, 갈등을 유발하는 경우 갈등이 신체증상으로 표현될 수 있다.

(3) 행동 특성

① 복합적인 신체증상을 호소한다.

② 증상이 다양하고 연관성이 없으며 극적으로 나타나고, 증상호소는 매우 유동적이며 모호하다.

③ 의학적 치료로 잘 호전되지 않는다.

④ 신경증적 증상(우울, 불안, 불면 등)을 동반한다.

⑤ 신체증상이 심인성이라는 점을 쉽게 받아들이지 못한다.

⑥ 환자 역할을 하여 곤란한 상황에서 벗어나려 한다.

출제유형문제 최다빈출문제

'신체증상 및 관련 장애' 환자들의 행동 특성으로 옳지 않은 것은?

① 다양한 조직과 관련된 복합적인 신체증상을 호소한다.

② 증상에 대한 기질적인 증거를 발견할 수 없다.

③ 신체증상이 심인성이라는 점을 쉽사리 납득하지 못한다.

❹ 의학적 치료로 잘 호전된다.

⑤ 증상이 다양하고 연관성이 없으며 극적으로 나타난다.

해설

'신체증상 및 관련 장애' 환자들의 행동 특성은 다양한 조직과 관련된 복합적인 신체증상을 호소하며, 증상이 다양하고 연관성이 없으며 극적으로 나타나고, 증상호소는 매우 유동적이며 모호하다. 의학적 치료로 잘 호전되지 않고, 증상에 대한 기질적인 증거를 발견할 수 없다. 신체증상이 심인성이라는 점을 쉽사리 납득하지 못하며, 치료를 위해 병원, 약국 등을 전전한다.

2 신체증상 및 관련 장애 종류(DSM-5)

(1) 신체증상장애(Somatic symptom disorder)

① 정신적 · 사회적 스트레스나 갈등이 여러 만성적이고 복합적인 신체증상으로 나타나는 장애이다(과거 히스테리, 브리케 증후군으로 불리었다).
② 신경계 증상, 위장 및 심폐기계 증상, 여성생식기계 기능 장애 등 다양한 증상을 호소한다.
③ 만성적이고 재발이 빈번하며, 10대 후반에서 30대까지 호발하고, 여성에게 많다.
④ 사회적으로 하위계층, 낮은 교육수준, 가난한 계층에 많다.
⑤ 신체증상을 진단 받기 위해 에너지를 고갈한 다음에야 정신과를 방문한다('Doctor Shopping' 양상을 보인다).
⑥ 신체적 증상은 책임 회피 및 타인의 관심을 받기 위한 것으로 개인적인 관심, 책임회피, 금전적 보상 등의 이차적 이득을 초래한다.

(2) 전환장애(Conversion disorder)

① 실제 신체적 질병 없이 무의식적인 정신내적 갈등이 감각기관이나 수의적 운동의 극적인 기능상실(신경계 증상)이 나타나는 것으로, 운동장애(이상운동, 마비), 감각장애가 많이 나타난다.
② 이 득
㉠ 1차적 이득 : 자신의 내적 긴장 완화
㉡ 2차적 이득 : 원하지 않는 상황에 대한 회피, 주위 환경으로부터의 관심과 보호, 사회적인 책임회피, 자신의 욕구충족을 위한 타인 조종 등
③ 만족스러운 무관심(La belle indifference) : 증상이 있음에도 불구하고 증상을 걱정하지 않고 무관심한 태도를 보이는 것
④ 낮은 경제상태나 교육수준, 전쟁터 등과 같은 상황에서 빈도가 높아진다.

(3) 질병불안장애(Illness anxiety disorder)

① 신체적 징후나 감각을 비현실적으로 부정확하게 인식해서 심한 병에 걸렸다는 집착과 공포로 인해 사회생활, 직업생활에 장애가 있는 상태를 말한다.
② 타인에 대한 공격심이나 증오가 신체적 호소로 전이된 것이고 죄책감, 자기비하가 심해 신체적 고통이 속죄의 수단이 된다.
③ 환자 역할을 함으로써 곤란한 상황 모면, 사회적 책임 및 의무의 도피처가 된다.

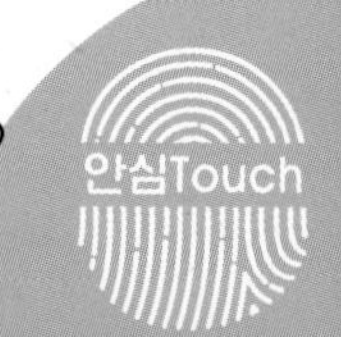

(4) 인위성장애(Factitious disorder)

① 분명한 속임수와 관련되어 자신이나 타인의 의학적 또는 심리학적 징후와 증상을 허위로 꾸며내는 것으로, 분명한 외적 보상이 없는 상황에서 질병이나 부상의 징후나 증상을 거짓으로 꾸며내고 모방한다.

② 신체증상이 그럴듯하며, 여러 번 입원한다(뮌하우젠 증후군이라고도 한다).

③ 스스로에게 부상을 입히거나 자신이나 다른 사람에게 질병을 유도하거나 질병이나 비정상적인 결과를 유도하기 위해 물질을 삼키는 등의 행동을 보인다.

(5) 기타 신체 증상 및 관련 장애

달리 명시된 신체증상 및 관련장애(Other specified somatic symptom and Related disorder)로, 단기 신체증상장애, 단기 질병불안장애, 과도한 건강 연관 행동이 나타나지 않는 질병불안장애, 상상임신이 해당된다.

출제유형문제 최다빈출문제

회사 동료와의 마찰로 어려움을 겪고 있는 여성이 출근을 하자마자 갑자기 귀가 들리지 않는다고 하여 진료를 받았으나 별다른 이상이 없다고 한다. 이 여성이 증상을 통해 얻고자 하는 2차적 이득으로 옳은 것은?

㉠ 주위 환경으로부터의 관심과 보호
㉡ 자신의 욕구충족을 위한 타인 조종
㉢ 사회적인 책임회피
㉣ 갈등으로 인한 긴장 완화

❶ ㉠, ㉡, ㉢
② ㉠, ㉢
③ ㉡, ㉣
④ ㉣
⑤ ㉠, ㉡, ㉢, ㉣

해설
전환장애는 실제 신체적 질병 없이 무의식적인 정신내적 갈등이 감각기관이나 수의적 운동의 극적인 기능상실(신경계 증상)이 나타나는 것으로, 운동장애(이상운동, 마비), 감각장애가 많이 나타나며, 그로 인해 1차적 이득(자신의 내적 긴장을 풀게 됨), 2차적 이득(원하지 않는 상황에 대한 회피, 주위 환경으로부터의 관심과 보호, 사회적인 책임회피, 자신의 욕구충족을 위한 타인조종 등)이 있다.

3 간 호

(1) 간호진단

① 불 안
② 두려움
③ 절망감
④ 무력감
⑤ 비효과적인 대처
⑥ 자존감 저하
⑦ 자가간호 결핍
⑧ 신체상장애
⑨ 만성통증

(2) 간호목표

대상자는 불안의 처리 방법으로 신체적 증상으로 처리하기보다는 건전한 대응전략을 이용할 수 있도록 한다.

(3) 간호중재

① 대상자가 자신의 느낌과 생각을 말할 수 있도록 돕고, 대상자의 감정을 수용한다.
② 신체적 증상이나 기능장애에 초점을 맞추거나 강조하지 말고, 대상자의 두려움과 불안에 대한 언어적 표현을 격려한다.
③ 신체증상이 감정표현의 하나라는 것을 이해하고, 신체질환을 인정하는 태도를 보이지 않으며, 호소하는 신체증상을 무시하지 않는다.
④ 분명한 용어로 현재의 건강검진결과와 진단을 알려 주고, 모든 치료팀은 대상자의 최근 검사결과를 알고 똑같은 정보를 제공함으로써 대상자가 확고하게 신뢰하도록 한다.
⑤ 증상은 있지만, 병리적 질병이 없다는 점을 이해시킨다.
⑥ 스트레스를 줄이고 이완을 도모할 수 있는 대처법을 교육한다.
⑦ 대상자가 기능적인 독립성을 나타내는 경우 지지하고 격려한다.
⑧ 우울증을 동반한 경우 SSRI계 항우울제를 투여한다.

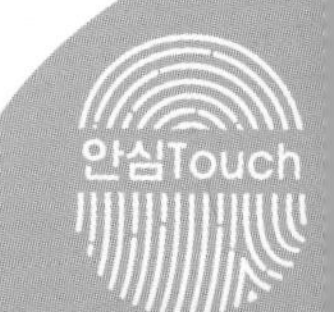

출제유형문제 최다빈출문제

3-1. 전환장애 환자의 간호로 옳은 것은?

㉠ 환자의 감정을 수용한다.
㉡ 환자의 두려움과 불안에 대한 언어적 표현을 격려한다.
㉢ 신체질환을 인정하는 태도를 보이지 않는다.
㉣ 환자의 기능장애에 대해 계속 물어 본다.

❶ ㉠, ㉡, ㉢
② ㉠, ㉢
③ ㉡, ㉣
④ ㉣
⑤ ㉠, ㉡, ㉢, ㉣

해설
전환장애 환자의 감정을 수용하고, 두려움과 불안에 대한 언어적 표현을 격려한다. 신체증상이 감정표현의 하나라는 것을 이해하고, 신체질환을 인정하는 태도를 보이지 않는다.

3-2. 심장이 뛰지 않는다고 계속 호소하며 매시간 맥박을 측정해 달라고 요구하는 대상자의 간호중재는?

① 아무런 이상이 없음을 강조하여 말한다.
❷ 맥박 측정 후 정상맥박임을 말해 주고 매시간 측정하지 않는다.
③ 심장이 뛰고 있다고 강조하여 말한다.
④ 대상자를 피한다.
⑤ 증상을 자주 물어보며 관심을 보인다.

해설
대상자가 호소하는 신체증상을 무시하지 않고 신체질환을 인정하는 태도를 보이지 않으며, 신체적 증상이나 기능장애에 초점을 맞추거나 강조하지 않는다.

3-3. 육상선수가 올림픽을 앞두고 갑자기 다리가 마비되는 증상이 있어 진료를 받았으나 별다른 이상 소견은 없다고 한다. 이 대상자를 위한 간호중재는?

① 원인을 찾을 때까지 정밀검사를 받도록 한다.
② 신체적 호소에 대한 문제를 토론한다.
③ 꾀병임을 인식시킨다.
④ 증상의 원인을 찾고 그에 따른 치료가 반드시 필요함을 설명한다.
❺ 올림픽에 대한 느낌이나 부담을 말로 표현하도록 격려한다.

해설
간호사는 전환장애 대상자가 자신의 생각과 느낌을 말할 수 있도록 돕고, 신체적 증상이나 기능장애에 초점을 맞추거나 강조하지 말고 대상자의 두려움과 불안에 대한 언어적 표현을 격려한다.

제 6 장

해리장애
(Dissociated disorder)

1 해리장애의 정의, 원인, 행동특성

(1) 정 의

기억, 의식, 정체성이나 환경의 지각에서 평소 통합된 기능이 단절되어 이들 기능의 일부가 변화되거나 상실된 것이다.

(2) 원 인

① **심리적 원인** : 아동기 경험한 학대(성적, 신체적 학대 등)에 대한 방어기제가 해리현상의 역동적 원인으로, 환자는 해리를 통해 외상이 나타난 현장으로부터 격리되고 그 외상경험을 인생 전체의 상황에서 마음으로 정리하는 것을 연기하는 것이다.

② **생물학적 원인** : 해리장애 환자에게서 해마 위축, 대뇌피질의 회백질 감소, 담창구와 조가비핵의 확장 등이 확인된다.

(3) 행동 특성

① 건망증적 행동, 이인증
② 지남력장애, 혼동과 방황 등이 동반되는 기억장애
③ 자신의 인식이나 경험, 자아경계, 외부세계에 대한 감각장애
④ 지속적이고 반복적인 지각 변화로 현실감각 상실
⑤ 지각 변화로 자기 신체의 특정 부위를 자신의 것이 아니라고 느끼거나 신체에서 분리된 것 같이 정신기능이나 감정경험이 자신의 것이 아니라는 느끼는 것 등

출제유형문제 최다빈출문제

해리장애의 행동 특성으로 적절한 것은?

㉠ 기억장애	㉡ 감각장애
㉢ 지남력장애	㉣ 현실감각 상실

① ㉠, ㉡, ㉢
② ㉠, ㉢
③ ㉡, ㉣
④ ㉣
⑤ ㉠, ㉡, ㉢, ㉣

해설
해리장애의 행동 특성은 건망증적 행동, 이인증, 지남력장애, 혼동과 방황 등이 동반되는 여러 형태의 기억장애, 감각장애, 지속적이고 반복적인 지각 변화로 현실감각 상실, 지각 변화로 자기 신체의 특정 부위를 자신의 것이 아니라고 느끼거나 신체에서 분리된 것 같이 정신기능이나 감정경험이 자신의 것이 아니라는 느끼는 것 등이 있다.

2 종류(DSM-5)

(1) 해리성 정체성 장애(Dissociative identity disorder)

한 사람이 둘 또는 그 이상의 인격을 가지고 있다가 어떤 계기로 인격의 변화가 와서 평소와 또 다른 인격이 그 사람의 행동을 지배하는 것으로, 급격히 나타나고 극적이며, 환청이나 환시를 경험할 수 있어서 조현병으로 오인되기도 한다.

(2) 해리성 기억상실(Dissociative amnesia)

① 과거 심인성 기억상실로 불렸던 장애로, 기억상실이 있다.

② 환자는 기억상실이 있다는 것을 알면서도 걱정하지 않고 무관심한 경우가 많다.

③ 증상은 갑자기 나타나고 일시적으로 지속되다가 갑자기 회복되며 재발은 드물다.

④ 해리성 둔주(Dissociative fugue) 증상

㉠ 해리성 기억상실에 동반되어 나타날 수 있는 증상으로, 자신의 정체성(과거, 이름, 신분, 직업 등)에 대한 기억을 상실하여 가정이나 직장을 떠나 방황하거나 또는 필요하지 않는 여행을 하기도 한다.

㉡ 재해, 전쟁, 상실, 실패 등이 유발인자로 작용하고, 대부분 증상이 자연 소실되며, 둔주 기간 동안의 일은 대부분 기억하지 못한다.

(3) 이인성/비현실감 장애(Depersonalization/Derealization disorder)

① 증 상

㉠ 이인증(자기지각변화) : 자기 자신이 변화한 것처럼 느껴진다(예 '자신이 기계 같다', '몸의 특정 부위가 자신의 신체 부위가 아닌 것처럼 느껴진다').

㉡ 비현실감(외계지각변화) : 외부 세계가 달라졌다고 느껴진다(예 늘 대하던 사람이나 사물이 낯설다든지 또는 달라졌다고 느껴진다).

② 현실검증력은 유지된다.

(4) 기타 해리장애

① 해리성 황홀경, 해리성 혼미 또는 혼수, 갠서증후군 등이 있다.

② 갠서증후군

㉠ 교도소 죄수나 재판 중에 있는 사람에게서 흔히 볼 수 있는 것으로, 특징은 어떤 사물에 대한 질문에 비슷한 대답(예를 들어 가위를 보여 주면 칼이라고 대답)하며, 꾀병과 감별하기 힘들다.

㉡ 갑자기 회복되고 당시 상황에 대해 기억이 없다고 한다.

출제유형문제 최다빈출문제

2-1. 자기 자신이 변화한 것처럼 느껴지거나 외부 세계가 달라졌다고 느껴지는 증상이 있는 장애는?

❶ 이인성/비현실감 장애
② 갠서증후군
③ 해리성 기억상실
④ 해리성 정체성 장애
⑤ 인위성장애

해설
이인성/비현실감 장애는 이인증(자기 자신이 변화한 것처럼 느껴지는 것), 비현실감(외부 세계가 달라졌다고 느껴지는 것) 증상이 있고, 현실검증력은 유지된다.

2-2. 교도소 죄수나 재판 중에 있는 사람이 어떤 사물에 대한 질문에 비슷한 대답을 하는 장애는?

① 해리성 정체성 장애
② 해리성 기억상실
❸ 갠서증후군
④ 해리성 둔주
⑤ 이인성/비현실감 장애

해설
갠서증후군은 교도소 죄수나 재판 중에 있는 사람에게서 흔히 볼 수 있는 것으로 특징은 어떤 사물에 대한 질문에 비슷한 대답을 하며, 꾀병과 감별하기 힘들며, 갑자기 회복되고 당시 상황에 대해 기억이 없다고 한다.

3 간 호

(1) 간호진단

① 불 안
② 두려움
③ 비효율적 대응
④ 비효과적 역할수행
⑤ 정체성장애
⑥ 감각지각장애
⑦ 자해위험성

(2) 간호목표

① **해리성 정체성 장애 간호목적** : 감정의 치유 및 표현, 자아 재통합, 부적응적인 행동을 다루기 위한 새로운 대처기술 학습
② **장기적 목표** : 대상자는 자신의 감정통제를 느낀다.

(3) 간호중재

① 안전하고 무비판적인 환경을 제공한다.
② 해리증상이 나타날 때 함께 있어 준다(안전, 안정감을 갖게 한다).
③ 스트레스가 심하거나 고통스러운 상황에 대해서 대화하고 그와 관련된 감정을 탐색하도록 격려한다.
④ 사건의 선행일지를 작성하거나 감정을 조절할 수 있는 계획을 세우는 것은 유용하다.
⑤ 대상자를 지지해 줄 수 있는 연락이 가능한 사람들의 명단을 수집한다.
⑥ 환경치료, 예술치료, 집단치료, 약물치료(항불안제 등) 등을 시행한다.
⑦ 과거 스트레스 사건과 감정, 스트레스 대응 방법을 확인하여 평가해 보고, 적응적인 스트레스 대응기술을 함께 모색한다.

출제유형문제 최다빈출문제

3-1. 한 사람이 둘 또는 그 이상의 인격을 가지고 있다가 어떤 계기로 인격의 변화가 와서 평소와 또 다른 인격이 그 사람의 행동을 지배하는 장애는?

① 해리성 기억상실
② 해리성 둔주
❸ 해리성 정체성 장애
④ 해리성 혼미
⑤ 해리성 황홀경

해설
해리성 정체성 장애는 급격히 나타나고 극적이며, 환청이나 환시를 경험할 수 있어서 조현병으로 오인되기도 한다.

3-2. 해리성 기억상실에 동반되어 나타날 수 있는 증상으로 자신의 과거, 이름, 직업과 같은 정체성에 대한 기억을 상실하여 가정이나 직장을 떠나 방황하거나 필요하지 않는 여행을 하기도 하는 증상은?

❶ 해리성 둔주
② 인위성장애
③ 전환장애
④ 신체증상장애
⑤ 갠서증후군

해설
해리성 둔주 증상은 해리성 기억상실에 동반되어 나타날 수 있는 증상으로, 자신의 정체성(과거, 이름, 신분, 직업 등)에 대한 기억을 상실하여 가정이나 직장을 떠나 방황하거나 필요하지 않는 여행을 하기도 한다. 재해, 전쟁, 상실, 실패 등이 유발인자로 작용하고, 대부분 증상이 자연 소실되며, 둔주 기간 동안의 일은 대부분 기억하지 못한다.

제 7 장

성격장애
(Personality disorder)

1 성격장애의 정의, 원인, 행동 특성

(1) 정 의

① **성격** : 개인의 독특한 행동, 기질, 정서, 품성, 정신적 성향의 조합으로 일상 상황에서 개인을 특정 지어주는 비교적 안정적이고 예측 가능한 감정과 행동경향을 말하는 것으로, 의식과 무의식에 대한 행동이다.

② **성격이 건강한 사람과 성격장애**

성격이 건강한 사람	성격장애
• 자신을 조절할 수 있고 자신의 강점 및 약점을 앎 • 친밀한 대인관계 유지 • 일과 유희의 균형을 추구하고 목표를 달성 • 자신의 행동에 책임을 진다.	• 개인이 속한 사회의 문화적 기대에서 심하게 벗어난 지속적인 내적 경험과 행동양식을 보이며, 인지, 정동, 대인관계 기능, 충동조절 영역에서 2가지 이상의 문제 보임 • 개인, 사회에 영향을 미치는 융통성 없고 고정된 행동양식 • 사회, 직업, 기능적 영역 등에서 임상적으로 심각한 고통 혹은 기능 장애 초래

(2) 원 인

① **생물학적 요인** : 뇌기능 이상, 변연계 기능저하, 세로토닌 부족, 독성 화학물질 등은 반사회적 성격장애의 충동적, 공격적, 폭력적 행동의 원인이 될 수 있다.

② **유전적 요인**

㉠ 일란성 쌍생아가 이란성 쌍생아보다 성격장애 발생 일치율이 높다.

㉡ A집단 성격장애(편집성, 분열성, 분열형)는 다른 집단보다 조현병 대상자가 있는 대상자의 생물학적인 친척에서 더 많이 발생한다.

③ **정신분석적 요인(Freud)** : 성격형성과정에서 초자아(충동적인 행동을 조절할 수 있는 자제력)를 형성하지 못하면 반사회적 성격과 경계성 성격 등이 발생한다고 하였다.

④ **유아기 경험** : 경계성 성격장애는 어린 시절 주보호자에 의한 학대 또는 다른 사람으로부터 성적 학대를 당했을 가능성이 높다는 연구결과가 있다.

⑤ **촉진 요인** : 사회문화적 스트레스 요인(가족의 불안정, 가족 외의 인간관계 문제 등), 심리적 스트레스 요인(불안 등)

(3) 행동 특성

① 스트레스에 대해 융통성이 없고 부적응적인 반응을 보이며 사랑이나 일에서 장애를 보인다.
② 다른 사람을 불쾌하게 하는 경향이 있고, 대인관계에서 갈등을 유발한다.

출제유형문제 최다빈출문제

성격장애의 행동 특성으로 옳은 것은?

㉠ 스트레스에 대해 융통성이 없고 부적응적 반응을 나타낸다.
㉡ 타인을 불쾌하게 하는 경향이 있다.
㉢ 대인관계에서 갈등을 유발한다.
㉣ 일이나 사랑에서 장애를 보인다.

① ㉠, ㉡, ㉢
② ㉠, ㉢
③ ㉡, ㉣
④ ㉣
❺ ㉠, ㉡, ㉢, ㉣

해설
성격장애의 행동 특성은 스트레스에 대해 융통성이 없고 부적응적 반응을 나타내며, 일이나 사랑에서 장애를 보인다. 타인을 불쾌하게 하는 경향이 있고, 대인관계에서 갈등을 유발한다.

2 성격장애의 종류(DSM-5)

(1) A군(Cluster A) : 기이하고 괴팍스러움

① 편집성 성격장애

㉠ 다른 사람에 대한 의심과 불신이 특징적으로 나타난다.

㉡ 다른 사람이 자신을 부당하게 이용한다든지 해를 끼친다고 추측하나 그것에 대한 증거는 없다.

㉢ 경계적이고 적대적이며, 공격을 받았다고 생각하면 즉각적으로 공격한다.

㉣ 자신의 정보를 다른 사람과 공유하는 것을 싫어하므로 면담이 어렵다.

㉤ 의처증, 의부증 등이 있고, 남자에게 많다.

② 조현성 성격장애

㉠ 사회적 대인관계를 잘하지 못하고 극히 제한적인 감정표현을 보이며, 친구가 거의 없고 성적 관심이나 경험도 거의 없다.

㉡ 자신이 가장 중요한 사람이라고 생각하여 주위 사람들의 칭찬이나 비판에 무관심하여, 타인의 칭찬이나 비난에 무관심한 직업에서 기능을 발휘한다.

③ 조현형 성격장애

㉠ 정신분열증의 증상과 비슷하나 조현병의 기준을 충족시키지 않는 경우로, 상호작용에 어려움을 만드는 이상한 믿음이 있는 것이 특징이다.

㉡ 마술적 사고, 텔레파시, 전능함 등을 표현하고 관계망상, 착각, 이인증, 부적절한 정서(무감동, 무표정, 냉담함 등), 편집증적인 사고, 이상하거나 괴상한 행동 등은 있으나, 연상의 장애는 없다.

㉢ 최초로 어린 시절이나 청소년기에 뚜렷하고, 소수는 조현병으로 진행되기도 한다.

(2) B군(Cluster B) : 감정적, 극적, 변덕스러움

① 반사회성 성격 장애(Antisocial personality disorder)

㉠ 반복되는 불법행위와 타인을 무시하는 것이 주된 특징으로, 타인에게 해를 끼치고도 죄책감을 느끼거나 후회를 하지 않고, 자신의 부적응적인 행동에 대해 타인에게 책임을 전가한다.

㉡ 자신의 가족이나 사회적 구성원으로서의 적절한 역할을 수행하지 못하고, 파괴적이거나 불법적인 행동을 한다.

㉢ 청소년기에 규정위반, 권위에 대한 불복종, 절도, 폭력 등의 부적응적 행동이 빈번하게 나타나고 품행장애가 치료받지 못하면 성인이 되어 반사회성 성격장애로 나타나며, 사회・경제적 수준이 낮은 남성에게 더 많다.

② 경계성 성격장애(Borderline personality disorder)

㉠ 도박, 절도, 성, 약물남용과 관련된 충동적이고 예측할 수 없는 행동을 보이며, 자살위험성이 높다.

㉡ 감정조절을 못하는 불안정한 감정적 대인관계, 부적절하고 감정적인 분노, 우울, 불안이나 걱정을 초래하는 불안정한 경향, 자아개념 불안(성에 대한 정체성 포함)이 특징이고, 버림받는 느낌을 피하기 위해 필사적으로 대인관계를 맺고자 하며, 강한 욕구와 충동적인 행동으로 인해 종종 타인과 멀어진다.

③ 연극성 성격장애(Histrionic personality disorder)

㉠ 지나치게 극적인 행동양상을 보이는 장애로, 특징은 자신이 관심의 중심이 되고자 하고 주목받고자 하는 행동이다.

㉡ 자신이 관심 대상이 아닌 상황에서 불편감을 호소하고 자신에게로 관심을 끌기 위해 자신을 극화(신체적 외모, 부적절한 성적 유혹, 도발적 행동 등)한다.

㉢ 성격이 드라마틱하여 일관성 있는 감정표현 혹은 행동을 잘하지 못하고, 마음에 드는 이성 치료자를 만나면 유혹하려는 경향을 보인다.

④ 자기애성 성격장애(Narcissistic personality disorder)

㉠ 자신이 중요한 사람이라는 과장된 생각과 거만함이 특징으로, 성공과 권력, 아름다움 등의 환상에 몰두한다.

㉡ 타인에 대한 공감이 부족하면서 자신은 타인에게 계속 존경을 요구하여 원만한 대인관계를 맺지 못하고, 타인의 비평을 받아들이는 것은 매우 인색하다.

㉢ 거만하고 자아도취적이나 불리하면 포기해야 한다는 수치심과 두려움을 갖고 있다.

(3) C군(Cluster C) : 불안, 두려움

① 회피성 성격장애(Avoidant personality disorder)

㉠ 대인관계 접촉이 필요한 모든 상황에서의 회피와 사회적 억압이 주된 특징이다.

㉡ 대인관계가 친밀해지기를 원하지만 거절에 대한 두려움에 과민반응을 보이고, 혹시 자신이 거절당하지 않을까 하는 불안감으로 인해 먼저 자신을 고립시킨다.

㉢ 자가간호가 결여되어 있고 자존심이 낮으며 내성적이거나 어리석은 것처럼 보인다.

② 의존성 성격장애(Dependent personality disorder)
  ㉠ 사려 깊고 성실하며 헌신적이고 협조적인 것이 특징이다.
  ㉡ 가까운 사람에게 매우 의존적이고 대인관계가 끝났을 때 대체물을 급하게 찾으려고 하며, 자신이 계획을 주도하거나 독립적인 일을 하는데 어려움을 느끼며, 다른 사람에 대한 의존의 결과로 자신을 돌보거나 혼자 있는 것에 두려움을 느낀다.

③ 강박성 성격장애(Obsessive compulsive personality disorder)
  ㉠ 정리정돈과 규제에 기초를 둔 완벽주의가 특징으로, 주어진 업무를 해 낼 수 없을 정도로 지나치게 사소한 것과 규칙에 몰두한다.
  ㉡ 융통성, 효율성, 개방성이 상실되고, 자신의 강박적 성격에 대한 병식이 있어도 스스로 통제할 수 없다.
  ㉢ 어린시절 항문기에 대소변훈련을 너무 엄격하게 받은 경우가 많다.

출제유형문제 최다빈출문제

자신이 관심 대상이 아닌 상황에서 불편감을 호소하고 자신에게로 관심을 끌기 위해 신체적 외모, 부적절한 성적 유혹, 도발적인 행동으로 자신을 극화하는 성격장애는?

① 자기애성 성격장애
❷ 연극성 성격장애
③ 경계성 성격장애
④ 조현형 성격장애
⑤ 편집성 성격장애

해설
연극성 성격장애는 지나치게 극적인 행동양상을 보이는 장애로, 특징은 자신이 관심의 중심이 되고자 하고 주목받고자 하는 행동이며, 성격이 드라마틱하여 일관성 있는 감정표현 혹은 행동을 잘하지 못하고, 마음이 드는 이성 치료자를 만나면 심하게 유혹하려는 경향이 있다.

3 약물치료

(1) 약물치료

① 비현실감, 이인증, 분노, 정신병적 행동, 충동장애 : 저용량의 항정신병 약물 등
② 정서장애 : SSRIs(Prozac, Zoloft) 등
③ 심한 불안 : Benzodiazepine 계열 약물 등
④ 행동조절장애 : 저용량의 항정신병약물 또는 Benzodiazepine 계열 약물 등

출제유형문제 최다빈출문제

3-1. 다음 지문과 관련된 성격장애는 무슨 유형인가?

> 성인 남자가 직장 동료를 잘 믿지 못하고 경계한다. 또한 직장 동료들이 자신에게 해를 끼친다고 추측하나 그것에 대한 타당한 증거는 없다. 공격을 받았다고 생각하면 즉각적으로 공격하고 경계를 하며 적대적이다.

① 조현형 성격장애 ② 연극성 성격장애
❸ 편집성 성격장애 ④ 자기애성 성격장애
⑤ 조현성 성격장애

해설
편집성 성격장애는 다른 사람에 대한 의심과 불신이 특징적으로 나타나고, 다른 사람이 자신을 부당하게 이용한다든지 해를 끼친다고 추측하나 그것에 대한 증거는 없다. 경계적이고 적대적이며, 공격을 받았다고 생각하면 즉각적으로 공격한다.

3-2. 반사회성 성격장애 환자에게서 볼 수 있는 행동으로 옳지 않은 것은?

① 반복되는 불법행위를 한다.
② 자신의 부적응적인 행동에 대해 다른 사람에게 책임을 전가한다.
③ 타인에게 해를 끼치고도 죄책감을 느끼거나 후회를 하지 않는다.
❹ 다른 사람에 대해 의심이 많다.
⑤ 가족이나 사회 구성원으로서의 역할을 수행하지 못한다.

해설
반사회성 성격장애는 반복되는 불법행위와 타인을 무시하는 것이 주된 특징으로, 타인에게 해를 끼치고도 죄책감을 느끼거나 후회를 하지 않고, 자신의 부적응적인 행동에 대해 타인에게 책임을 전가하며, 자신의 가족이나 사회적 구성원으로서의 적절한 역할을 수행하지 못하고, 파괴적이거나 불법적인 행동을 한다.

3-3. 대인관계 접촉이 필요한 모든 상황에서의 회피와 사회적 억압이 주된 특징으로 대인관계가 친밀해지기를 원하지만 거절에 대한 두려움에 과민반응을 보이는 성격장애는?

① 의존성 성격장애 ② 강박성 성격장애
❸ 회피성 성격장애 ④ 자기애성 성격장애
⑤ 연극성 성격장애

해설
회피성 성격장애는 대인관계 접촉이 필요한 모든 상황에서의 회피와 사회적 억압이 주된 특징으로, 대인관계가 친밀해지기를 원하지만 거절에 대한 두려움에 과민반응을 보이고, 혹시 자신이 거절당하지 않을까 하는 불안감으로 인해 먼저 자신을 고립시키며, 자가간호 결여, 낮은 자존심, 내성적이거나 어리석은 것처럼 보인다.

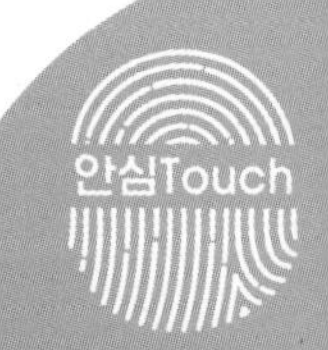

4 간 호

(1) 간호진단

① 불 안
② 절망감
③ 두려움
④ 사고과정장애
⑤ 비효율적 대처
⑥ 방어적 대처
⑦ 사회적 상호작용장애
⑧ 수면장애
⑨ 자신에 대한 폭력 위험성
⑩ 타인에 대한 폭력 위험성
⑪ 자 해
⑫ 사회적 고립
⑬ 만성적 자존감 저하

(2) 간호목표

① 급성기 간호계획은 현존하는 문제(우울, 심한 불안 등)에 초점을 맞추고 만성적 문제행동을 해결하기보다 적절한 치료반응을 유도한다.
② 기대결과는 타인과 자존감을 향상시키는 관계를 유지함으로써 최대한의 대인관계 만족을 얻을 것이다.

(3) 간호수행

① 급성기 및 위기 간호중재
㉠ 일반적 간호중재 : 대상자들이 인격적 특징에서 기인하는 생각과 행동을 바꿀 수 있도록 도와주거나 부정적인 결과를 제한하는 것, 우울증 또는 기타 장애 치료가 치료의 핵심이다.
㉡ 자해로부터의 보호 : 지속적으로 관찰하고, 관찰을 줄이기 위한 계획에 대상자를 개입시킨다.
㉢ 치료적 관계 수립 : 간호사는 상호작용에 대한 기회를 증진할 수 있도록 대상자가 있는 현장을 규칙적, 불규칙적으로 자주 순회한다.
② 유지기 간호중재
㉠ 한계설정 및 구조 제한 : 약물치료에 대한 필요성을 강조하고 규제를 강화하며, 잘 속이는 대상자도 자신의 행동에 책임을 져야 하고, 체계적인 훈련과 함께 치료진의 관심이 중요하다.
㉡ 가족참여 : 간호중재에 가족을 참여시키는 것은 중요하다.

③ 건강증진기 간호중재

㉠ 강점 강화 : 간호사는 반사회성 성격장애 대상자가 자신의 강점을 확인하도록 병동 내에서 특정한 역할을 부여하고 일기쓰기 권장 등의 방법으로 격려한다.

㉡ 치료적 행동전략 수립 : 반사회적 행동을 경감시키기 위해 대인관계기술훈련과 분노 관리, 바람직하지 않은 행동 무시, 인지행동치료 등의 여러 행동전략을 시행한다.

출제유형문제 최다빈출문제

4-1. 자신이 중요한 인물이라는 과장된 생각과 거만함이 주된 특징으로 성공, 권력, 아름다움 등의 환상에 몰두하는 성격장애는?

❶ 자기애성 성격장애
② 연극성 성격장애
③ 회피성 성격장애
④ 조현형 성격장애
⑤ 편집성 성격장애

해설
자기애성 성격장애는 자신이 중요한 인물이라는 과장된 생각과 거만함이 특징으로, 성공, 권력, 아름다움 등의 환상에 몰두한다. 타인에 대한 공감이 부족하면서 타인에게 계속 존경을 요구하여 원만한 대인관계를 형성하지 못하고, 타인의 비평을 받아들이는 것은 매우 인색하다.

4-2. 사려 깊고 성실하며 헌신적이고 협조적인 것이 특징으로 가까운 사람에게 매우 의존적이고 대인관계가 끝났을 때 그것에 대한 대체물을 급하게 찾으려는 성격장애는?

① 반사회성 성격장애
② 자기애성 성격장애
❸ 의존성 성격장애
④ 강박성 성격장애
⑤ 회피성 성격장애

해설
의존성 성격장애는 가까운 사람에게 매우 의존적이고 대인관계가 끝났을 때 그것에 대한 대체물을 급하게 찾으려고 하며 자신이 계획을 주도하거나 독립적인 일을 하는데 어려움을 느끼며, 다른 사람에 대한 의존의 결과로 자신을 돌보거나 혼자 있는 것에 두려움을 느낀다.

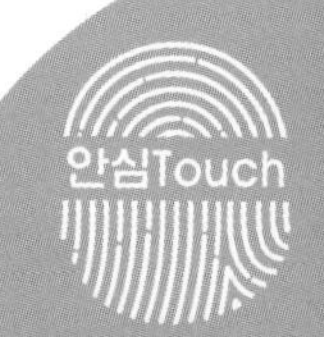

제 8 장

신경인지장애

8-1 섬망(Delirium)

1 섬망의 정의 및 특징, 원인, 행동, 분석

(1) 섬망의 정의 및 특징

① 환각과 환청을 수반하며 지남력(시간, 장소) 상실이 특징인 정신적 혼란, 흥분 상태로, 의식의 혼탁(Clouding of conciousness)이 주증상이다.

② 급속히 발생하고 발병기간은 몇 시간에 며칠에 이르며 하루 사이에도 증상의 기복이 있다.

(2) 섬망 원인

① 독성물질 : 일산화탄소, 유기인산염, 수은, 납 등

② 약물 : 혈압강하제, 디기탈리스, 스테로이드, 항경련제, 항콜린제, 항정신병제 등

③ 내분비계 질환 : 뇌하수체기능부전증, 갑상선기능저하증, 부갑상선기능항진증, 쿠싱증후군 등

④ 공간점유성 병변 : 두개강내 종양, 경막하혈종 등

⑤ 영양소 결핍 : 비타민 B_1, 비타민 B_{12}, 엽산 결핍 등

⑥ 기타 : 장기 입원, 감각기능 저하 등

(3) 행동 특성

① **의식수준 변화** : 기복이 심함(과민~각성장애)
② 지남력장애, 기억손상(특히 최근 기억), 주의력 손상, 판단 및 의사결정 장애
③ 무기력, 흥분 등이 나타난다.

출제유형문제 최다빈출문제

1-1. 이씨는 뇌수술을 받은 지 2일 후부터 갑자기 화를 내면서 엉뚱한 소리를 하고 시간, 장소에 대한 지남력장애를 보여 가족들이 걱정을 한다. 이씨의 상태로 볼 수 있는 것은?

① 알츠하이머형 신경인지 장애
② 혈관성 신경인지 장애
③ 픽 병
❹ 섬 망
⑤ 파킨슨 신경인지 장애

해설
섬망은 의식수준 변화, 지남력장애, 기억손상, 주의력손상, 판단 및 의사결정 장애, 무기력, 흥분 등의 증상이 급속히 발생하고 병의 경과 기간이 짧다.

1-2. 섬망 환자에게서 볼 수 있는 행동특성은?

㉠ 의식수준 변화 ㉡ 지남력장애 ㉢ 주의력 손상 ㉣ 판단 및 의사결정 장애

① ㉠, ㉡, ㉢
② ㉠, ㉢
③ ㉡, ㉣
④ ㉣
❺ ㉠, ㉡, ㉢, ㉣

해설
섬망 환자는 의식수준 변화, 지남력장애, 기억손상(특히 최근 기억), 주의력 손상, 판단 및 의사결정 장애, 무기력, 흥분 등이 나타난다.

2 간 호

(1) 간호진단

① 신체손상 위험성
② 폭력위험성
③ 감각지각 변화
④ 사고과정장애
⑤ 자가간호 결핍

(2) 간호목표

① 대상자는 손상으로부터 자유로울 것이다.
② 대상자는 지남력 증가 및 현실감각이 생길 것이다.
③ 대상자는 활동과 휴식의 균형 유지 및 영양과 수분을 유지할 것이다.
④ 대상자는 최적의 기능 수준을 회복할 것이다.

(3) 간호중재

① 신체적 요구
㉠ 영양과 체액의 균형을 유지시킨다(정맥주사로 공급).
㉡ 따뜻한 우유, 등 문지르기, 부드러운 대화 등은 대상자를 이완시켜 수면을 돕는다.
㉢ 지남력장애가 있는 경우 충분한 조명이 필요하다(그림자를 오해해 공포를 증가시킬 수 있다).
㉣ 대상자가 매우 초조해하고 불안정하면 정맥주사의 유지를 위해 억제가 필요하다(억제는 절대적으로 필요할 때만 시행한다).
㉤ 익숙한 환경의 제공 및 물건의 용도에 대해 아는 것은 지남력 장애를 감소시킨다.

② 환각 시 간호
㉠ 방은 안전해야 하고 안위스크린을 준비하며 다칠 수 있는 가구나 물건은 가능하면 제거한다.
㉡ 대상자가 환시로 인해 침구의 벌레를 털어내는데 도움을 요청할 경우 도와주는 것은 환각을 강화시켜 대상자를 더 놀라게 만들므로 치료적이지 않으며, 대상자가 실제로 아프기 때문에 입원한 현실을 인식할 수 있도록 돕는 것이 적절한 반응이다.

③ 의사소통

㉠ 단순하고 직접적인 지시를 한다.

㉡ 대상자의 상태가 호전되면 독립적으로 의사결정을 하도록 허용한다.

출제유형문제 최다빈출문제

2-1. 의식혼탁이 있으면서 지남력장애로 불안해하는 섬망 환자를 위한 간호중재는?

① 지남력장애가 있으므로 방 안에 불을 모두 꺼둔다.
❷ 환자에게 가능한 한 익숙한 환경을 제공한다.
③ 병실을 자주 바꾸어서 새로운 환경에 노출시킨다.
④ 텔레비전, 라디오 등의 볼륨을 높여서 소음을 최대한 크게 한다.
⑤ 복잡하고 어려운 용어를 사용하여 대화한다.

해설
섬망 환자에게 익숙한 환경의 제공과 물건의 용도에 대해 아는 것은 지남력 장애를 감소시킨다.

2-2. 섬망에 대한 설명으로 옳지 않은 것은?

❶ 만성적이고 진행적이다.
② 의식혼탁이 있다.
③ 급속히 발생한다.
④ 병의 경과기간이 짧다.
⑤ 환각을 동반한다.

해설
섬망은 환각과 환청을 수반하며 시간, 장소에 대한 지남력 상실이 특징인 정신적 혼란, 흥분 상태로 의식의 혼탁이 주증상이고, 급속히 발생하고 병의 경과기간이 짧다.

8-2 주요 및 경도 신경인지장애

1 주요 및 경도 신경인지장애 정의와 원인

(1) 주요 및 경도 신경인지장애 정의

① 주요 신경인지장애(Major neurocognitive disorders) : 하나 또는 그 이상의 인지 영역에서 이전의 수행 수준에 비해 현저한 인지 저하가 있고, 인지 결손은 일상 활동에서 독립성을 방해한다.

② 경도 신경인지장애(Mild neurocognitive disorders) : 하나 또는 그 이상의 인지 영역에서 이전의 수행 수준에 비해 경미한 인지 저하가 있고, 인지 결손은 일상 활동에서 독립적 능력을 방해하지 않는다.

(2) 주요 신경인지장애 원인적 요인

① 뇌조직의 퇴행으로 인한 변성

② 중추신경계 감염 : 바이러스성 뇌염 등

③ 뇌손상 : 만성지주막하혈종 등

④ 혈관성장애 : 다발성경색증 등

⑤ 신경성질환 : 파킨슨병, 헌팅턴병 등

⑥ 독성 대사장애 : 악성빈혈, 갑상선기능저하증, 엽산결핍증 등

출제유형문제 최다빈출문제

주요 신경인지장애의 원인적 요인에 해당하는 것은?

㉠ 중추신경계 감염
㉡ 혈관성장애
㉢ 독성대사장애
㉣ 뇌손상

① ㉠, ㉡, ㉢
② ㉠, ㉢
③ ㉡, ㉣
④ ㉣
⑤ ㉠, ㉡, ㉢, ㉣

해설
주요 신경인지장애의 원인적 요인은 뇌조직의 퇴행으로 인한 변성, 중추신경계 감염, 뇌손상, 혈관성장애, 신경성질환, 독성 대사장애 등이 있다.

2 행동 특성 및 일반적 특성

(1) 알츠하이머형 신경인지장애 행동특성

① 1단계 : 증상이 없다.

② 2단계 : 건망증

기억장애가 발생하고, 물건을 잃어버리는 증상 등이 나타나나, 이런 증상이 다른 사람에게 관찰되지 않는다.

③ 3단계 : 경도의 인지감퇴

운전할 때 길을 잃기도 하고 집중 시 어려움을 느끼며, 이름이나 단어를 회상하는 데 어려움이 있고 동료들이 알아차리게 된다.

④ 4단계 : 경도에서 중증도 인지감퇴

개인사에서 주요한 사건(자녀 생일 등)을 잊기도 하고 최근 사건을 이해하는데 어려움이 있으며, 작화증을 통해 기억 상실을 은폐하려 한다.

⑤ 5단계 : 중증도 인지감퇴

㉠ 일상생활(개인위생, 옷 입기 등)을 독립적으로 수행하지 못한다.

㉡ 가까운 친지의 주소, 전화번호, 이름을 잊고, 장소와 시간에 대한 지남력장애가 있으며, 좌절, 위축, 자기몰두가 나타난다.

⑥ 6단계 : 중증도에서 심각한 인지감퇴

㉠ 최근 주요 사건, 배우자 이름을 기억하지 못한다.

㉡ 주변 상황에 대한 지남력장애(요일, 계절, 연도를 기억하지 못함), 의사소통장애, 변실금, 요실금, 수면장애 등이 있고, 일몰증후군이 나타난다.

⑦ 7단계 : 심각한 인지감퇴

가족구성원도 알아보지 못하며, 침상에 누워 생활하고 말을 하지 못한다.

(2) 일반적 특성

① 인지기능장애

㉠ 기억력장애

- 최근 기억이 가장 심각하게 영향을 받고 먼 과거의 기억은 크게 침해를 받지 않는다.
- 작화증(혼란 상태에 있는 사람이 답을 기억할 수 없을 때 질문에 대한 반응을 지어내는 것)이 나타난다.

㉡ 판단 및 합리적 사고 장애 : 개인위생을 소홀히 하고 교통법규 무시 등의 행동으로 나타나기도 한다.

㉢ 지남력장애 : '시간 → 장소 → 사람'의 순서로 영향을 받는다.

㉣ 충동조절의 결여 : 이성에 대한 부적절한 성적 행동의 갑작스런 표현으로 나타날 수 있다.
㉤ 추상적 사고 장애 : 동의어나 반의어, 속담풀이를 알지 못한다.
㉥ 실어증, 실행증, 실인증 : 실어증(단어를 연상하는데 어려움이 있음), 실행증(익숙하던 기술의 수행 능력 상실), 실인증(잘 아는 사물에 대한 인지장애)

② 일몰증후군(Sundown syndrome) : 야간에 극도로 흥분 상태가 된다.

(3) 섬망과 신경인지장애 특성

내 용	섬 망	신경인지장애
발 생	갑자기	점진적
기간 및 특성	단기간(1개월 이내)	장기간, 진행성
의식수준변화	기복 심함(과민 각성 장애)	정 상
행 동	• 지남력장애, 기억손상 • 사고장애, 판단 및 의사결정 장애 등	• 기억장애, 지남력장애 • 판단장애, 부적절한 사회적 행동 등

출제유형문제 최다빈출문제

치매 진단을 받은 노인에게서 볼 수 있는 증상은?

㉠ 최근 기억 손상
㉡ 판단력장애
㉢ 지남력장애
㉣ 충동조절 결핍

① ㉠, ㉡, ㉢
② ㉠, ㉢
③ ㉡, ㉣
④ ㉣
⑤ ㉠, ㉡, ㉢, ㉣

해설
치매는 기억력장애(최근 기억이 가장 심각하게 영향 받음), 판단 및 합리적 사고장애, 지남력장애, 충동조절의 결여, 실어증, 실행증, 실인증 등의 증상이 있다.

3 신경인지장애 분류

(1) 알츠하이머병으로 인한 신경인지장애

증상의 시작은 느리고 천천히 진행하며 질병 경과는 점진적으로 악화된다(초기의 두드러진 특색은 기억장애이다).

(2) 전두측두엽 신경인지장애

뇌의 전두엽과 측두엽이 위축되어 발생한다.

(3) 루이소체 질환으로 인한 신경인지장애

임상적으로 알츠하이머병과 유사하나 좀 더 빨리 악화되고 환시와 파킨슨병의 특징이 일찍 나타난다.

(4) 혈관성 신경인지장애

심각한 뇌혈관 질환으로 인해 인지증상이 나타난다(알츠하이머병으로 인한 신경인지장애 다음으로 흔하다).

(5) 외상성 뇌손상으로 인한 신경인지장애

두개골 내에서 뇌의 이동이나 빠른 움직임이나 머리에 가해진 충격에 의해 발생하는 것으로, 권투선수의 반복된 뇌손상은 권투선수치매를 일으킨다.

(6) 물질/약물치료로 유발된 신경인지장애

알코올, 수면제, 항불안제, 진정제, 흡입제, 항콜린성부작용을 유발하는 약물 등이 신경인지장애 발생과 관련 있다.

(7) HIV감염으로 인한 신경인지장애

제1형 사람면역결핍바이러스(HIV-1) 감염은 신경인지장애를 유발한다.

(8) 프리온병으로 인한 신경인지장애

인간에게 가장 흔한 형태의 프리온 질환은 크루츠펠트-야콥병이며, 잠행적 발병 및 빠른 악화를 특징으로 한다.

(9) 파킨슨병으로 인한 신경인지장애

파킨슨병 대상자의 75%에서 신경인지장애를 볼 수 있다.

(10) 헌팅턴병으로 인한 신경인지장애

멘델의 우성 유전자를 따라 유전되며, 대뇌피질과 기저핵에 손상이 있다.

(11) 다른 의학적 상태로 인한 신경인지장애

갑상선기능저하증, 부갑상선기능항진증, 뇌하수체부전, 뇌염, 뇌종양, 중추신경계와 전신 감염, 다발성 경화증 등의 의학적 상태는 신경인지장애를 유발할 수 있다.

(12) 다중 병인으로 인한 신경인지장애

(13) 명시되지 않은 신경인지장애

출제유형문제 최다빈출문제

신경인지장애 환자의 인지기능 개선을 위해 사용하는 약물은?

① Fluoxetine(Prozac)
❷ Donepezil(Aricept)
③ Benztropine(Cogentin)
④ Diazepam(Valium)
⑤ Clozapine(Clozaril)

해설
Donepezil(Aricept), Galantamine(Reminyl), Rivastigmine(Exelon) 등은 인지기능 개선을 위해 사용한다.

4 인지기능검사 및 약물치료

(1) 인지기능검사

① **간이정신상태검사** : 주로 간이정신상태검사도구를 이용하여 특정 인지능력 손상분야에 대한 자료를 수집, 평가, 해석한다.

② **신경인지 장애기분사정도구** : 임상면담을 통해 자료를 수집하며, 계속적 비교, 진단을 위한 기본자료 수집에 더 유리하다.

③ **블레스트 신경인지 장애평가척도** : 일상생활(ADL) 수행 시 기능상실을 측정한다.

(2) 약물치료

일반명	상품명	특성 및 부작용
Tacrine	Cognex	알츠하이머 치매 초기에 효과
Donepezil	Aricept	• Tacrine(Cognex)보다 위장관 내성이 강하고, 간 손상의 위험성이 낮아 더 유용 • 불면, 오심, 구토, 설사, 소화불량, 식욕부진, 복통 등의 부작용
Galantamine	Reminyl	
Rivastigmine	Exelon	
Memantine	Ebixa	치매 중기 이후에도 인지기능 개선에 효과가 있음

5 간 호

(1) 간호진단

① 폭력 위험성
② 신체손상 위험성
③ 사고과정장애
④ 감각지각 변화
⑤ 자가간호 결핍

(2) 간호목표

① 대상자는 손상으로부터 자유로울 것이다.
② 대상자는 활동, 영양, 휴식, 배설, 수분 등에 적절한 균형을 유지할 것이다.
③ 대상자는 자신의 주어진 기능 수준에서 최대한 독립적으로 기능할 것이다.

(3) 간호중재

① 의사소통
㉠ 대상자의 감정을 이해한다.
㉡ 목소리는 대상자의 청력에 알맞게 조정한다(대상자가 잘 듣지 못한다고 소리지르면 분노의 표현으로 받아들인다).
㉢ 짧은 단어와 간단한 문장으로 천천히 분명하고 간결하면서 서두르지 않는다(한 번에 5~6단어를 넘지 않도록 짧게 말하고, 각 단어를 명확하게 말한다).
㉣ 대명사는 사용하지 않고, '예' 또는 '아니요'로 대답할 수 있는 질문을 한다.
㉤ 한 번에 한 가지씩 질문하고, 정확한 질문을 되풀이한다.
㉥ 대상자에게 행동을 요구하는 경우 한 번에 한 단계씩 하도록 지시하고 반복적 행동이 필요하면 처음 했던 말을 똑같이 반복한다.
㉦ 어린이로 취급하지 말고, 어려운 활동은 피하도록 하거나 단순화시킨다.
㉧ 대상자가 실수하거나 실패하더라도 비판 또는 부정적인 반응을 보이지 않는다.
㉨ 대상자에게 간단한 선택을 할 수 있는 기회를 제공한다.
㉩ 구조화된 규칙적인 활동을 제공한다.
㉪ 작은 일에 성공하면 칭찬함으로써 자존심을 북돋아준다.

② 지남력장애
㉠ 대상자의 이름을 방에 크게 표시한다.
㉡ 적절한 조명을 유지한다(밤에 방안의 불빛은 지남력 유지에 도움이 된다).
㉢ 가족사진, 의자, 문자판이 큰 시계, 달력(글씨가 큰 일력) 등은 지남력에 도움이 된다.
㉣ 매일 일정한 시간에 일정한 활동을 제공한다.

③ 정동장애

㉠ 대상자가 즐거웠던 일을 회상하도록 대화를 유도하고, 즐거워하는 활동을 증가시킨다.

㉡ 과거에 많이 사용하던 물건 등을 사용하도록 한다.

④ 자가간호결핍

㉠ 대상자의 능력 수준에 따라 일상적 활동을 수행하도록 허용 및 격려한다.

㉢ 독립적 성취활동에 대해 인정하고 강화한다.

㉣ 대상자의 체중을 규칙적으로 측정하고, 필요시 칼로리 있는 음식물을 증가시킨다.

㉤ 수면양상을 관찰하고, 불면증 시 낮 동안의 활동을 증진시킨다.

㉥ 최적의 배설양상을 증진시킨다.

⑤ 신체손상위험성(외상)

㉠ 필수용품은 손이 닿기 쉬운 곳에 두고 위험한 물건은 제거한다.

㉡ 대상자의 행동을 자주 관찰하고, 현실과 주위 환경에 대해 자주 알려 준다.

⑥ 폭력위험성(자해 혹은 타해)

㉠ 자극이 적은 환경 제공 및 위험한 물건은 모두 제거한다.

㉡ 조용하고 지지적인 태도를 보인다.

⑦ 사고과정장애

㉠ 익숙한 물건을 주변에 두고, 현실과 주위 환경을 자주 알려 준다.

㉡ 시계, 달력, 일일계획표 등 지남력에 도움이 되는 것을 이용한다.

㉢ 사고와 행동이 적절한 경우 긍정적 강화를 제공한다.

⑧ 사회적응장애

㉠ 대상자를 낮 동안에 단순하고 익숙한 주제로 짧고 규칙적인 사회적 상호작용에 참여시키고, 낮잠을 피하며 낮 동안에 깨어 있도록 일정표를 조정한다.

㉡ 상호작용적인 치료활동(음악요법, 요리 등)에 참여시킨다.

출제유형문제 최다빈출문제

5-1. 치매환자의 간호중재로 옳은 것은?

> ㉠ 구조화된 규칙적인 활동을 제공한다.
> ㉡ 대상자가 실수하는 경우 부정적인 반응을 보인다.
> ㉢ 대상자의 능력수준에 따라 일상적 활동을 수행하도록 허용하고 격려한다.
> ㉣ 인지능력이 떨어지므로 다른 사람과의 상호작용적인 치료활동은 적절하지 않다.

① ㉠, ㉡, ㉢
❷ ㉠, ㉢
③ ㉡, ㉣
④ ㉣
⑤ ㉠, ㉡, ㉢, ㉣

해설
치매환자 간호는 구조화된 규칙적인 활동을 제공하고, 대상자의 능력수준에 따라 일상적 활동을 수행하도록 허용하고 격려한다. 대상자가 실수하거나 실패하더라도 비판 또는 부정적인 반응을 보이지 않는다.

5-2. 치매환자에게서 볼 수 있는 인지기능장애는?

> ㉠ 충동조절의 결여
> ㉡ 최근 사건에 대한 기억력 손상
> ㉢ 지남력장애
> ㉣ 추상적 사고 장애

① ㉠, ㉡, ㉢
② ㉠, ㉢
③ ㉡, ㉣
④ ㉣
❺ ㉠, ㉡, ㉢, ㉣

해설
치매환자는 기억력장애(최근 기억이 가장 심각하게 영향 받음), 판단 및 합리적 사고 장애, 지남력장애, 충동조절의 결여, 추상적 사고 장애, 실어증, 실행증, 실인증 등의 증상이 나타난다.

5-3. 치매환자의 간호중재로 옳은 것은?

① 매일 새로운 간호사가 새로운 활동을 제공한다.
② 수면을 돕기 위해 불을 꺼놓는다.
❸ 평소 사용하던 익숙한 가구를 배치한다.
④ 시계나 달력을 치운다.
⑤ 어려운 활동을 자주 권한다.

해설
치매환자 간호는 익숙한 물건을 주변에 두고, 현실과 주위 환경을 자주 알려 주고, 문자판이 큰 시계, 달력(글씨가 큰 일력)은 지남력에 도움이 된다. 적절한 조명을 유지한다(밤에 방안의 불빛은 지남력 유지에 도움이 된다).

제 9 장

아동 및 청소년 관련 장애

9-1 아동 및 청소년 관련 장애

1 아동 정신장애

(1) 아동 정신장애 특성

① 아동은 모든 면에서 미성숙하다.
② 아동만이 갖고 있는 특유의 감정적인 문제가 있다.
③ 어린 시절 외상으로 인해 성인이 된 후 정신장애가 나타날 수 있다.
④ 아동 상태는 발달단계와 관계가 있다.
⑤ 아동의 정신적 문제와 신체적 반응은 어른보다 더 밀접한 관계가 있다(심리문제가 신체문제로 나타나기도 한다).
⑥ 아동은 성인보다 환경의 영향을 많이 받는다.
⑦ 아동의 증상을 이해하려면 부모와의 관계를 파악해야 한다.

(2) 원 인

① **생물학적 원인** : 대뇌 성숙지연, 뇌의 구조적, 신경생화학적 이상, 뇌손상, 기질, 가족력 등이 있다.
② **발달과정적 원인** : 아동이 어느 시기의 발달단계에서 상처를 받으면, 그 이후의 발달이 온전히 이루어지지 않고 고착 혹은 퇴행되어 정서적, 행동적 문제를 갖게 될 가능성 높다.
③ **심리적 원인**
㉠ Freud : 성적・공격적 본능적 욕구를 가진 아동이 자신이 처한 환경에 적응하면서 자아, 초자아를 발전시키는데 이런 발달과정이 제대로 이루어지지 않는 경우 본능적 충동, 자아, 초자아 사이에 갈등이 생기고, 이 갈등이 적절히 방어되지 않을 때 정신적 장애가 발생한다.
㉡ Mahler : 아동이 어머니로부터의 분화과정이 제대로 이루어지지 않은 경우 자아정체성 장애, 대인관계 장애 등이 발생한다.
④ **아동의 정신장애의 위험 요인이 높은 경우** : 낮은 경제수준, 불구, 기관에 수용, 정신지체가 있을 때, 편부모, 어머니가 어리고 약물이나 술 남용, 부모가 정신질환이나 만성신체질환이나 불구가 있을 때 등

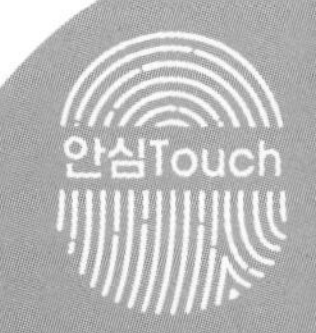

출제유형문제 최다빈출문제

1-1. 아동의 정신장애의 특성으로 옳지 않은 것은?

① 아동은 모든 면에서 미성숙하다.
❷ 아동은 성인보다 환경의 영향을 적게 받는다.
③ 아동의 증상을 이해하려면 부모와의 관계를 파악해야 한다.
④ 어린 시절 외상으로 인해 성인이 된 후 정신장애가 나타날 수 있다.
⑤ 아동 상태는 발달 단계와 관계가 있다.

해설
아동은 모든 면에서 미성숙하고 아동만이 갖고 있는 특유의 감정적인 문제가 있다. 어린 시절 외상으로 인해 성인이 된 후 정신장애가 나타날 수 있고 아동의 상태는 발달단계와 관계가 있다. 아동의 정신적 문제와 신체적 반응은 어른보다 더 밀접한 관계가 있고, 아동은 성인보다 환경의 영향을 많이 받으며, 아동의 증상을 이해하려면 부모와의 관계를 파악해야 한다.

1-2. 아동 정신장애의 위험 요인이 높은 경우로 옳지 않은 것은?

① 편부모
② 어머니가 어리고 약물이나 술 남용
③ 불구가 있을 때
❹ 높은 경제수준
⑤ 기관에 수용

해설
아동 정신장애의 위험 요인이 높은 경우는 낮은 경제수준, 불구가 있을 때, 기관에 수용되었을 때, 정신지체가 있을 때, 편부모, 어머니가 어리고 약물이나 술 남용, 부모가 정신질환이나 만성신체질환이나 불구가 있을 때 등이다.

9-2 관련 질환(DSM-5)

1 지적 장애(Intellectual disability)

(1) 경도(Mild)

① 가장 흔하다(지적장애 70~85%).

② IQ 50~69, 지적 연령 9~12세

③ 초등학교 6학년 정도의 교육능력을 습득할 수 있고, 적절한 지도하에 독립적으로 살아 갈 수 있다.

(2) 중등도(Moderate)

① 지적 장애 20%

② IQ 35~49, 지적 연령 4~8세

③ 간단한 회화, 일상적인 대화가 가능하나 추론능력은 없고 적절한 지도 관리로 어느 정도 적응할 수 있다.

④ 보호된 작업장이나 손쉬운 작업환경에서 적절한 보호하에 비숙련, 반숙련 작업을 할 수 있다.

(3) 고도(Severe)

① 지적 장애 3~4%

② IQ 20~34, 지적 연령 3~6세

③ 제한적으로 글자나 간단한 셈 등을 교육받을 수 있다.

④ 신중한 지도관리 환경에서 간단한 업무를 수행할 수도 있다.

(4) 최고도(Profound)

① 지적 장애 1~2%

② IQ 20 미만, 지적 연령 3세 미만

③ 언어가 불가능하다.

④ 계속적인 보조나 지도관리가 필요하고, 언제나 돌보는 사람이 보호해 주는 환경에서만 생활 가능하다(완전보호대상).

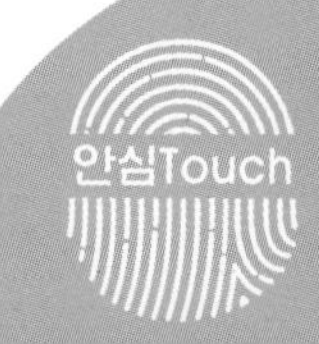

출제유형문제 최다빈출문제

1-1. 지적 장애 중 가장 많으며 10대 후반까지는 초등학교 6학년 정도의 교육능력을 습득할 수 있고 사회나 보호자의 적절한 지도 관리하에서 자주 독립적으로 살아갈 수 있는 지적 장애는?

❶ 경도 지적 장애
② 중등도 지적 장애
③ 고도 지적 장애
④ 최고도 지적 장애
⑤ 비특이성 지적 장애

해설
경도 지적 장애는 지적 장애 중 가장 많으며(70~85%), 10대 후반까지는 초등학교 6학년 정도의 교육능력을 습득할 수 있고 사회나 보호자의 적절한 지도 관리하에서 자주 독립적으로 살아갈 수 있다.

1-2. 지적 장애 중 IQ 35~49 정도로서 지적 연령은 4~8세이며 간단한 회화, 일상적인 대화는 가능하나 추론능력이 없는 지적 장애는?

① 경도 지적 장애
❷ 중등도 지적 장애
③ 고도 지적 장애
④ 최고도 지적 장애
⑤ 비특이성 지적 장애

해설
중등도 지적 장애는 간단한 회화, 일상적인 대화가 가능하나 추론능력은 없고, 교육의 혜택을 받으면 적절한 지도 관리로 어느 정도 적응할 수 있다.

2 자폐스펙트럼장애(Autism Spectrum Disorder)

(1) 특 성

① DSM-Ⅳ-TR에서의 자폐증, 아스퍼거장애, 소아기 붕괴성 장애, 달리 분류되지 않는 전반적 발달장애가 DSM-5에서 자폐스펙트럼장애로 기술한다.

② 언어적·비언어적 의사소통장애로, 주증상은 사회적 상호작용의 질적인 장애, 상동적인 행동, 현저하게 제한된 관심 등이다.

(2) 임상양상

① 사회적 상호관계 장애

㉠ 부모나 다른 사람들과 사회적 관계를 발전시키지 못한다(대인관계장애).

㉡ 사람에 대한 반응이 결여되어 유아기 때 미소가 거의 없고, 눈 마주치는 것을 피한다.

㉢ 신체접촉을 싫어하고 혼자 지내려 하며, 세탁기처럼 사람이 아닌 대상에 관심이 많다.

② 행동장애

㉠ 괴상한 행동을 반복적으로 되풀이하는 상동적인 행동을 보인다(예 발가락 끝으로 걷기, 주기적으로 몸을 흔드는 것).

㉡ 새로운 경험이나 환경을 받아들이지 못하고 똑같은 것만 고집하고 그대로 유지하려 한다.

③ 의사소통 및 언어장애

㉠ 괴상한 소리를 지른다든지 혹은 반향언어를 보인다.

㉡ 말할 시기가 지났는데도 말이 없다든지 또는 인칭대명사를 제대로 사용하지 못한다.

㉢ 옹알이를 하지 않는 등 언어발달이 늦어지거나 비정상적이다.

④ 기타(지각장애, 지능장애)

㉠ 지각장애 : 어떤 자극에는 과장되게 반응하고, 어떤 자극에는 반응을 보이지 않는다.

㉡ 지능장애 : 정신지체가 70~80%에서 동반된다.

출제유형문제 최다빈출문제

자폐스펙트럼장애 아동에서 볼 수 있는 증상으로 옳지 않은 것은?

❶ 사람들과 눈 맞춤을 잘한다.
② 신체접촉을 싫어하고 혼자 지내려고 한다.
③ 괴상한 행동을 반복적으로 되풀이하는 상동적인 행동을 보인다.
④ 부모나 다른 사람들과 사회적 관계를 발전시키지 못한다.
⑤ 사람이 아닌 대상에 관심이 많다.

해설
자폐스펙트럼장애 아동은 언어적·비언어적 의사소통장애로, 주증상은 사회적 상호작용의 질적인 장애, 상동적인 행동, 현저하게 제한된 관심 등이다. 사람들과 눈을 마주치는 것을 피하고 신체적 접촉을 싫어하며 혼자 지내려 한다.

3 주의력결핍 과잉행동장애

(1) 주의력결핍 과잉행동장애(Attention deficit hyperactivity disorder, ADHD)

① 주의력결핍 또는 과잉행동-충동성이 필수증상이다.
② 약물치료가 효과적이며, 경과 및 예후는 다양하다(청소년기나 성인기까지 지속되기도 하고 사춘기 때 호전되기도 한다).

(2) 특 징

① 집중력이 낮아 주의집중기간이 짧고 충동성, 과다활동을 보인다(특징적 증상).
② 학교, 집에서 가만히 앉아 있지 못하고, 자리에 앉아도 안절부절못한다.
③ 지나치게 많이 움직이고 부산하여 '천방지축'이라는 말을 듣는다.
④ 과제를 할 때 지속적으로 주의집중을 하지 못하고 과제를 해야 하는 시간에 돌아다닌다.
⑤ 공부시간에 교사의 지시대로 따라하지 못하며, 다른 사람의 말을 경청하지 않는 것처럼 보이기도 한다.
⑥ 연필, 책과 같은 물건을 자주 잃어버린다.
⑦ 차례를 기다리지 못하거나, 손발을 만지작거리고 꼼지락거리는 행동 등을 하기도 한다.

출제유형문제 최다빈출문제

주의력결핍 과잉행동장애 아동에서 볼 수 있는 증상으로 옳지 않은 것은?

① 공부시간에 교사의 지시대로 따라하지 못한다.
② 과제를 해야 하는 시간에 돌아다닌다.
❸ 차례를 잘 기다린다.
④ 지나치게 많이 움직이고 부산하다.
⑤ 가만히 앉아 있지 못한다.

해설
주의력결핍 과잉행동장애는 집중력이 낮아 주의집중기간이 짧고, 충동성 및 과다활동이 나타난다. 집이나 학교에서 가만히 앉아 있지 못하고 자리에 앉아도 안절부절못한다. 지나치게 많이 움직이고 부산하여 '천방지축'이라는 말을 듣는다. 과제를 해야 하는 시간에 돌아다니거나 차례를 기다리지 못하는 등의 증상을 보인다.

4 운동장애(Motor disorder)

(1) 발달성협응장애(Developmental coordination disorder)

① 운동협응능력에 장애가 있어 일상생활 혹은 학업성취에 현저한 지장을 주는 것을 말한다.

② 유아기에는 걷기, 기기, 앉기 등의 운동발달이 지연되고, 나이가 어느 정도 들어도 퍼즐맞추기, 블록 쌓기, 공놀이, 그림 그리기 등을 잘하지 못한다.

(2) 상동증적 운동장애(Stereotypic movement disorder)

① 뚜렷한 목적과 관련이 없는 억제할 수 없는 상동운동을 반복하는 것으로, 생후 첫 3년 이내에 시작된다.

② 손가락 빨기, 손톱 물어뜯기, 고개 끄덕이기, 머리 부딪히기 등 다양한 양상으로 나타나고, 일상생활에 지장을 초래하거나 자해로 인한 상처를 보이기도 한다.

(3) 틱장애(Tic disorder)

틱은 불수의적이고 반복적인 근육의 움직임 혹은 발성을 말한다(움직임은 빠르고 불규칙적이다).

① 투렛장애(Tourette's disorder)

㉠ 다양한 운동틱과 1개 이상의 음성틱이 1년 이상 지속되는 것을 말한다.

㉡ 운동틱 : 이마 찌푸림, 눈 깜빡거림, 입술 깨묾, 얼굴 씰룩거림, 머리 끄덕이기, 어깨 들썩거림 등

㉢ 음성틱 : 개 짖는 소리, '음, 음' 하며 혀를 차기, '악', '윽' 같은 비명소리 내기, 입맛 다시는 소리 내기, 코를 킁킁거림, 욕설 등

② 지속성운동 틱 또는 음성틱장애

㉠ 동시에 1~3개 근육군이 틱을 보이거나 음성틱이 적어도 1년 이상 있는 경우로, 만성 음성틱이 만성 운동틱보다 드물다.

㉡ 틱의 양상은 눈을 깜빡거리는 것으로 시작하여 안면근육 씰룩거림 또는 머리, 팔, 어깨, 다리를 들썩거리거나, 음성틱(이상한 소리를 지르거나 킁킁거림 등)이 나타나기도 한다.

출제유형문제 최다빈출문제

뚜렷한 목적과 관련이 없는 억제할 수 없는 상동운동을 반복하는 것으로 생후 첫 3년 이내에 시작되는 운동장애는?

① 발달성협응장애　② 틱장애

③ 품행장애　④ 특정학습장애

❺ 상동증적 운동장애

해설

상동증적 운동장애는 손가락 빨기, 손톱 물어뜯기, 고개 끄덕이기, 머리 부딪히기 등 다양한 양상으로 나타나고, 일상생활에 지장을 초래하거나 자해로 인한 상처를 보이기도 한다.

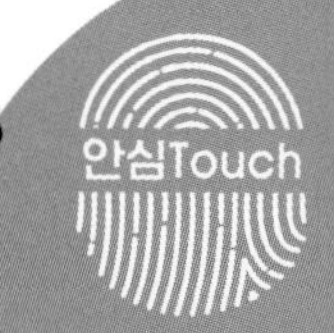

5 파괴적, 충동조절 및 품행장애(Disruptive, Impulse-control and Conduct disorders)

파괴적, 충동조절 및 품행장애는 적대적 반항장애, 간헐적 폭발장애, 품행장애, 반사회성 성격장애 등이 이 진단군에 포함된다.

(1) 적대적 반항장애(Oppositional defiant disorder, ODD)

① 주증상은 거부적, 반항적, 적대적 행동이다.
② 어른과 논쟁하거나 어른이 정해 놓은 규칙과 요구를 무시하고 어른을 화나게 하나 타인의 권리를 침해하는 행동은 보이지 않는다.

(2) 간헐적 폭발장애(Intermittent explosive disorder)

① 공격적인 충동을 조절하지 못해 행동폭발을 반복적으로 보이는 특성을 보인다(행동폭발은 30분 이하).
② 타인에게 피해를 입히지 않는 공격성이 3개월 동안 평균 매주 2회 이상 있을 때, 타인 또는 동물에게 상해를 입힐 정도의 폭발적 행동이 12개월 이내 3회 정도 보일 때 진단된다.

(3) 품행장애(Conduct disorder, CD)

① 다른 사람의 기본 권리를 침해하고 나이에 적합하지 않은 사회규범 또는 규칙에 어긋나는 행동을 지속적이고 반복적으로 하는 것으로 자신의 행동을 타인의 탓으로 돌리고, 타인에 대한 배려 또는 공감능력이 거의 없으며, 죄책감이 결여되어 있다.
② 동물 또는 사람을 학대하고 타인의 재산을 파괴하고 도둑질 또는 규칙에 어긋난 심각한 폭력행위 등은 진단기준에 포함된다.
③ 주의력결핍과잉행동장애, 반항성장애, 특정학습장애, 물질남용 등이 동반된다.

6 특정학습장애 및 배설장애

(1) 특정학습장애(Specific learning disorders)

① 전반적인 지적 능력에 비추어 기대되는 수준보다 학습기술(읽기, 산술, 쓰기 등)이 현저하게 낮게 평가되는 것을 말한다.

② 학업기술을 학습하는데 지속적인 어려움을 경험하고, 학업기술 수행이 연령 평균보다 낮다.

(2) 배설장애(Elimination disorder)

① **유뇨증** : 반복적으로 불수의적 혹은 의도적으로 최소한 3개월 동안 주 2회 이상 소변을 못 가리는 경우를 말한다(진단 시 최소한 5세 이상이어야 한다).

② **유분증** : 4세 이상의 아동이 배변훈련이 이루어진 후에도 최소한 3개월 동안 월 1회 이상 대변을 옷이나 마루 같이 적절하지 않은 곳에 반복적으로 배설하는 것을 말한다.

출제유형문제 최다빈출문제

품행장애 아동의 행동 특성으로 옳은 것은?

㉠ 타인에 대한 배려가 거의 없다.
㉡ 죄책감을 느끼지 않는다.
㉢ 다른 사람의 기본 권리를 침해한다.
㉣ 자신의 행동을 타인의 탓으로 돌린다.

① ㉠, ㉡, ㉢
② ㉠, ㉢
③ ㉡, ㉣
④ ㉣
❺ ㉠, ㉡, ㉢, ㉣

해설
품행장애는 다른 사람의 기본 권리를 침해하고 나이에 적합하지 않은 사회규범이나 규칙에 어긋나는 행동을 지속적이고 반복적으로 하는 것으로 자신의 행동을 타인의 탓으로 돌리고, 타인에 대한 배려 또는 공감능력이 거의 없으며, 죄책감이 결여되어 있다.

9-3 약물치료 및 간호

1 아동의 약물치료에 대한 이해 및 약물치료

(1) 아동의 약물치료에 대한 이해

① 약물은 치료의 일부분으로 보조방법이라고 할 수 있고 일부 정신장애에서는 약물이 특히 효과적이다.
② 아동은 약물의 대사와 배설이 빠르므로 혈액검사를 자주 시행하고 약물 효과를 모니터링한다.

(2) 약물치료

① 중추신경흥분제 : 주의력결핍과잉행동장애의 과잉행동, 충동성 등
② 기분안정제(리튬 등) : 품행장애의 공격적 행동이나 자해행동, 지적 장애 등
③ 항정신병 약물 : 전반적 발달장애, 지적 장애, 투렛장애, 품행장애 등
④ 삼환계항우울제 : 주요우울장애, 수면장애, 분리불안 등
⑤ Clomipramine, 선택적 세로토닌 재흡수 억제제 : 강박행동장애

출제유형문제 최다빈출문제

품행장애의 공격적 행동이 있는 아동에게 사용하는 약물은?

① Cogentin
② Aricept
❸ Lithium
④ Ativan
⑤ Valium

해설
품행장애의 공격적 행동이나 자해행동에는 Lithium(기분안정제)을 사용한다.

2 간 호

(1) 간호진단

① 폭력위험성
② 불 안
③ 두려움
④ 무력감
⑤ 비효율적 대처
⑥ 만성자존감저하
⑦ 언어소통장애
⑧ 사회적응장애
⑨ 사회적 고립
⑩ 자아정체성장애

(2) 간호중재

① 환경요법

㉠ 치료적 구조를 제공한다(안전, 분명하고 합당한 제한 설정, 나이에 적합한 활동과 치료프로그램, 치료진의 접근 용이성 등을 제공).
㉡ 치료팀은 일관적으로 대한다.
㉢ 매일의 활동과 사건을 계획하여 준다.
㉣ 식사, 학습, 운동, 오락, 수면시간 등의 규칙적인 일과를 공급한다.
㉤ 치료적 대화, 음악감상 등의 치료적 환경을 조성하여 효율적으로 진정시킨다.

② 행동수정요법

㉠ 아동의 증상 경감에 효율적이다.
㉡ 토큰을 이용한 지속적인 재강화를 통해 사회에서 받아들일 수 있는 행동을 하게 하고, 잘못된 행동을 감소시킬 수 있다.
㉢ 공격적 행동, 과도한 떼쓰기에는 무시하거나 가벼운 벌을 통해 약화시킬 수 있다.

③ 놀이요법

㉠ 10~12세 미만은 대화를 통한 정신치료가 어려우므로 놀이를 통해 자연스럽게 대화를 할 수 있게 한다.

㉡ 아동은 생각, 감정, 갈등을 표현하고, 치료자는 아동의 감정 상태, 내적 갈등을 이해한다.

㉢ 놀이를 통해 숨겨진 감정을 표출하도록 촉진시킨다.

㉣ 나이에 적합한 놀이를 통해 정상적인 발달을 돕는다(놀이는 치료적 기능이 있다).

④ 집단요법 : 5~7명의 아이들을 모아 서로 의견을 나누고 친구 사귀는 방법과 그 기회를 제공하여 사회성 증진, 관련된 심리적 갈등 해소, 자신감 및 단체의식과 협동심을 길러 준다.

⑤ 부모교육

㉠ 아동이 어릴수록, 아동의 문제가 주위 환경과 밀접한 관계를 가질수록 부모는 상담을 받아야 한다.

㉡ 부모지도 계획은 건강한 아동 발달을 위한 가장 건설적인 환경을 제공할 수 있도록 부모가 행동하도록 하는 것이 일차목표이다.

⑥ 폭력위험성

㉠ 아동이 스스로 행동을 조절할 수 있을 때까지 자극이 적은 치료환경을 유지시켜 준다.

㉡ 잠재적 심각성을 확인하기 위해 과거 자살시도나 폭력행동을 확인한다.

㉢ 불안, 분노, 초조 등을 증가시키는 증상을 관찰한다.

㉣ 개방형 질문을 사용하여 아동이 자신의 느낌, 생각 등을 자유롭게 말할 수 있도록 한다.

㉤ 불안, 분노 등의 에너지를 건강하고 기능적인 활동으로 전환할 수 있는 심호흡, 이완법, 인지기법 등의 스트레스 관리전략을 가르친다.

㉥ 불안, 분노를 줄이고 공격적인 에너지를 건강하고 생산적인 신체활동에 이용할 수 있도록 탁구, 배구 등의 여러 활동에 참여시킨다.

㉦ 집단상담, 개인상담, 가족치료 등을 제공한다.

㉧ 아동의 행동을 수정하기 위해 행동수정요법(토큰경제 등)을 시행한다.

㉨ 공격적이고 폭력적인 행동이 줄어들 때 격려해 준다.

출제유형문제 최다빈출문제

2-1. 자신도 모르게 쉴 사이 없이 눈을 깜빡이고 얼굴을 씰룩거리며 '큭큭'하며 괴상한 소리를 내는 7세 딸을 걱정하는 어머니를 위한 교육내용으로 적절한 것은?

① 피곤하면 없어지므로 운동을 충분히 하라고 한다.
② 단순한 버릇이므로 무시하라고 한다.
❸ 아이가 심리적 압박감을 느끼는 것이 있나 파악하라고 한다.
④ 괴상한 소리를 낼 때마다 야단을 친다.
⑤ 괴상한 소리를 내지 못하도록 계속해서 주의를 주라고 한다.

해설
틱장애는 피로, 스트레스 등에 의해 증상이 심해질 수 있다.

2-2. 친구를 괴롭히고 친구의 물건을 훔치는 행동을 하는 품행장애 아동에게 문제행동을 하지 않으면 원하는 텔레비전 프로그램을 볼 수 있도록 하였다. 이 치료요법은?

① 혐오요법
❷ 행동수정요법
③ 놀이요법
④ 바이오피드백
⑤ 모델링

해설
행동수정요법은 바람직한 행동을 하면 긍정적인 보상을 제공하여 행동의 빈도를 증가시킨다.

2-3. 폭력위험성이 있는 주의력결핍과잉행동장애 아동에게 적절한 간호중재는?

> ㉠ 불안이나 분노, 초조 등을 증가시키는 증상을 관찰하고 파악한다.
> ㉡ 불안이나 분노를 줄이고 공격적 에너지를 건강하고 생산적인 신체활동에 이용할 수 있도록 탁구, 배구 등의 활동에 참여시킨다.
> ㉢ 아동이 스스로 행동을 조절할 수 있을 때까지 자극이 적은 치료환경을 유지시켜 준다.
> ㉣ 아동이 자신의 느낌이나 생각 등을 자유롭게 설명할 수 있도록 개방형 질문을 이용한다.

① ㉠, ㉡, ㉢
② ㉠, ㉢
③ ㉡, ㉣
④ ㉣
❺ ㉠, ㉡, ㉢, ㉣

해설
폭력위험성이 있는 주의력결핍과잉행동장애 아동의 간호는 불안이나 분노, 초조 등을 증가시키는 증상을 관찰하고 파악한다. 불안이나 분노를 줄이고 공격적 에너지를 건강하고 생산적인 신체활동에 이용할 수 있도록 탁구, 배구 등의 활동에 참여시킨다. 아동이 스스로 행동을 조절할 수 있을 때까지 자극이 적은 치료환경을 유지시켜 준다. 아동이 자신의 느낌이나 생각 등을 자유롭게 설명할 수 있도록 개방형 질문을 사용한다.

제 10 장

물질 관련 중독장애

10-1 물질 관련 중독장애 정의 및 원인

1 물질 관련 중독

(1) 물질 관련 중독의 정의

① 내성(Tolerance) : 물질에 대한 감수성이 비정상적으로 저하되어 일정 작용을 유발하는 용량을 사용해도 반응이 저하되거나 나타나지 않아 용량을 증가해야만 효과가 나타나는 것을 말한다.

② 금단(Withdrawal) : 물질사용장애를 가진 상태에서 갑작스럽게 물질사용을 중단 혹은 줄인 경우 생리적・인지적 장애, 물질 특유의 부적응적인 행동 변화가 나타나는 것을 말한다.

③ 플래시백(Flashback) : 환각제 사용 중단 후에, 환각제 중독일 때 경험한 지각증상(기하학적 환각, 강렬한 색깔, 거시증, 미시증 등)을 경험하는 것을 말한다.

④ 물질중독 : 물질을 과도하게 사용하는 동안 혹은 직후 발생되는 가역적인 증상으로 물질 특이 증후군이 발생하며, 판단이 흐려지고 부적절하고 부적응적인 행동을 하며 사회적, 직업적 기능이 손상되는 상태이다.

⑤ 공존장애 : 물질 관련 장애와 정신질환(기분장애, 반사회적인격장애, 불안장애 등)이 동시에 발생한 경우를 말한다.

⑥ 관문약물(Gateway drug) : 다른 불법약물을 계속 사용하게 하는 약물로서 담배, 마리화나, 알코올 등이 있다.

⑦ 마약류 : 마약, 향정신성의약품, 대마를 통틀어 한다.

(2) 물질 관련 중독의 원인

① 생물학적 이론

㉠ 유전적 요인 : 알코올 중독은 유전적인 요인이 관여 → 알코올 중독자 자녀가 알코올 중독이 될 가능성이 50% 높고, 일란성 쌍생아의 알코올 중독은 54%(이란성 쌍생아 28%)의 일치율을 보인다.

㉡ 신경학적 요인 : 물질이 신경전달물질 생산을 자극해 뇌의 활동 억제 또는 물질효과에서 중요시되는 쾌락 감각과 관련된 것으로 본다.

② 심리적 이론

㉠ 정신역동적 요인 : 영아의 발달단계인 구강기 동안 욕구가 만족되지 않으면 고착되어 끊임없이 구강만족을 추구하는 구강의존적 성격이 되고, 물질중독자는 구강을 자극함으로써 불안 감소 및 구강기 의존욕구를 채운다.

㉡ 성격적 요인 : 물질사용 장애 및 비물질 관련 장애의 공통적 성격 요인은 부정적 자아개념과 관계가 있고, 부정적 자아개념은 실패감, 수치심, 죄의식, 절망감 등으로 표현된다.

③ 사회문화적 이론

㉠ 사회적 요인 : 문화적 요인, 약물에 대한 사회 태도, 그 해악에 대한 인식도, 도덕수준, 약물가격 등이 약물에 대한 초기 실험적 사용 또는 시작과 지속적 사용에 영향을 미친다.

㉡ 학습적 요인 : 약물 남용은 쾌감효과 때문으로 본다. 알코올 사용과 남용은 동료나 부모, 사회적인 강화, 긴장 감소제로 알코올의 사용 효과에 의한 학습을 통해 사회적으로 습득되는 것으로 본다.

㉢ 가족적 요인 : 물질사용 장애 대상자 가족은 다세대에 걸쳐 남용자가 있다는 특징이 있다.

(3) 물질 특성 – 중추신경 흥분 여부

① 알코올 : 중추신경억제제

② 아편(코데인, 모르핀, 메사돈, 메페리딘, 헤로인 등) : 중추신경억제제

③ 진정제, 수면제, 항불안제(바르비투르산염계 약물, 벤조디아제핀계 약물) : 중추신경억제제

④ 흡입제(본드) : 중추신경억제제

⑤ 자극제(코카인, 암페타민류) : 중추신경흥분제

출제유형문제 최다빈출문제

다음 중 중추신경억제제로 옳지 않은 것은?

① 알코올
❷ 코카인
③ 모르핀
④ 펜토바르비탈
⑤ 코데인

해설

중추신경억제제는 알코올, 아편(코데인, 모르핀, 메사돈, 메페리딘, 헤로인), 진정제, 수면제, 항불안제(바르비투르산염계 약물, 벤조디아제핀계 약물), 흡입제(본드) 등이 있다.

10-2 물질 관련 장애

1 물질 관련 장애

(1) 알코올 관련 장애

① 정 의

㉠ 세계보건기구(WHO)의 정의 : 알코올 중독은 다량의 알코올 섭취로 알코올 의존성이 생겨 뚜렷한 정신장애가 있거나 혹은 신체적·정신적 건강, 사회적·직업적 기능, 대인관계 등에 장애가 있거나 이런 가능성이 있어 치료를 요하는 상태를 말한다.

㉡ 미국국립정신보건원의 정의 : 알코올 중독은 만성질환으로 그 사회에서 어떤 예식에 따라 수행되는 일반적인 음주관례에서의 사용을 훨씬 능가하여 반복적으로 술을 마심으로써 음주자의 건강과 대인관계, 경제적인 기능까지 방해를 받는 행동장애를 말한다.

② 신체에 미치는 영향

신체기관	질 환
식 도	식도염, 간경화로 인한 식도정맥류 등
위	위염, 위궤양 등
간	지방간, 간경화, 알코올성간염 등
췌 장	췌장염 등
심 장	알코올성심근질환 등
생식기	무정자증, 발기불능, 유방이상비대 등
영 양	영양실조, 비타민 B 결핍 등
암	구강, 인두, 후두 등
태아(태아알코올증후군)	뇌·심장·신경계 이상, 성장지연, 행동장애 등

③ 알코올 관련 질환

㉠ 알코올중독(Alcohol intoxication) : 불분명한 언어, 불안정한 보행, 운동실조, 안구진탕, 집중력이나 기억력 손상, 혼미, 혼수상태 등의 증상이 알코올 사용 중 혹은 직후에 나타난다.

㉡ 알코올 금단(Alcohol withdrawal)

- 반복적으로 장기간 알코올을 섭취하다가 갑자기 중단 혹은 감량한 후 나타나는 증상을 금단상태라고 한다.
- 금단 증상은 알코올 중단 혹은 감량한 이후 4~12시간 이내 시작되고, 2일째 가장 심해지며, 4~5일경 개선된다.
- 자율신경기능항진(빈맥, 발한), 진전 증가, 불면증, 오심, 구토, 일시적 환시, 환청, 환촉, 착각, 불안, 전신성 발작 등의 증상이 나타난다.

㉢ 알코올 금단섬망(Alcohol withdrawal delirium)
- 지속적으로 과음하던 사람이 갑자기 음주를 중단 또는 감량한 후 발생하는 급성 정신증적 상태로 마지막 음주 후 24~72시간에 증상이 발생하고 1주일 정도 지속된다.
- 의식 혼미, 주위 자극에 대한 주의집중력 장애나 착각, 환각(특히 환시), 언어의 지리멸렬, 발한, 체온증가, 혈압상승 등의 증상이 나타난다.

㉣ 알코올로 유발된 신경인지장애
- 베르니케 징후(Wernicke 징후)
  - 알코올의존에 의한 티아민(비타민 B_1) 결핍에 의한다.
  - 시신경 마비, 의식혼탁, 환각, 섬망, 과다행동, 보행 실조, 안구운동장애 등이 나타난다(섬망으로 시작되고, 악화되어 혼수상태에 빠지는 것이 특징이다).
- 코르사코프증후군(Korsakoff 증후군)

  베르니케 징후의 잔재에서 오는 만성장애로서 뚜렷한 기억상실과 작화증(기억의 결손을 메우려고 말을 만들어내는 것으로 무의식적으로 심한 불안에 방어하는 기전)이 나타난다.
  병식결여, 판단장애로 인한 고통, 전반적인 지적 황폐화, 말초신경장애로 인한 감각과 운동장애 등이 나타난다.

㉤ 알코올로 유발된 정신병적 장애(Alcohol-induced psychotic disorder) : 음주 중 또는 단주 후 48시간 이내에 지각장애(환각, 착각), 정신운동성장애(피해망상, 관계망상, 흥분, 혼미 등), 심한 공포에서 황홀까지 이르는 비정상적인 행동으로 특징지어지는 정신병적 장애가 나타난 경우를 말한다.

(2) 아편(Opioids)

① 생아편, 코데인(Codeine), 모르핀(Morphine), 메사돈(Methadone), 메페리딘(Meperidine), 헤로인(Heroin) 등이 있다.

② 강한 진통, 진정, 기침억제, 기분 변화 등의 효과가 있다.

③ 내성, 의존(심리적 · 신체적)이 있다.

④ 경구, 흡입, 주사(정맥, 피하) 등의 방법으로 투여한다.

⑤ **중독증상** : 다행감, 홍조, 구갈, 주의력장애, 언어장애, 판단장애, 식욕 상실, 성욕 상실, 오심, 구토, 호흡억제 등의 중독증상이 있다.

⑥ **금단증상** : 약물 중단 후 6~12시간 후에 증상(불면, 불안, 과민, 눈물 등)이 나타나기 시작하고, 48~72시간에 최고조(근육경축, 백혈구 증가, 케톤증 등)에 이른 후 감소해서 7~10일 정도 지속된다.

⑦ **의료문제** : 약물 과다사용, 영양결핍, 소독하지 않은 주삿바늘과 기구로 인한 감염 등을 유발할 수 있다.

⑧ 마약에 중독된 대상자는 외모에서 전형적인 특징(야윔, 창백한 안색, 수척하고 기운 없어 보임, 신체검진 시 팔과 대퇴에 주삿바늘 자극으로 인한 상처나 농양, 반흔 등)을 볼 수 있다.

(3) 진정제, 수면제, 항불안제

① 바르비투르산염계(Barbiturates) 약물에는 펜토바르비탈(Pentobarbital), 아모바르비탈(Amobarbital), 페노바르비탈(Phenobarbital), 벤조디아제핀계(Benzodiazepines) 약물에는 디아제팜(Diazepam), 로라제팜(Lorazepam) 등이 있다.

② 불안, 불면 등에 효과가 있다.

③ 바르비투르산염계 약물은 내성, 신체적 및 심리적 의존, 태반을 통과한다.

④ **중독증상** : 호흡저하, 혈압저하, 주의력장애, 기억력장애, 불안정한 보행, 안구진탕, 혼수상태, 사망 등의 중독증상이 있다.

⑤ **금단증상** : 불면, 불안, 고열, 대발작경련, 사망 등이 발생할 수 있어서 진정수면제 금단 증상이 나타나면 응급상태로 보고 치료한다(특히 바르비투르산염계 약물은 금단증상이 심하므로 금단은 매우 서서히, 응급처치가 가능한 상황에서 해야 한다.

(4) 흡입제(Inhalants)

① 본드, 시너, 구두약, 휘발유, 페인트, 가솔린 등이 있다.

② **투여방법** : 흡입(코, 입)한다.

③ **중독증상** : 다행감, 붕 뜨는 느낌, 보행 불안정, 혀 꼬임, 환각, 섬망 등의 증상이 나타난다.

④ **흡입제로 인한 사망원인** : 연수중추마비, 급성심부전(과민반응), 질식(비닐봉지와 구토물에 의함) 등에 의해 사망한다.

⑤ **특성** : 사용이 용이하고 비용이 저렴하며, 즉각적이고 빠른 쾌감 효과(흡입 후 5분 이내 효과가 나타남)로 인해 청소년 유병률이 높다.

(5) 자극제

① **코카인**

㉠ 투여방법 : 흡입(비강), 담배, 정맥주사 등의 방법으로 투여한다.

㉡ 중독증상 : 고양감, 다행감, 자신감, 주의집중, 성감증가, 피로감퇴, 근육약화, 호흡억제, 의식혼란 등의 중독증상이 있다.

㉢ 금단증상 : 갈망과 더불어 불쾌감정, 심한 피곤, 식욕증가, 불면 혹은 과다수면, 편집증적 사고, 자살사고 등의 금단증상이 있다.

㉣ 코카인으로 유발된 정신증 : 섬망, 피해의식, 피해망상, 질투망상, 피부 밑으로 벌레가 기어 다니는 환촉과 환시, 지각장애를 일으켜 살인충동을 느끼는 것 등의 정신병적 증상이 나타난다.

㉤ 강력한 다행감의 효과로 심리적 의존이 강하며, 약물을 사용하기 위한 돈이 필요해서 절도, 매춘 등의 사회문제를 유발하기도 한다.

② 암페타민류(Amphetamines)

㉠ 암페타민(Amphetamine), 메스암페타민(Methamphetamine), 메틸페니데이트(Methylphenidate), 덱스트로암페타민(Dextroamphetamine) 등이 있다.

㉡ 기분을 좋게 하고 피곤함을 줄여 주며, 식욕감퇴 등을 느끼게 한다.

㉢ 의학적 사용 : 주의력결핍과잉운동장애, 수면발작, 비만증 치료제 등으로 사용된다.

㉣ 중독증상 : 심박동변화(빈맥, 서맥), 혈압 상승이나 하강, 호흡억제, 동공확대, 체중감소, 근육약화, 의식혼란, 경련, 혼수 등의 증상이 나타나며, 더욱 대량 투여를 하는 경우에는 뇌출혈, 사망할 수도 있고 동시에 공격적이 되며, 편집증, 환각상태가 되어 충동적인 폭력행위로 살인을 저지를 수도 있다.

㉤ 금단증상 : 불쾌감, 피곤, 악몽, 식욕증가, 우울증, 자살에 대한 사고 등의 금단증상이 나타난다.

㉥ 암페타민으로 유발된 정신증 : 망상형 조현병과 유사하다(피해망상, 관계사고, 적대감, 공격성, 신체상 왜곡, 마치 벌레가 피부 위를 기어 다니는 것 같은 환촉 등을 경험한다).

(6) 환각제(Hallucinogens)

① LSD(리세르그산 다이에틸아마이드)

㉠ 무색무취, 소화가 되기 때문에 음료수나 음식에 첨가하여 사용한다.

㉡ 감각경험 강화(색깔이 더 화려하게 보임, 소리와 냄새와 맛의 강화 등), 감각이 교차되는 상태(음악이 보임, 색깔이 들림 등)등이 나타난다.

② PCP(펜시클리딘)

㉠ 투여방법 : 구강투여, 정맥주사, 흡연 등의 방법으로 투여한다.

㉡ 마취제이므로 중독 시 통증을 거의 느끼지 못할 수 있고 자신의 머리를 벽에 세게 부딪히는 등의 자해나 타해 행위를 할 수 있으며, 이전에 억제되었던 정신질환의 재발 혹은 악화, PCP 작용을 예측할 수 없어서 아주 위험한 약물로 다루어진다.

③ 환각제 특성

㉠ 환각제는 신체적 의존이 없다.

㉡ 환각재현현상(Flashback) : 약물을 감량한 상태에서 다시 경험하는 것으로 최근에 약물을 복용하지 않은 경우 나타나는 사건재현 같은 증상이다.

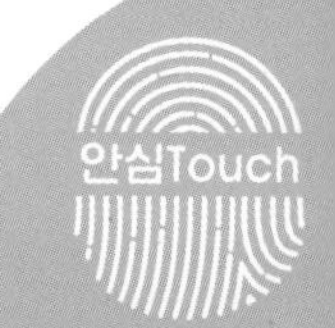

(7) 마리화나(Marijuana)

① 가장 흔한 대마의 꽃, 잎, 씨, 줄기에서 추출한 천연제제로서 담배 형태나 봉으로 연기를 흡입하고 구강 투여한다.

② 긴장완화, 다행감 등을 동반한다.

③ **무욕증후군**(Amotivational syndrome) : 장기간 사용 시 무감각, 일이나 생산적인 일에 대한 욕구 상실, 집중력 감소, 개인위생상태 불량, 마리화나에 몰두하게 된다.

④ 녹내장, 오심, 암치료에 이용되는 화학요법에 따른 구토 감소의 약물로서의 이점이 있다.

(8) 카페인(Caffeine)

① 커피, 차, 카페인이 든 소다음료, 체중감량보조제 등 다양한 형태로 섭취한다.

② **카페인 중독** : 최근 카페인을 소비했고, 카페인 사용 중 또는 직후 안절부절, 신경과민, 흥분, 불면, 안면홍조, 이뇨, 위장관장애 등의 증상 중 5개 이상의 징후나 증상이 나타나야 한다.

③ **카페인 금단** : 오랫동안 매일 섭취하던 카페인을 갑작스럽게 끊거나 상당히 줄인 후 특징적 금단 증후군(두통, 현저한 피로나 졸음, 불쾌 기분, 우울 기분 또는 과민성, 집중력 저하, 독감 유사 증상 등의 증상 중 3가지 이상의 증상이 나타나야 한다)이 발생하는 것을 말한다.

(9) 니코틴(Nicotine)

① 니코틴 남용은 담배 남용을 의미하고, 흡연은 암(폐암, 구강암 등), 뇌혈관장애, 만성 폐질환, 산모 태아합병증 등과 관련 있다.

② 대량 중독 시 두통, 메스꺼움, 발한, 복통, 빈맥, 감각장애, 고혈압 등의 증상이 나타난다.

③ 금단 증상은 불쾌한 기분, 우울, 불면, 불안, 집중력장애, 심박동감소 등의 증상이 나타난다.

출제유형문제 최다빈출문제

1-1. 비용이 저렴하고 즉각적이고 빠른 쾌감 효과가 있어서 청소년 유병률이 높은 약물은?

① 모르핀
❷ 본 드
③ 디아제팜
④ 코카인
⑤ 헤로인

해설
흡입제(본드, 시너, 구두약, 휘발유, 페인트, 가솔린 등)는 사용이 용이하고 비용이 저렴하며, 즉각적이고 빠른 쾌감 효과(흡입 후 5분 이내 효과가 나타남)로 인해 청소년 유병률이 높다.

1-2. 중추신경흥분제로서 의학적으로 주의력결핍과잉운동장애, 수면발작, 비만증 치료제로 사용하는 약물은?

① 헤로인
② 카페인
③ 마리화나
❹ 암페타민
⑤ 모르핀

해설
암페타민은 중추신경흥분제로서 의학적으로 주의력결핍과잉운동장애, 수면발작, 비만증 치료제로 사용된다.

1-3. 장기간 사용 시 무감각해지고 체력이 약해지며 일이나 생산적인 일에 대한 욕구를 상실하게 되며 집중력이 감소하고 개인위생상태가 나빠지는 무욕증후군(Amotivational syndrome)이 나타나는 물질은?

① 모르핀
② 디아제팜
③ 코카인
④ 알코올
❺ 마리화나

해설
마리화나는 장기간 사용 시 무감각, 체력이 약해짐, 일이나 생산적인 일에 대한 욕구 상실, 집중력 감소, 개인위생상태가 나빠지고 마리화나에 몰두하게 되는 무욕증후군이 나타난다.

1-4. 다음 중 '환각재현현상(플래시백 효과)'이 나타나는 물질은?

① 알코올
② 흡입제
❸ LSD
④ 카페인
⑤ 진정수면제

해설
환각재현현상(Flash back)은 LSD 같은 환각제 사용 중단 후 환각제 중독 때 경험한 지각증상을 경험하는 것을 말한다.

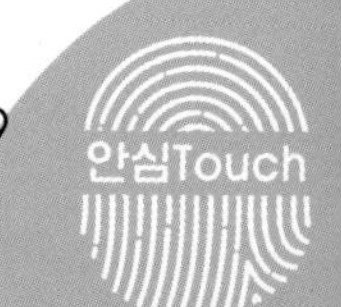

2 비물질 관련 장애 및 알코올 치료

(1) 비물질 관련 장애(도박 장애)

지속적이고 반복적인 문제성 도박행동으로 인해 심각한 임상적 문제 및 기능저하를 가져오는 장애를 말하는 것으로 도박에 대해 계속적인 집착을 보이며 스스로 조절하는 능력을 상실하는 특징이 있다.

(2) 알코올 치료

① Naltrexone : 아편제제 길항제로서 알코올 섭취량 감소 및 재발 감소의 효과가 있다.
② Acamprosate : 신경흥분전달제인 Glutamate에 대한 수용기 활동을 낮춤으로써 알코올중독 재발을 방지한다.
③ 알코올 중독 환자의 금단 증상을 치료하기 위해 Benzodiazepine(Chlordiazepoxide, Lorazepam 등)을 투여한다(장기 복용 시 내성이 생길 수 있으므로 호전 시 약물을 감량 또는 중단한다).
④ Disulfiram(혐오요법) : Disulfiram을 복용한 사람이 알코올을 섭취하면 피부 홍조, 두통, 기절, 어지럼증, 메스꺼움, 구토, 빈맥, 호흡곤란, 저혈압 등의 신체적 증상이 나타난다.
⑤ 티아민이 부족하면 베르니케-코르사코프 증후군에 이환되는데, 대개 티아민을 보충해 주면 회복된다.

출제유형문제 최다빈출문제

알코올 중독으로 입원한 대상자에게 디설피람(Disulfiram)이 처방되었을 때 교육해야 하는 것은?

① 수분 섭취를 권장한다.
❷ 알코올 섭취를 제한해야 한다.
③ 영양 섭취를 권장한다.
④ 휴식을 취하도록 한다.
⑤ 혈액검사를 정기적으로 수행한다.

해설
디설피람을 복용한 사람이 알코올을 섭취하면 피부 홍조, 두통, 기절, 어지럼증, 메스꺼움, 구토, 빈맥, 호흡곤란, 저혈압 등의 신체적 증상이 나타난다.

10-3 물질 관련 장애-간호

1 간호사정 및 간호진단

(1) 간호사정

대상자의 방어기제(부정, 투사, 합리화, 주지화, 최소화, 분노 등)를 인식한다.

(2) 간호진단

① 신체손상 위험성
② 폭력의 위험
③ 영양 불균형
④ 비효율적 부정
⑤ 자가돌봄 결핍
⑥ 피부통합성장애
⑦ 지식 부족
⑧ 만성적 자존감 저하
⑨ 비효과적 대처

출제유형문제 최다빈출문제

알코올 중독으로 입원한 50세 남자 환자가 "아내가 듣기 싫은 잔소리를 너무 많이 해서 내가 술을 마시는 거야."라고 말한다. 이 환자가 사용하고 있는 방어기제는?

① 억 압
❷ 투 사
③ 부 정
④ 전 치
⑤ 퇴 행

해설
투사는 어떤 행동이나 생각의 책임을 다른 사람이나 외부 대상에게 돌리는 것으로 알코올 중독자들이 쓰는 방어기제 중 하나이다.

2 간호중재

(1) 간호사와 대상자 관계

① 무비판적, 신뢰 있는 관계를 형성한다.
② 대상자의 회복에 대한 긍정적, 지지적 태도를 유지한다.
③ 대상자의 자존감이 증진되도록 돕는다.

(2) 신체손상위험성(위험요인 : 알코올 금단의 합병증 등)

① 대상자가 초조해하거나 또는 혼란스러울 때 안전을 보장한다.
② 금단과 해독의 초기단계 동안 대상자와 함께 있어 준다(두려움과 불안 감소).
③ 안정된 태도로 짧고 구체적으로 말을 한다.
④ 불빛, 소음, 움직임 같은 모든 불필요한 자극을 제거하고, 조용한 환경을 제공한다.
⑤ 섭취량 감소나 탈수 시 정맥주입을 시행하여 수분 전해질 균형을 이룬다.
⑥ 고단백, 무기질, 복합비타민(비타민 B 등)을 자주 공급한다.
⑦ 자살 생각, 행위 등을 사정하고, 필요 시 보호하고 억제하여 자살을 방지한다.
⑧ 구체적인 자살 계획이 없더라도 주의 깊은 관찰이 요구되면 대상자 주위에서 날카로운 물건을 모두 제거한다.

(3) 자신이나 타인에 대한 폭력위험성(위험요인 : 알코올 금단의 합병증 등)

① 자극(소음, 불빛, TV, 라디오 등)을 제거하고 조용한 환경을 제공한다.
② 대상자가 더욱 공격적이고 과민반응을 하고 자극적인 경험하면 자주 휴식시간을 제공한다.
③ 걷기, 달리기, 탁구 등의 운동을 포함한 활동에 참여시켜 에너지를 기능적인 방향으로 사용하도록 격려한다.
④ 심호흡운동, 바이오피드백, 행동치료, 인지치료, 주장훈련 등에 참여하도록 하여 충동과 폭력행동을 제거시킨다.
⑤ 조절되지 않는 분노 및 공격을 조절하고자 노력하는 경우 칭찬하여 긍정적 행동을 강화한다.
⑥ 필요 시 투약한다.

(4) 급성증상

① 알코올 관련 장애 대상자의 경련을 안정시키기 위해 약물을 투여한다(Chlodia-zepoxide 또는 Diazepam).
② 5% 포도당으로 수액공급(탈수예방 등), 비타민 B 복합체와 비타민 C 투여(비타민 결핍 보충)

(5) 아편계 약물에 의한 금단치료는 메사돈과 부프레노르핀(Buprenorphine) 등의 Opiate Agonist를 투여한다.

(6) 심리치료

① **동기강화 면담** : 변화하고자 하는 동기를 아는 것이 중독 행동을 변화시키는 중요한 지침이 된다.
② **집단치료** : 인지행동치료, 과제중심치료, 물질남용에 대한 교육중심, 재발방지프로그램 등의 여러 형태가 있다.
③ **개인치료** : 간호사는 개인상담을 통해 치료 목표에 초점을 맞추고, 초기 회복 과정에서 발생할 수 있는 불안, 공포 등을 검토하고, 스트레스와 갈등을 유발할 수 있는 어려운 상황에 건강하게 반응하는 새로운 방법 및 해결을 새로 익혀 갈 수 있도록 돕는다.
④ **가족치료** : 문제를 지속시키는 동기를 부여하는 공동의존 행동의 제거를 시도하는 것이다.

(7) 지역사회치료-자조집단

① AA(Alcoholics anonymous) : 알코올 중독자 자조모임
② Alanon(알라논) : 알코올 중독자 가족들의 자조모임으로, 배우자, 부모, 친척 등으로 구성된다.
③ Alateen(알라틴) : 알코올 관련 장애 대상자 자녀 중 10대 청소년의 알코올 문제를 다루는 모임이다.

출제유형문제 최다빈출문제

2-1. 8년 이상의 음주력이 있는 45세의 김씨는 마지막 술을 마시고 2일이 지난 후 안절부절못하고 불안과 발한, 혀, 입술, 얼굴이 떨리고 거미와 뱀이 보여 무서워서 잠을 잘 수가 없다고 한다. 우선적으로 시행해야 하는 간호중재는?

① 밝고 시끄러운 환경을 제공한다.
❷ 충분한 안정을 위해 처방된 적절한 항불안제를 투여한다.
③ 과격한 행동을 제한하기 위해 최대한 빨리 억제시키고 격리조치한다.
④ 시간이 경과하면 금단증상이 호전될 것이라고 설명한다.
⑤ 디설피람의 투여를 고려한다.

해설
환자는 금단증상과 환각, 불안이 있는 상태이므로 충분한 안정을 위해 처방된 적절한 항불안제를 투여한다.

2-2. 알코올 남용으로 인한 비타민 B_1의 결핍으로 오는 신경인지장애는?

① 갑상선기능저하증
② 진행마비
③ 경 련
❹ 베르니케 - 코르사코프증후군
⑤ 갑상선기능항진증

해설
베르니케 징후는 알코올 의존에 의한 티아민(비타민 B_1) 결핍에 의한 것으로 섬망으로 시작되고 악화되어 혼수상태에 빠지는 것이 특징이다. 코르사코프증후군은 베르니케 징후의 잔재에서 오는 만성장애로서 뚜렷한 기억상실, 작화증, 판단장애로 인한 고통, 지적 황폐화, 병식결여 등의 증상이 나타난다.

2-3. 모르핀 중독 환자가 모르핀을 중단한 지 48시간이 경과하였을 때 근육경축, 오심, 구토, 불안 등의 증상을 보이고 있다. 간호로 가장 적절한 것은?

① 모르핀 투여로 인한 증상임을 설명한다.
② 수분 섭취를 제한한다.
❸ 금단 치료를 위해 메사돈(Methadone)을 투여한다.
④ 모르핀의 위험성을 교육한다.
⑤ 불안 정도를 사정한다.

해설
아편(생아편, 코데인, 모르핀, 헤로인 등)은 중단 후 48~72시간에 금단 증상이 최고조에 이르므로 금단 치료를 위해 메사돈과 부프레노핀 등의 Opiate agonist를 투여한다.

제 11 장

수면 관련 장애

11-1 수면 관련 장애

1 수면 단계

(1) 비급속안구운동수면(Non-rapid eyeball movement, NREM)

① 1단계 수면

㉠ 가장 얕은 수면 상태이다(입면에서부터 수초~수분).

㉡ 뇌파는 느려져서 alpha뇌파 소실, 3~7Hz의 theta뇌파가 규칙적으로 나타난다.

② 2단계 수면

㉠ 가벼운 수면 상태이다(전체 수면의 50%)

㉡ 서파의 수면뇌파방추사가 나타나고, 가끔 톱니 같은 파장과 K복합체(K-complex)를 형성하기도 한다.

③ 3단계 수면

㉠ 깊은 수면 상태이다.

㉡ 뇌파가 불규칙해지면서 비교적 높은 전압의 서파로 변한다. 서파수면(Slow wave sleep) 또는 깊은 수면(Deep sleep)은 0.5~2Hz 델타파와 3~6Hz 세타파가 나타난다.

④ 4단계 수면

㉠ 가장 깊은 수면 상태이다.

㉡ 느리고 큰 파장의 델타파가 주종을 이룬다.

(2) 급속안구운동수면(Rapid eyeball movement, REM)

① 전체 수면의 20% 정도를 차지하고, 90~110분간 나타난다.

② 쉽게 깨울 수 있고, 안구가 아주 빠르게 움직이는 급속 안구운동이 나타난다(1단계 수면과 비슷하다).

③ REM 수면에서 깨우면 대개 꿈을 꾸고 있었다고 말하며, 혈압상승, 호흡 불규칙, 심장박동 빨라짐, 피부 전기저항 감소, 근육 이완, 음경발기 등의 증상이 나타난다.

④ 어릴수록 길고 노인이 될수록 감소한다.

(3) 수면주기

① 1단계 수면에서 REM 수면까지 이루어지고, 이 주기는 약 90분마다 반복되며, 전체 수면 동안 주기가 3~5회 반복된다.

② 수면 초기는 3, 4단계(깊은 잠)가 많고, 새벽으로 갈수록 REM 수면이 길어지고 꿈이 많아진다.

③ 수면 중 깨면 1단계부터 다시 시작되므로 자주 깨면 수면의 질이 저하된다(3, 4단계 수면과 REM 수면이 부족하게 된다).

④ 건강한 수면은 수면주기가 정상적으로 유지되고, 3, 4단계 수면이 충분할 때이다.

출제유형문제 최다빈출문제

급속안구운동수면(REM)에 대한 설명으로 옳지 않은 것은?

❶ 어릴수록 짧고 노인이 될수록 길어진다.
② 안구가 아주 빠르게 움직인다.
③ 전체 수면의 약 20%를 차지한다.
④ 쉽게 깨울 수 있다.
⑤ 혈압상승, 호흡 불규칙, 심장박동이 빨라지는 증상이 나타난다.

해설
급속안구운동수면(REM)은 쉽게 깨울 수 있고 혈압상승, 호흡 불규칙, 심장박동 빨라짐, 피부 전기저항 감소, 근육 이완, 음경발기 등의 증상이 나타나며, 나이가 어릴수록 길고 노인이 될수록 감소한다.

2 수면과 꿈의 기능

(1) 수면기능

① 신체, 정신기능의 회복을 돕고, 낮 동안의 활동을 준비한다.
② 수면박탈 : 환각, 망상, 자아붕괴 등을 유발한다.
③ REM 수면박탈로 꿈을 못 꾸게 하는 경우 과민성, 피로를 호소한다.

(2) REM 수면

① 원기회복, 주의집중, 쾌적감, 자신감 유지, 학습 내용이나 기억을 강화시킨다.
② REM 수면 요구 증가 : 새로운 내용 학습, 스트레스, 정신작업을 하게 되는 경우 등

(3) NREM

신체적으로 회복 촉진 기능, 심한 운동 후에는 더 요구된다.

(4) 꿈

꿈은 무의식적으로 자기 내면을 표현해 내는 것으로, 꿈 해석은 정신치료에서 병식을 갖게 하는 기법으로 이용된다.

3 수면장애 원인 및 영향

(1) 수면장애 원인

① **신체적 요인** : 신체 불편감, 질병, 통증, 호흡기질환(만성폐쇄성폐질환, 천식 등), 심한 가려움, 갑상선 기능항진증, 파킨슨질환 등

② **심리적 요인** : 우울, 불안, 스트레스 등

③ **성격특성** : 억압이 많고 완벽주의 성향이 강한 사람은 자기 뜻대로 수면이 조절되지 않으면 쉽게 긴장하고 불안해질 수 있다.

④ **물질 요인**

㉠ 니코틴(중추신경계 자극, 만성적인 불면증 초래)

㉡ 카페인(중추신경계 자극, 각성상태 초래)

㉢ 알코올(중간에 자주 깨고 꿈을 많이 꾸게 되어 수면 질 저하)

⑤ **환경적 요인** : 부적절한 실내온도, 습도, 채광, 소음 등

(2) 수면장애의 영향

① 낮에 잠에 빠져 일상생활 적응이 어렵다.

② 불면 지속 시 피로감, 절망감이 느껴져 삶이 무가치하게 느껴지고 자살충동을 느끼기도 한다.

③ 수면장애는 인지능력이나 운동기능이 상실되지만 정상수면으로 회복하면 대부분 모든 기능이 정상으로 회복된다.

출제유형문제 최다빈출문제

수면장애에 대한 설명으로 옳은 것은?

㉠ 니코틴, 카페인, 알코올은 수면장애를 유발할 수 있다.
㉡ 불면이 오래 지속되면 피로감과 절망감이 느껴진다.
㉢ 수면장애는 운동기능이나 인지능력이 상실된다.
㉣ 우울, 불안, 스트레스, 인지기능 장애 같은 심리적 요인은 수면을 방해한다.

① ㉠, ㉡, ㉢
② ㉠, ㉢
③ ㉡, ㉣
④ ㉣
❺ ㉠, ㉡, ㉢, ㉣

해설
수면장애는 신체적 요인, 심리적 요인, 물질요인(니코틴, 카페인, 알코올), 환경적 요인 등의 영향을 받으며, 수면장애는 운동기능이나 인지능력이 상실되지만 정상수면으로 회복하면 대부분 재빨리 모든 기능이 정상으로 회복된다.

11-2 수면 관련 장애 종류(DSM-5)

1 종류(DSM-5)

(1) 불면장애(Insomnia disorder)

① 뚜렷한 신체적, 정신과적 원인 없이 수면 시작 및 유지가 어려워 사회적, 직업적으로 심각한 고통 및 장애를 유발한다(가장 흔한 수면장애 중 하나이다).

② 피로하고 지쳐 보이며 스트레스와 관련하여 정신생리적 문제(긴장성 두통, 근육경직, 소화장애 등)가 나타날 수는 있으나, 신체검사상 특별한 문제는 발견되지 않는다.

③ 입면의 어려움, 수면 유지 어려움, 이른 오전에 깨어 다시 잠들기 어려운 경우 중 하나 이상의 증상이 있고, 불면 혹은 연관된 주간피로에 의해 현저한 기능장애 또는 고통이 있으며, 평균 1주일 3회 이상, 적어도 3개월 이상 나타나는 경우 진단할 수 있다.

(2) 과다수면장애(Hypersomnolence disorder)

① 특발성 과다수면(Idiopathic hypersomnia)이라고도 한다.

② 지나친 졸음으로 인해 사회적, 직업적으로 심각한 문제를 야기한다.

③ 자동차 운전, 기계 등을 조작하다가 위험에 처할 수 있고, 집중력 또는 기억력이 저하되고, 작업효율도 저하된다.

④ 최소 7시간 이상 잠을 잤는데도 같은 날 또다시 잠에 빠져드는 것, 수면 과다, 깨어 있기 힘들고, 비몽사몽 상태를 경험하는 것 중에서 최소 한 가지 증상이 주 3회 이상, 적어도 3개월 지속되는 경우 진단할 수 있다.

(3) 기면증(Narcolepsy)

① 수면발작(주 증상), 수면마비, 탈력발작, 입면환각 등의 증상을 보인다.

② 반복적으로 견딜 수 없게 잠에 빠져드는 증상이 적어도 주 3회 이상, 3개월 이상 지속되는 경우를 말한다.

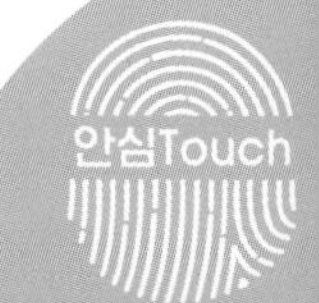

(4) 호흡 관련 수면장애(Breathing related sleep disorders)

① 폐쇄성 수면 무호흡 저호흡
- ㉠ 호흡하려고 애쓰지만 상기도가 막히면서 무호흡이 나타난다(가장 흔한 형태).
- ㉡ 수면검사상 10초 이상 호흡정지가 30회 이상 나타난다.
- ㉢ 20~30초 정도의 호흡정지 후에 짧게 헐떡거리고 큰 소리의 코골이가 나타난다.

② 중추성 수면무호흡증
- ㉠ 기도폐색 없이 호흡정지가 발생하는 것으로 심장, 신경학적 질환이 있는 노인에게 흔하다.
- ㉡ 체인스토크호흡(무호흡 → 10~60초 과호흡 → 호흡이 점차 감소하다가 다시 무호흡)이 나타난다.

③ 수면 관련 환기 저하 : 이산화탄소 증가와 관련해서 호흡저하를 보이는 장애로, 내과적 혹은 신경학적 장애, 물질 또는 약물 사용에 의해 나타날 수 있고 독자적으로 나타나기도 한다.

(5) 사건수면

① 비렘수면 각성장애(NREM sleep arousal disorders)
- ㉠ 수면보행유형(Sleep walking type)
  - 뇌간은 깨어 있으나 대뇌피질이 자고 있는 상태이다(몽유병으로 알려져 있다).
  - 수면 중 일어나 돌아다니는 행동을 보이고, 사고의 위험이 있으므로 주의한다(사고가 나지 않도록 예방한다).
  - 스트레스, 진정제, 알코올, 소음 등은 발생 빈도를 높일 수 있다.
- ㉡ 야경증 유형(Sleep terror type)
  - 수면 중(수면 초기 1/3, NREM 3, 4단계)에 반복적으로 강한 공포가 발생하는 것이다.
  - 특징적으로 갑자기 소리를 지르면서 깬다.
  - 부분적으로 잠에서 깨고, 지남력 상실이 있으며, 아침에 일어나면 사건을 잘 기억하지 못한다.

② 악몽장애(Nightmare disorder)
- ㉠ 수면(REM 수면) 중 무서운 꿈을 꾸다가 반복적으로 깨어나며 잠에서 깨면 꿈 내용을 상세하게 기억하면서 각성상태로 되돌아오며, 수면박탈, 제대로 자지 못한 경우, 스트레스 노출 시 발생하는 경향이 있다.
- ㉡ 자율신경계반응(가쁜 호흡, 빈맥, 발한, 동공산대, 근육긴장 등)이 나타난다.

③ REM 수면행동장애(REM sleep behavior disorder) : REM 수면 중 말을 하거나 복합적인 운동성 행동을 보이는 것으로 꿈속의 행동을 실제로 하게 된다.

④ **하지불안증후군(Restless legs syndrome)** : 잠들 때나 수면 중 하지에 근질거리는 이상감각, 초조함, 움직이고 싶은 충동 등으로 인해 수면에 방해를 받는 것을 말한다.

(6) 일주기 리듬 수면–각성장애(Circadian rhythm sleep–wake disorders)

환경에 따라 수면과 각성주기가 변경되어 수면–각성주기와 개인의 내적 일주기 수면–각성주기가 일치하지 않음으로 인해 잠을 자고 싶을 때 잘 수 없고 깨어 있어야 할 때 잠이 오는 것으로, 수면위상 지연형, 수면위상 선행형, 교대근무로 인한 일주기 리듬 수면–각성장애 등의 유형이 있다.

출제유형문제 최다빈출문제

수면 동안 중 무서운 꿈을 꾸다가 반복적으로 깨어나며 잠에서 깨면 꿈의 내용을 생생하게 기억하면서 각성상태로 되돌아오는 수면장애는?

① 하지불안증후군
❷ 악몽장애
③ 기면증
④ 수면보행유형
⑤ 야경증유형

해설
악몽장애는 수면(REM 수면) 중 무서운 꿈을 꾸다가 반복적으로 깨어나며 잠에서 깨면 꿈 내용을 상세하게 기억하면서 각성상태로 되돌아오며, 수면박탈, 제대로 자지 못한 경우, 스트레스 노출 시 발생하는 경향이 있다.

11-3 수면 관련 장애 치료 및 간호

1 치 료

(1) 치 료

① **불면장애** : Benzodiazepine 계열 약물을 투여한다.

② **과다수면(주간)** : 자극제(Phenmetrazine, Amphetamine 등)를 투여한다.

③ **호흡 관련 수면장애** : 경한 상태(체중감소, 수면체위조절 등), 심한 상태(비강수술, 구개수구개인두성형술, 지속적 상기도 양압술 등)

④ **일주기 리듬 수면각성장애** : 교대근무형은 정상근무로 돌아오게 하는 방법, 일주기 리듬을 교정하여 수면을 개선하는 방법은 고광도 빛을 이용한 광선요법, 대인접촉을 통한 사회적 자극 제공, 경피적 전기신경자극치료 등을 시행할 수 있다.

출제유형문제 최다빈출문제

불면장애가 있는 대상자에게 수면촉진을 위해 사용할 수 있는 약물은?

① 항정신병약물
❷ Benzodiazepine 계열 약물
③ 항우울제
④ 항파킨슨약물
⑤ 인지기능개선제

해설
불면장애 시 Benzodiazepine 계열 약물을 투여한다.

2 간 호

(1) 간호사정

① **수면과 관련된 개인력 조사** : 수면과 관련된 평소 활동과 수면 관련 습관 조사, 신체 기관별 신체적 상태 관찰

② **진단검사** : 뇌파검사, 전기안위도, 비구강 공기 흐름, MSLT(주간에 수면-각성주기 측정), 발기 불능평가, 연하횟수 등

(2) 간호진단

① 불면증
② 수면박탈
③ 수면양상장애
④ 피 로
⑤ 불 안
⑥ 비효율적 대응

(3) 간호목표

① 대상자는 잠을 자다가 깨어날 수 있다는 것을 편안하게 인정한다.

② 대상자는 매일 밤 거의 깨지 않고 나이에 적절한 수면 시간만큼 잘 자는 정상수면 양상을 형성한다.

(4) 간호중재

① **수면위생(일반적으로 수면을 돕는 방법, Sleep hygiene)**

㉠ 주간에 필요한 만큼만 수면을 취한다.
㉡ 기상 시간을 일정하게 유지한다(주말, 휴가 기간에도 지킨다).
㉢ 실내온도를 적절히 유지하고, 소음은 가능한 차단한다.
㉣ 운동은 규칙적으로 하되 취침 직전에는 삼가야 한다.
㉤ 취침 전 가벼운 스낵과 음료는 도움이 되나 다량 섭취는 수면을 방해한다.
㉥ 카페인 함유 음료, 알코올은 수면을 방해한다.
㉦ 취침 전 금연한다(담배는 수면 방해).
㉧ 침대에서 수면 외에는 독서나 TV시청 등 다른 행동을 하지 않는다.
㉨ 불면 시 잠을 자기 위해 지나친 노력을 하지 않는다. 침상을 벗어나 재미없는 책을 읽는 등 저자극 활동을 한다.

② **신체적 측면 간호**

㉠ 수면을 취하도록 밤낮 주기에 맞춘 매일의 스케줄을 감독하고 조정한다.
㉡ 잠이 오지 않으면 침상에서 나와 다른 일을 하도록 권한다.
㉢ 편안하고 쾌적한 환경을 제공하고, 환경자극을 제거 또는 최소화시킨다.
㉣ 너무 밝지 않은 조명과 알맞은 실내온도의 조용한 방에 있게 한다.
㉤ 카페인 함유 음료, 알코올성 음료 등은 제한한다.
㉥ 이완술을 이용하도록 권한다(수면 증진).
㉦ 낮잠을 자지 않도록 하고, 취침 전 소변을 보도록 한다.

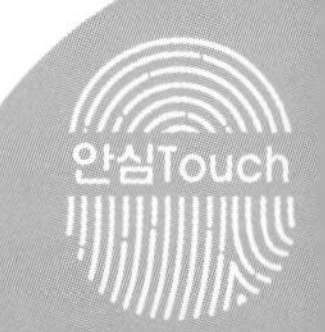

③ 정서적 측면의 간호
㉠ 수면에 영향을 주는 걱정, 분노, 공포 등의 감정을 표현하도록 격려한다.
㉡ 근심, 불안, 분노 등 수면을 방해하는 감정이 감소되도록 돕는다.

④ 지적 측면의 간호
㉠ 수면에 대한 대상자의 태도를 조사하고, 수면방해요인에 대해 대화한다.
㉡ 상상기법을 제공하고, 문제해결기술을 적용한다.

출제유형문제 최다빈출문제

2-1. 수면장애 대상자를 위한 간호중재로 옳은 것은?

㉠ 환경자극을 제거하거나 최소화시킨다.
㉡ 수면 중 배고픔을 느끼지 않도록 잠자기 전에 많은 음식을 먹도록 한다.
㉢ 카페인 함유 음료, 알코올성 음료는 제한한다.
㉣ 매일 낮잠을 자도록 한다.

① ㉠, ㉡, ㉢
❷ ㉠, ㉢
③ ㉡, ㉣
④ ㉣
⑤ ㉠, ㉡, ㉢, ㉣

해설
취침 전 가벼운 스낵과 음료는 도움이 되나 다량 섭취는 수면을 방해하며, 낮잠을 자지 않도록 한다.

2-2. 30세의 회사원 이씨는 수면장애를 겪고 있어서 잠을 이루지 못하고 잘 깨며, 의욕이 없다고 호소한다. 간호중재로 옳은 것은?

㉠ 편안하고 쾌적한 환경을 마련해 준다.
㉡ 수면에 영향을 미치는 걱정, 분노, 공포 등의 감정을 표현하도록 격려한다.
㉢ 근심, 불안, 분노 등 수면을 저해하는 감정을 줄여 가도록 돕는다.
㉣ 취침 직전 운동을 하도록 권유한다.

❶ ㉠, ㉡, ㉢
② ㉠, ㉢
③ ㉡, ㉣
④ ㉣
⑤ ㉠, ㉡, ㉢, ㉣

해설
운동은 규칙적으로 하되 취침 직전에는 삼가야 한다.

2-3. 수면클리닉에 방문한 이씨는 정신과적인 장애나 신체질환 없이 두통, 근육경직을 동반한 수면유지의 어려운 증상이 3개월 이상 지속되었다. 내릴 수 있는 진단은?

① 과다수면장애
② 호흡 관련 수면장애
❸ 불면장애
④ REM 수면행동장애
⑤ 기면증

해설
불면장애는 뚜렷한 신체적, 정신과적 원인 없이 수면 시작 및 유지가 어려워 사회적, 직업적으로 심각한 고통 및 장애를 유발한다. 피로하고 지쳐 보이며, 스트레스와 관련하여 정신생리적 문제(긴장성두통, 근육경직, 소화장애 등)가 나타날 수는 있으나 신체검사상 특별한 문제는 발견되지 않는다.

제 12 장

급식과 섭식장애
(Feeding and Eating Disorders)

12-1 섭식장애

1 섭식장애의 정의 및 특성과 원인

(1) 섭식장애의 정의 및 특성

① 신경성 식욕부진증 : 특징은 지속적인 음식섭취 제한, 비만이 되는 것 또는 체중증가에 대한 극심한 두려움, 체중증가를 방해하는 행동 지속, 잔인할 정도로 날씬해지려는 욕구, 체중과 체형에 대한 자기 인식 장애로 잘못된 자아상 등이 있다.

② 신경성 폭식증

㉠ 특징은 반복되는 폭식삽화, 체중증가를 막기 위해 반복되는 부적절한 보상 행동이 있다.

㉡ 식사 후 체중증가를 막고자 스스로 구토를 유발하고, 강한 운동을 하거나, 하제나 이뇨제 복용 등의 행동을 한다.

③ 폭식장애 : 일정기간 동안 대부분의 사람이 유사한 상황에서 동일한 시간 동안 먹는 것보다 분명하게 많은 양의 음식을 먹으나 신경성 폭식증에서 나타나는 부적절한 보상행동이 없다.

(2) 섭식장애의 원인

① 생물학적 요인

㉠ 유전적 소인

- 일반인보다 섭식장애가 있는 사람의 직계가족에서 위험이 높다(가족력 경향이 있다).
- 일란성 쌍생아 일치율 52%, 이란성 쌍생아 11%

㉡ 신경전달물질 : 세로토닌 감소는 포만감 감소, 음식섭취 증가 등과 관련이 있다.

㉢ 시상하부 기능장애 : 섭식장애에서 볼 수 있는 이차적 무월경은 시상하부 기능을 저하시켜 식욕저하 및 식욕 억제를 유발한다.

㉣ 코티솔 과잉 분비 : 시상하부를 자극하여 식욕이 저하된다.

② 심리적 요인

㉠ 개인의 자아정체성 및 자율성 상실과 연관이 있다.

㉡ 초기 분리개별화 갈등, 감정 표현의 어려움, 비효과적이고 무력한 느낌, 심한 감정상태를 참는 것 등은 섭식장애를 유발할 수 있다.

③ 환경적 요인

㉠ 초기 병력 : 내·외과 질병, 분리, 가족의 죽음 등에 의해 발생한다.

㉡ 폭식증 여성

- 갈등이 있는 가정에서 성장했고, 행동장애(약물남용, 무단결석, 자살시도 등)를 경험했다.
- 폭식증 대상자의 20~50%는 성적 학대를 당하기도 하였다.

㉢ 부모 태도 : 날씬함 강조, 비만한 사람을 비난하는 경우 자녀를 섭식장애에 빠지게 할 수 있다.

④ 사회문화적 요인 : 야윈 것이 높게 평가되는 사회에서의 여성은 체중감소를 위해 노력한다.

12-2 섭식장애의 종류(DSM-5)

1 종류(DSM-5)

(1) 신경성 식욕부진증(Anorexia nervosa)

① 자발적으로 음식 섭취를 거부하고 연령과 신장을 고려할 때 낮은 체중임에도 체중증가와 비만에 대한 극심한 두려움이 있고 현재의 낮은 체중의 심각성을 부정하고 먹기를 거부하며 왜곡된 신체상을 보인다.

② 정상 체중의 85% 이하(정상 체중의 15% 이상 감소)

③ 수분과 전해질 불균형, 저체온, 서맥, 부정맥, 움푹 들어간 눈, 누런 피부색, 갈라진 머리카락, 변비, 피부에 솜털 같은 체모, 골다공증, 무월경, 비정상적 갑상선 기능, 단백뇨, 말단청색증 등의 증상이 나타난다.

④ 나이, 신장, 성장을 유지하는데 필요한 음식물 먹는 것을 거부한다.

⑤ 허약하고 심한 저체중임에도 체중증가나 살찌는 것에 대해 강한 두려움을 표현하며, 신체지수나 체형에 대해 살이 쪘다고 느낀다.

(2) 신경성 폭식증(Bulimia nervosa)

① 일정한 시간 동안 대부분의 사람이 먹을 수 있는 양보다 훨씬 많은 양의 음식을 먹고, 체중증가를 막기 위해 자기 유도 구토, 하제, 이뇨제, 관장, 굶거나 혹은 지나친 운동 등과 같은 부적절한 보상행동을 반복적으로 한다.

② 부정맥, 전해질 불균형, 탈수, 저칼륨혈증, 탈수, 치아의 극심한 마모와 침식, 감소된 저작능력, 식도열상, 손등의 상처 및 굳은 살 등의 증상이 나타난다.

③ 체형 및 체중증가에 대해 지속적인 관심을 표현한다.

④ 빨리 먹고 쉽게 토할 수 있는 부드럽고 단맛 나는 고칼로리 음식을 섭취한다.

⑤ 폭식 후 자기비난, 죄책감, 우울한 기분을 자주 나타낸다.

(3) 폭식장애(Binge eating disorder)

① 반복되는 폭식 삽화(일정 기간 동안 대부분의 사람이 유사한 상황에서 동일한 시간 동안 먹는 것보다 분명하게 많은 양의 음식을 먹는 것)가 평균적으로 최소한 3개월 동안 일주일에 1회 이상 있어야 한다.

② 신경성 폭식증에서 나타나는 부적절한 보상행동이 없다.

2 급식장애

(1) 이식증

유아기를 지난 후 영양분이 있고 음식이 아닌 것을 섭취하는 것으로, 먹는 행동이 사회적 관습 혹은 문화적으로 허용되지 않는다.

(2) 되새김장애

다시 씹기, 다시 삼키기 또는 뱉어내기와 함께 역류/되뿜기 하는 것으로, GI 또는 내과적 이유가 없다.

(3) 회피적/제한적 음식섭취 장애

아동기에 시작된 음식섭취 회피나 제한으로 상당히 낮은 BMI를 보이고, 장관 영양에 의존적이거나 영양결핍을 경험하며 신체상에 대한 왜곡은 없다.

출제유형문제 최다빈출문제

유아기를 지난 후 음식이 아닌 것을 섭취하는 급식장애는?

❶ 이식증
② 신경성 식욕부진증
③ 되새김장애
④ 회피적/제한적 음식섭취 장애
⑤ 신경성 폭식증

해설
이식증은 유아기를 지난 후 영양분이 있고 음식이 아닌 것을 섭취하는 것으로, 먹는 행동이 사회적 관습 혹은 문화적으로 허용되지 않는다.

3 간 호

(1) 사 정

① 과 식

㉠ 폭식증 대상자는 음식섭취를 참을 수 없거나 또는 한 번 먹기 시작하면 멈출 수 없다.

㉡ 자신의 음식섭취 문제를 부끄러워하며 증상을 숨기려는 경향이 있고, 가능한 한 비밀스럽고 눈에 띄지 않게 폭식한다.

㉢ 폭식증 대상자의 체중은 정상 혹은 과체중 범위에 있고, 식이조절을 실패한 경험이 있다.

② 단식 또는 식사제한

㉠ 식욕부진증 대상자는 소량의 음식(하루 200칼로리 정도)을 섭취하고, 채식 위주의 불균형적인 음식을 먹는다(육류, 생선 등은 먹지 않음).

㉡ 강박적인 행동(매일 같은 시간에 같은 음식을 먹거나 혹은 정해진 순서대로 음식을 먹는 것 등)을 한다.

③ **정화** : 섭식장애 대상자는 체중증가를 막기 위해 하제, 이뇨제, 스테로이드제, 다이어트 제제 등을 복용하거나 힘든 에어로빅, 강박적으로 뛰기 등의 정화행동을 할 수 있다.

(2) 간호진단

① 불 안

② 무력감

③ 자존감 저하

④ 신체상 장애

⑤ 영양 장애

⑥ 체액 부족

⑦ 비효율적 대응

⑧ 사고과정 장애

(3) 간호중재

① 안정된 영양, 영양부족(음식섭취량 감소, 체중증가에 대한 두려움 등과 관련된 영양부족)에 대한 간호중재

㉠ 바람직한 목표체중과 체중증가, 감소 조절에 대한 기대비율을 확립한다.

㉡ 영양분, 수분과 전해질을 공급하는 경우 전문적, 비권위적, 비판단적으로 접근한다.

㉢ 매일 같은 시간에 체중을 측정한다.

㉣ 식사 동안 음식에 대한 강요 또는 설득 없이 조용하고 일관성 있는 태도로 음식을 제공한다.

㉤ 식사 후 스스로 구토를 유발하는 경우 이를 막기 위해 적어도 식사 후 2시간 동안 함께 있는다.

㉥ 이전 방법으로 체중이 유지된다든지 혹은 증가되지 않으면 유동식을 비위관으로 영양 공급한다.

㉦ 대상자의 음식에 대한 몰두에 초점을 두거나 반응하는 것을 피한다.

② 운동 : 치료에 반응을 보이고 안정이 되면 점진적인 운동프로그램을 시작하는 것이 좋고, 운동프로그램의 초점은 칼로리 소모에 있는 것이 아니라 양호한 신체상태에 있다.

③ 인지행동 중재
- ㉠ 체중증가 시 보상을 제공하고, 체중감소 시 힘들게 하거나 벌하지 않는다(원하는 행동 변화에 뒤이어 즉시 보상한다).
- ㉡ 행동수정프로그램은 음식 선택에 있어서 통제력을 기르도록 하는 섭식환경을 제공한다.

④ 신체상 중재, 신체상 장애(체중증가에 대한 두려움, 낮은 체지방률 등과 관련된 신체상 장애)에 대한 간호중재
- ㉠ 외모, 체중에 대한 관심을 유발하는 상황과 사건을 일기에 기록하게 함으로써 부적응적인 생각의 영향을 인식하도록 돕는다.
- ㉡ 무용, 운동치료의 인지행동치료는 효과적이다(신체에 대한 부정적 감정을 완화시킨다).
- ㉢ 온화하고 직접적, 비위협적인 방법으로 신체상에 대한 잘못된 지각을 말로 표현하도록 한다.
- ㉣ 신체에 대한 부정적 신념과 왜곡을 현실적 사고로 대치할 수 있도록 하기 위해 신체에 대한 현실적 사고를 말로 표현할 수 있도록 교육한다.

⑤ 약물치료
- ㉠ 식욕부진증 : 항우울제(우울, 예민, 기분변동, 음식과 비만에 대한 강박적 사고에 도움)
- ㉡ 폭식증 : 항우울제(과식 빈도 감소, 구토로 체중을 조절하는 반응 감소)

출제유형문제 최다빈출문제

3-1. 신경성식욕부진증 환자의 특성으로 옳지 않은 것은?

① 음식 먹는 것을 거부한다.
② 체중증가에 대한 두려움이 있다.
③ 수분과 전해질 불균형이 있다.
④ 움푹 들어간 눈과 갈라진 머리카락을 볼 수 있다.
❺ 월경은 비교적 정상이다.

해설
신경성 식욕부진증은 자발적으로 음식 섭취를 거부하고 연령과 신장을 고려할 때 낮은 체중임에도 체중증가와 비만에 대한 극심한 두려움이 있고 현재의 낮은 체중의 심각성을 부정하고 먹기를 거부하며 왜곡된 신체상을 보이며, 수분과 전해질 불균형, 움푹 들어간 눈, 누런 피부, 갈라진 머리카락, 무월경 등의 증상이 나타난다.

3-2. 18세 여자가 살을 빼야 한다며 잘 먹지 않다가 일단 먹기 시작하면 엄청나게 폭식을 하고 먹은 후에는 바로 토하는 모습을 보인다. 지난 2개월 동안 무려 10kg의 체중이 감소하였음에도 5kg을 더 빼야 한다며 계속하여 식사를 거부한다. 우선순위에 두어야 할 간호는?

① 이상적인 체형임을 강조하여 설명한다.
❷ 식사를 계속 거부할 경우 비위관을 통해서라도 영양불균형을 교정한다.
③ 왜 먹지 않으려는지 그 이유를 찾아낸다.
④ 아름다운 외모에 대해 칭찬해 준다.
⑤ 영양섭취의 중요성을 설명한다.

해설
체중증가 시 보상을 제공하고, 체중감소 시 힘들게 하거나 벌하지 않으며, 매일 같은 시간에 체중을 측정한다. 식사를 계속 거부할 경우 비위관을 통해서라도 영양불균형을 교정한다.

3-3. 신경성 폭식증에 대한 설명으로 옳은 것은?

❶ 많은 양의 음식을 먹고 스스로 구토를 유발한다.
② 음식을 숨기거나 모아두거나 버린다.
③ 하루 종일 소량의 음식을 계속 먹는다.
④ 체중증가에 별다른 관심을 가지지 않는다.
⑤ 성장과 신장을 유지하는데 필요한 음식을 먹는 것을 거부한다.

해설
신경성 폭식증은 일정한 시간 동안 대부분의 사람이 먹을 수 있는 양보다 훨씬 많은 양의 음식을 먹고, 체중증가를 막기 위해 자기 유도 구토, 하제, 이뇨제, 관장, 굶거나 혹은 지나친 운동 등과 같은 부적절한 보상행동을 반복적으로 한다.

3-4. 일정 기간 동안 대부분의 사람이 유사한 상황에서 동일한 시간 동안 먹는 것보다 분명하게 많은 양의 음식을 먹으나 부적절한 보상행동이 없는 경우의 섭식장애는?

① 신경성 식욕부진증
② 과 식
③ 신경성 폭식증
❹ 폭식장애
⑤ 이식증

해설
폭식장애는 일정 기간 동안 대부분의 사람이 유사한 상황에서 동일한 시간 동안 먹는 것보다 분명하게 많은 양의 음식을 먹으나 신경성 폭식증에서 나타나는 부적절한 보상행동이 없다.

제 13 장

성 관련 장애

13-1 성 관련 장애

1 성적 주체성의 유형, 성반응의 연속성 및 주기, 성 관련 장애의 원인

(1) 성적 주체성의 유형

① 생물학적 주체성(Sexual identity) : 한 개인의 염색체상의 성

② 성주체성(Gender identity) : 자신을 여성 혹은 남성으로 지각하고 인식하는 것으로, 한 개인의 여성성 또는 남성성에 대한 주관적 성을 말한다.

③ 성역할(Gender role) : 여성 또는 남성에 어울리는 행동, 태도, 감정 등으로 자신의 성 주체성을 표현하는 것

④ 성적 지향성(Sexual orientation) : 한 개인이 낭만적으로 매력을 느끼게 되는 성(양성애 지향, 동성애 지향, 이성애 지향을 포함)

(2) 성반응의 연속성

① 적응적 성반응 : 상대방과 상호 협의하에 만족스런 성행위를 하는 것을 말한다(상호성과 만족성이 포함된다).

② 부적응적 성반응 : 적응적 성반응을 하지 못하는 것으로 근친상간, 동물과의 성행위 등을 예로 들 수 있다.

(3) 성반응 주기

① 욕망기 : 성행위에 대한 성적 공상이나 욕구가 발생하는 것으로 환경에 대한 개인의 지각, 다른 사람에 대한 선호도와 매력, 방해요소의 유무 등에 영향을 받는다.

② 흥분기

㉠ 심리적 자극의 결과로 신체적으로 민감한 반응이 나타난다.

㉡ 남성 : 음경 발기, 고환 크기 증대
여성 : 골반수축, 질액분비, 음핵, 음순, 유방 커짐 등

③ **절정기** : 성적 쾌감이 극치에 이른 것으로, 남녀 모두 혈압 및 심박동이 증가한다.
④ **해소기** : 근육 이완, 편안함을 느끼며 흥분상태 이전의 단계로 복귀한다.

(4) 성 관련 장애의 원인

① **생물학적 원인** : 유전적인 질환(터너증후군 등), 내분비계질환(당뇨병, 갑상선기능저하증 등), 신경계 질환(척추손상, 파킨슨병, 다발성 경화증 등), 심혈관계질환(심근경색증 등), 류머티스관절염, 자궁적출술, 유방이나 성기절제술, 감염, 염증성질환, 호르몬장애, 스트레스, 약물 남용 등이 포함된다.
② **심리적 원인** : 아동기나 성인기의 성학대나 외상, 성적 대상과의 관계에서 발생되는 성적 대상에 대한 분노와 적대감, 거절에 대한 두려움, 성행위에 대한 부정적인 태도 등이 영향을 미친다.

출제유형문제 최다빈출문제

자신을 남성이나 여성으로 지각하고 인식하는 것을 무엇이라고 하는가?

① 성역할(Gender role)
❷ 성주체성(Gender identity)
③ 생물학적 주체성(Sexual identity)
④ 성(Sexuality)
⑤ 성적 지향성(Sexual orientation)

해설
성주체성은 자신을 여성이나 남성으로 지각하고 인식하는 것으로, 한 개인의 여성성 혹은 남성성에 대한 주관적 성을 말한다.

13-2 성 관련 장애 종류 (DSM-5)

1 종류(DSM-5)

(1) 성기능부전

① 사정지연(Delayed ejaculation) : 적절한 성적 자극 또는 사정욕구가 있음에도 절정감이 억제되어 사정이 없거나 지연되는 경우를 말한다(지루증이라고도 함).

② 발기장애(Erectile disorder) : 성행위를 하기 위해서 노력함에도 발기가 잘되지 않거나 부분적으로 실패하는 것이 자주 반복되는 경우를 말한다.

③ 여성 극치감 장애(Female orgasmic disorder) : 정상적인 성적 흥분단계 이후에 극치감이 지체 또는 없는 경우가 계속되거나 되풀이되어 나타나는 것을 말한다.

④ 여성 성적 관심/흥분장애(Female sexual interest/Arousal disorder) : 여성이 성행위에 대한 관심, 성적 사고, 환상이 감소 혹은 결여되어 있고 성행위를 먼저 시작하려는 시도가 감소하거나 전혀 없을 뿐만 아니라 성행위를 시작하려는 파트너의 시도를 받아들이지 않는 것을 말한다.

⑤ 생식기–골반 통증/삽입 장애(Genito–Pelvic pain/Penetration disorder) : 성교 중 질 삽입의 어려움 또는 성교를 시도하는 동안 질이나 골반에 심한 통증이 있을 때, 질 삽입이 예상될 때 질 또는 골반 통증에 대한 심한 불안, 공포 또는 질 삽입을 시도하는 동안 골반 저부 근육이 심하게 긴장 혹은 수축되는 증상이 지속되거나 반복된다.

⑥ 남성 성욕감퇴 장애(Male hypoactive sexual desire disorder) : 남성이 성적 사고 환상, 성행위에 대한 욕구가 지속적, 반복적으로 부족하거나 전무한 상태로 개인에게 심각한 고통의 원인이 될 때 진단한다.

⑦ 조루증(Premature ejaculation) : 여성이 흥분기에 도달하기 전에 사정하는 것을 말한다.

⑧ 물질/약물 유도성 성기능 부전(Substance/Medication–Induced sexual dysfuncion) : 성기능부전 증상(성욕감퇴, 흥분감퇴, 성교통증 등)은 약물섭취 또는 중독노출 등으로 인해 생리적인 영향이 일어나는 것을 말한다.

(2) 성별 불쾌감(Gender dysphoria)

자신의 해부학적 성에 대해 끊임없이 불편해하면서 반대 성으로 살고 싶은 강한 욕망이 나타나는 것을 말한다.

① 소아기 성별 불쾌감(Gender dysphoria in childhood) : 아동기에서부터 자신의 해부학적 성에 대해 불편감과 부적절성을 지속적으로 가지며 반대 성이 되고 싶다는 욕망을 갖는 경우를 말하며, 남아가 자신을 여자라고 우기고 여아 옷을 입는 것, 여아가 자신을 남아라고 주장하고 남자 옷을 입는 것 등을 예로 들 수 있다.

② 청소년기 및 성인기 성별 불쾌감(Gender dysphoria in adolescents and adults) : 청소년기나 성인기에 처음으로 소아기 성별 불쾌감 같은 양상이 나타나는 것을 말한다.

(3) 변태성욕장애(Paraphilas, Sexual deviations)

① **노출장애** : 자신의 성기를 불특정 다수의 낯선 사람에게 노출시키는 행동을 말하며 남성에게 많다.
② **관음장애** : 옷을 벗고 있거나 성행위 중에 있는 대상을 몰래 관찰하는 성적 공상과 충동, 행동을 통해 성적 흥분을 느끼는 경우로, 여관, 목욕탕 같은 곳을 엿보려고 하는 것을 예로 들 수 있다.
③ **마찰도착장애** : 동의하지 않는 사람에게 성기 접촉 혹은 문지르는 행동, 성적 환상, 충동이 있는 경우를 말하며 버스, 지하철 등의 복잡한 장소에서 복잡한 시간에 행해진다.
④ **성적 가학장애(Sexual sadism disorder)** : 상대방에게 고통을 주거나 학대를 함으로써 성적 흥분을 느낀다.
⑤ **성적 피학장애(Sexual masochism disorder)** : 상대방에게 신체적 고통과 학대를 당함으로써 성적 흥분을 느낀다.
⑥ **소아성애장애** : 사춘기 이전의 13세 이하 소아를 상대로 성적 공상, 성적 충동, 성 행위를 일으키는 경우를 말한다.
⑦ **복장도착장애** : 이성의 옷을 입는 성적 공상과 충동, 행동을 통해 성적 흥분을 느낀다.
⑧ **물품음란장애** : 남성이 여성의 물건(속옷, 손수건, 신발, 향수 등)을 접촉하면서 성적 흥분을 느낀다.

출제유형문제 최다빈출문제

아동기에서부터 자신의 해부학적 성에 대해 불편감과 부적절성을 지속적으로 가지며 반대 성이 되고 싶다는 욕망을 갖는 경우를 말하는 것은?

❶ 소아기 성별 불쾌감
② 청소년기 및 성인기 성별 불쾌감
③ 여성 극치감 장애
④ 생식기-골반 통증/삽입 장애
⑤ 남성 성욕감퇴 장애

해설
소아기 성별 불쾌감은 아동기에서부터 자신의 해부학적 성에 대해 불편감과 부적절성을 지속적으로 가지며 반대 성이 되고 싶다는 욕망을 갖는 경우를 말하며, 남아가 자신을 여자라고 우기고 여아 옷을 입는 것, 여아가 자신을 남아라고 주장하고 남자 옷을 입는 것 등을 예로 들 수 있다.

2 간 호

(1) 성적 정보 수집을 위한 면담

① 프라이버시 제공, 너무 급하게 서두르지 않는 분위기를 조성한다.
② 개방적이고 정직하며 온정적이고 객관적이며 공감적 치료적 태도를 항상 유지한다.
③ 적절한 용어를 사용하고, 질문에 대답할 시간을 충분히 제공한다.
④ 관심 있게 경청하되 사무적인 태도를 보인다.
⑤ 자신의 태도, 가치, 신념, 느낌 등을 확인하며, 대상자의 철학적·종교적 신념을 확인한다.

(2) 간호진단

① 성기능장애
② 비효과적인 성적 양상
③ 불 안
④ 비효과적 대처
⑤ 정체감장애
⑥ 사회적 상호작용 장애

(3) 간호목표

대상자는 현실적으로 수용될 수 있는 건강한 성적 행동을 하도록 통찰력을 길러 좀 더 적응된 성 반응을 나타내도록 하는 것이다.

(4) 간호중재

① **간호사 자신에 대한 이해** : 간호사는 성에 대한 자신의 느낌과 가치관을 인식하고, 다른 사람이 성에 대한 느낌과 가치관이 자신과 다를 수 있음을 알아야 한다.

② **간호사와 대상자 관계에서의 성반응**

㉠ 대상자에 대한 간호사의 성반응 : 간호사는 대상자를 비판단적으로 대하면서 자신의 느낌을 인식해야 하고, 대상자와의 성적인 행동을 절대적으로 수용하지 않아야 한다.

㉡ 간호사에 대한 대상자의 성반응 : 신뢰감을 형성하고, 대상자에 대한 비성적 간호와 관심을 표현한다.

㉢ 수용적 성반응 : 대상자가 느낌, 두려움 등을 표현하는 것을 돕는다.

③ **인지행동치료** : 비합리적 행동, 위험스러운 성적 행동을 하지 않도록 돕기 위해 시행한다.

④ **성교육**

㉠ 포괄적 성교육프로그램 목표 : 성행위에 대한 정확한 정보 전달, 성행위에 대한 신념, 가치관 등을 발전시키기 위한 기회 제공, 성관계에 대한 책임의식 강화

㉡ 성장애 대상자 성교육 : 성적 장애는 부끄러운 것도 아니고 숨겨야 할 것도 아니며 상담해서 해결해야 한다는 점을 교육하고, 성적 장애는 노력하면 치료될 수 있고 정상적인 결혼생활도 할 수 있음을 설명한다.

(5) 약물치료

① **남성 발기부전** : Sildenafil citrate(Viagra), Tadalafil(Cialis) 등

② **성별불쾌감** : 호르몬 치료(여성이 되기를 원하는 남성은 에스트로겐, 남성이 되기를 원하는 여성은 테스토스테론)

③ **변태성욕** : 항남성호르몬제제(테스토스테론을 감소시킴)

출제유형문제 최다빈출문제

2-1. 성적 정보 수집을 위한 면담 시 간호사의 태도로 옳지 않은 것은?

① 관심 있게 경청하되 사무적으로 대한다.
② 너무 급하게 서두르지 않는 분위기를 조성한다.
❸ 종교적으로 해결하도록 유도한다.
④ 프라이버시를 제공한다.
⑤ 질문에 대답할 충분한 시간을 제공한다.

해설
성적 정보 수집을 위한 면담 시 간호사는 프라이버시 제공, 너무 급하게 서두르지 않는 분위기 조성, 관심 있게 경청하되 사무적인 태도, 적절한 용어 사용, 질문에 대답할 충분한 시간 제공 등을 한다.

2-2. 변태성욕장애에 대한 설명으로 옳지 않은 것은?

① 소아성애장애 – 사춘기 이전의 13세 이하 소아를 상대로 성적 공상, 성적 충동, 성 행위를 일으키는 경우이다.
❷ 성적 피학장애 – 상대방에게 고통을 줌으로써 성적 만족을 추구한다.
③ 물품음란장애 – 남성이 여성의 물건을 접촉하면서 성적 흥분을 느낀다.
④ 복장도착장애 – 이성의 옷을 입는 성적 공상과 충동, 행동을 통해 성적 흥분을 느낀다.
⑤ 마찰도착장애 – 동의하지 않는 사람에게 성기를 접촉하거나 문지르는 행동, 성적 환상, 충동이 있는 경우이다.

해설
성적 피학장애는 상대방에게 신체적 고통과 학대를 당함으로써 성적 흥분을 느끼고, 성적 가학장애는 상대방에게 고통을 주거나 학대를 함으로써 성적 흥분을 느낀다.

2-3. 성 장애 대상자의 간호로 옳지 않은 것은?

① 간호사는 다른 사람이 성에 대한 느낌과 가치관이 자신과 다를 수 있다는 것을 알아야 한다.
② 비판단적으로 대한다.
❸ 대상자의 성적인 행동을 수용한다.
④ 신뢰감을 형성한다.
⑤ 대상자가 두려움, 느낌, 문제 등을 표현하는 것을 돕는다.

해설
간호사는 대상자를 비판단적으로 대하면서 자신의 느낌을 인식해야 하고, 대상자와의 성적인 행동을 절대적으로 수용하지 않아야 한다.

PART

5

기출유형 문제

간호사 국가고시

정신간호학

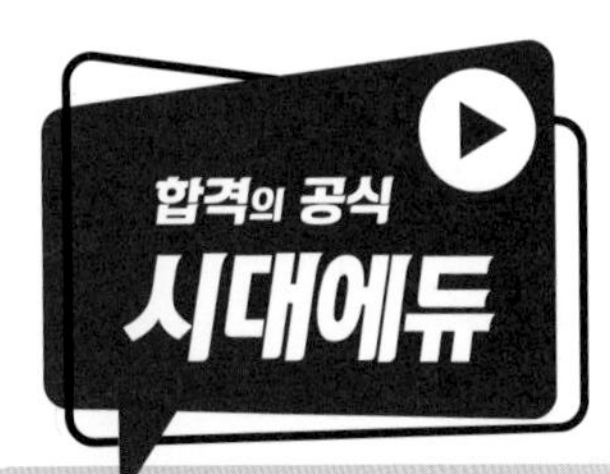

제 1 회

기출유형문제

01 사회적 모형에서 이상행동을 판단하는 기준은 무엇인가?

① 개인 내적 갈등
② 의사소통
③ 대인관계
④ 문 화
⑤ 행 동

해설

이론적 모형	이상행동 견해	치료 과정	환자와 치료자 역할
사회모형	사회적, 환경적 요소가 불안과 증상을 유발하는 스트레스를 만들고, 이상행동은 사회적으로 정의됨	대상자가 사회체계를 이용하도록 돕고, 필요한 경우 사회적 지지, 환경적 조작, 위기중재를 이용	• 환자는 정신건강소비자(문제를 표현, 치료자와 협동, 지역사회 자원 활용) • 치료자는 정신건강제공자(환자의 사회적 체계와 활용 가능한 자원 탐색)

02 다음 중 "작은 고추가 맵다."는 속담과 관련이 있는 방어기전은 무엇인가?

① 전 치
② 투 사
③ 보 상
④ 전 환
⑤ 합리화

해설

보상(Compensation)

- 바람직하지 못한 특성으로 인해 생긴 열등감을 감소시키기 위해 바람직한 특성을 강조하는 것(한 분야에서 인정을 받음으로써 다른 분야에서의 실패를 극복)
- 예 키가 작아 농구팀에 들어가지 못하게 되자 자신이 좋아하는 과학을 열심히 공부해서 과학천재가 되는 경우
- 속담 : 작은 고추가 맵다.

정답 01 ④ 02 ③

03 치료적 관계의 과정 중 종결단계로 옳은 것은?

① 목표달성을 위해 행동하는 시기이다.
② 간호사 자신에 대해 점검한다.
③ 간호목표를 계획한다.
④ 치료적 관계 동안 일어났던 상황들을 검토한다.
⑤ 간호사와 대상자의 신뢰관계를 수립한다.

해설

종결단계
- 치료적 관계 동안 일어났던 상황들을 검토하며 치료의 진전 및 목표달성 여부를 평가한다.
- 간호사는 종결이 대상자에게 스트레스를 야기할 수 있음을 인식하고, 적응할 수 있도록 지지하며, 개인적인 요구에 민감하게 대응한다.
- 대상자가 종결단계에서 거절당하는 느낌, 불안정한 상태, 사랑받지 못한다고 느낀다면 퇴행이 나타날 수 있다.

04 다음 중 개방적 질문은 무엇인가?

① “위내시경 촬영검사는 잘하고 오셨어요?”
② “오늘은 기분이 어떠세요?”
③ “요즘 규칙적으로 운동을 잘하고 계시나요?”
④ “이 약을 드시면 속이 불편하신가요?”
⑤ “퇴원하는 것이 기다려지시나요?”

해설

개방적 질문
- 대상자에게 말할 수 있는 기회를 제공하기 위해 광범위하고 일반적인 질문을 하는 것
- 예 “무슨 생각하고 계세요?”

05 지나가는 사람들 모두가 자신에 대해 수군거린다고 하는 조현병 대상자의 증상은 무엇인가?

① 환 상
② 관계망상
③ 지리멸렬
④ 사고비약
⑤ 색정망상

해설

관계망상(Delusions of reference)
- 어떤 객관적 사실이 자신과는 전혀 관계가 없음에도 불구하고 주변에서 일어나는 일을 자기와 관계가 있다고 해석하는 것으로 조증, 조현병, 편집증 등에서 볼 수 있다.
- 예 지나가는 사람들끼리 이야기하는 것을 자신을 흉보는 것으로 믿는 것

03 ④ 04 ② 05 ② 정답

06 희로애락 및 공격성 등 인간의 감정과 관련된 뇌의 부위는?

① 변연계
② 중 뇌
③ 뇌 교
④ 소 뇌
⑤ 뇌하수체

해설

변연계

- 대상회(Cingulate gyrus), 해마(Hippocampus), 시상(Thalamus), 시상하부(Hypothalamus), 편도핵(Amygdaloid Nucleus), 변연 중뇌핵(Limbic Midbrain Nuclei) 등으로 구성된다.
- 자율신경 조절, 생리적 리듬 조절, 음식 섭취 및 성행위 조절, 희로애락 및 공격성과 같은 정서반응 등의 기능을 담당한다.

07 정신건강의학과 병동의 치료적 환경을 조성할 때 물리적 환경에서 중요한 요소로 옳은 것은?

① 직원들 간 상호작용
② 환자의 권익체계
③ 안전과 보호
④ 심리극
⑤ 의 존

해설

치료적 환경의 구성요소

- 물리적 환경
  - 안전 및 보호, 개인의 비밀 혹은 독립성, 오락활동, 안정, 사회적 관계 등을 제공한다.
  - 프라이버시를 유지하도록 한다(병실마다 화장실, 사물함, 샤워실 갖춘다).
- 사회적 환경
  - 직원들 간의 상호작용이 병동 환경에 영향을 미치므로 직원들 간의 갈등을 제거한다.
  - 치료팀은 대상자에게 수용적인 태도를 유지하고, 대상자의 요구에 민감해야 한다.
- 기능적 환경
  - 질서 유지 및 집단의 단결력을 높이기 위해 규칙과 관례를 갖는다.
  - 규칙과 관례 원리 : 구조적 환경에 대한 정보제공, 참여, 허용성, 민주성, 지지, 타당성, 억제, 보호 등
- 인적 환경 : 정신간호사, 정신건강의학과 전문의, 정신사회복지사, 임상심리사, 치료프로그램 담당자, 영양사 등으로 구성

정답 06 ① 07 ③

08 양극성장애의 조증 삽화로 입원한 환자에게 리튬을 투약할 때 간호중재로 옳은 것은?

① 수분섭취를 최대한 제한한다.

② 겉옷을 입게 한다.

③ 독성 반응이 나타나면 약물을 중단한다.

④ 티라민 함유 음식 섭취를 제한한다.

⑤ 혈중 약물 치료농도를 0.5mEq/L 이하로 유지한다.

해설

리튬 카보네이트(Lithium Carbonate)

- 작용기전 : 신경과 근육세포에서 나트륨 전달기전을 변화시키고 노르에피네프린과 도파민 방출을 억제하나, 세로토닌 방출에는 영향을 주지 않는다.
- 적응증 : 급성조증, 양극성장애, 공격성・반사회적 행동, 경계성 성격장애, 섭식장애, 조현정동장애 등
- 투여원칙
  - 급성기 : 1.0~1.5mEq/L, 유지기 : 0.6~1.2mEq/L
  - 일반적인 치료 용량 범위 : 0.8~1.4mEq/L, 독성 범위 : 1.5mEq/L 이상
  - 리튬치료 전 전해질검사, CBC, 갑상선기능검사 등을 포함한 신체검진 실시
- 부작용 및 리튬 독성 증상 등
  - 부작용
    ⓐ 중추신경 : 약한 손떨림(50%), 허약감, 두통, 무기력, 둔한 정신 등
    ⓑ 신장 : 다뇨증(환자의 60%), 다갈증 등
    ⓒ 소화 : 식욕부진, 오심, 구토, 설사 등
    ⓓ 피부 : 여드름, 소양성반점상구진성발진 등
    ⓔ 심장 : EKG 변화
    ⓕ 외모 : 체중증가(환자의 60%)
  - 리튬 독성 증상
    ⓐ 혈중 농도 1.5~2.5mEq/L : 심한 설사, 구토, 중등도 운동실조, 기면, 나른함, 중등도 어눌한 말씨, 이명, 시야 흐림, 근육약화 등
    ⓑ 혈중 농도 2.5mEq/L 이상(심한 경우) : 안구진탕증, 구음장애, 환시 및 환촉, 핍뇨 및 무뇨, 혼돈, 발작, 혼수 등

09 지역사회주민을 위한 2차 예방 정신간호활동으로 옳은 것은?

① 만성정신질환자 직업재활 및 지속적인 관리

② 퇴원한 정신질환자 사례관리

③ 일반국민 정신건강간호교육

④ 초기 정신질환자 외래 진료 연계

⑤ 경찰공무원 스트레스 관리 교육

해설

지역사회 정신건강 예방

- 1차 예방 : 정신질환 발생 예방 및 정신건강 증진
- 2차 예방 : 조기발견 및 신속한 치료, 위기 중재(응급전화, 단기 정신치료, 진료 연계, 입원치료 등)
- 3차 예방 : 재활 및 지속적인 관리, 정신질환으로 인한 정신적 결함이나 사회적 장애를 줄이고자 하는 것

08 ③ 09 ④ 정답

10 **지역사회 정신건강간호에 관한 설명은?**

① 정신의료기관을 기반으로 하는 서비스활동이다.
② 단기적이고 집중적 서비스에 중점으로 둔다.
③ 비전문인력이나 준전문인력이 참여한다.
④ 약물치료가 주요 서비스로 설정된다.
⑤ 지역사회와 멀고 조용한 곳에 정신건강복지센터를 배치해야 한다.

해설

지역사회 정신건강사업의 원리

- 다학제적 팀접근 : 정신과 의사, 간호사, 임상심리사, 작업치료사 등의 인력이 협력하여 팀으로서 관리한다.
- 지역주민 참여 : 지역지도자를 통해서 또는 주민들의 욕구를 직접적으로 반영하여 더 나은 서비스를 제공한다.
- 간접서비스 : 지역주민의 삶에 영향을 미치는 교사, 종교지도자 등을 활용하기 위해 이들에게 지도자 교육을 시행한다.

11 **오랜 고부갈등으로 힘들어 하던 가정주부가 자살시도 후 입원하였다. 간호중재로 옳은 것은?**

① 약물복용 시 면밀히 관찰한다.
② 외출을 항시 자유롭게 허용한다.
③ 자살과 관련된 질문을 하지 않는다.
④ 규칙적인 간격으로 병동을 순회한다.
⑤ 최대한 대상자 혼자 있도록 한다.

해설

자살하려는 대상자를 위한 간호중재

- 위기 의미 이해시키기
  - 가족과 주변인물이 자살 문제의 심각성을 이해하고 치료과정에 함께하도록 한다.
  - 스트레스를 증가시키는 요인을 탐색하고, 대상자의 말과 느낌에 반응해서 생활사건의 의미를 확인하도록 돕는다.
- 환경적 지지 제공 : 자살 위험성이 높은 대상자는 위험한 물건(가위, 면도날, 칼 등)의 접근이 제한된 보호병동(보호환경)에서 세심히 관찰한다.
- 치료적 관계 형성 : 치료적 대인관계를 형성하여 고립감을 감소시키고, 대상자와의 대화 시 대상자에 대한 간호사의 흥미와 관심을 표현한다.
- 안전을 위한 계약 : 정확하게 명시한 계약문구는 충동을 조절하려는 대상자의 책임을 강화시킨다.
- 자존감 증진 : 치료적 관계를 토대로 관심과 돌봄, 인정과 칭찬, 긍정적인 경험을 하도록 한다.
- 의사결정과 자율성 증진 : 대상자가 의사결정을 하도록 돕는다(존엄성을 유지하도록 해 준다).
- 강점 및 대처양상 개발 : 자살 의도를 유발하는 스트레스원의 확인을 돕고 건강한(새로운) 대처양상 개발을 강화한다.
- 자살 예방 서비스 : 자살 예방 교육, 상담, 자살 예방 캠페인 등을 시행한다.

정답 10 ③ 11 ①

12 **자식에게 국민연금도 빼앗기고 용돈도 받지 못하여 돈 한 푼 없이 지내는 노인이 받는 학대 유형은 무엇인가?**

① 성적 학대
② 신체적 학대
③ 사회적 학대
④ 정서적(정신적) 학대
⑤ 경제적(물질적) 학대

해설

노인학대 : 노인에 대하여 신체적 · 정신적 · 정서적 · 성적 폭력 및 경제적 착취 또는 가혹행위를 하거나 유기 또는 방임을 하는 것을 말한다(노인복지법 제1조의2 제4호).

- 신체적 학대 : 물리적 힘 또는 도구를 이용하여 노인에게 신체적 손상, 고통, 장애 등을 유발시키는 행위(폭행, 폭력, 흉기 사용, 감금, 화상 등 신체적 손상을 주는 행위)
- 성적 학대 : 성적 수치심 유발 및 성희롱, 성추행, 성폭력 및 강간 등의 노인의 의사에 반하여 강제적으로 행하는 모든 행위
- 정서적 학대 : 비난, 모욕, 위협, 협박 등의 언어 및 비언어적 행위를 통하여 노인에게 정서적으로 고통을 주는 행위
- 경제적 학대 : 노인의 자산을 노인의 동의 없이 사용하거나 부당하게 착취하여 이용하는 행위 및 노동에 대한 합당한 보상을 제공하지 않는 행위
- 방임 : 부양의무자로서의 책임이나 의무를 의도적 혹은 비의도적으로 거부, 불이행 혹은 포기하여 노인의 의식주 및 의료를 적절하게 제공하지 않는 행위(필요한 생활비, 병원비 및 치료, 의식주를 제공하지 않는 행위)
- 자기방임 : 노인 스스로가 의식주 제공 및 의료 처치 등 최소한의 자기보호 관련 행위를 의도적으로 포기 또는 비의도적으로 관리하지 않아 심신이 위험한 상황이나 사망에 이르게 하는 행위
- 유기 : 보호자 또는 부양의무자가 노인을 버리는 행위

13 **조현병 환자가 주위에 아무도 없는데 자신을 욕하는 소리가 들린다며 다른 사람들에게 주먹을 휘두르는 행동을 한다. 간호사가 내릴 수 있는 우선적인 간호진단은?**

① 타인에 대한 폭력의 위험
② 자신에 대한 폭력의 위험
③ 비활동적 생활양식
④ 방어적 대응
⑤ 사회적 고립

해설

타인에 대한 폭력의 위험성 : 자신이나 타인에게 신체적 · 정서적 · 성적으로 해가 될 수 있는 행동

12 ⑤ 13 ① 정답

14 **조현병 환자가 "사람들이 싸우는 소리가 들려요."라고 환청을 호소한다. 이 환자의 간호중재로 옳은 것은?**

① 혼자 있게 한다.
② 별일 아니라고 무시한다.
③ 환청은 사실이 아니지만 환자가 경험하는 괴로운 현상임을 공감한다.
④ 소리가 사실이 아니라는 논리적 근거를 제시하며 설득한다.
⑤ 경쟁적인 활동에 참여시킨다.

해설

감각지각장애(환각 및 환청)에 대한 간호중재

- 라포형성 및 신뢰관계를 형성한다.
- 분명하고 직접적인 언어적 의사소통을 한다.
- 이름을 명확하게 호칭하여 부른다.
- 일관성 있고 치료적인 환경을 제공한다.
- 불안을 야기하는 상황이나 환경을 바꾸어 준다.
- 환각과 환청에 연관된 행동(언어적 · 비언어적)을 관찰한다(독백, 응시, 시선회피, 뛰어나가기 등).
- 환각과 환청을 유발하는 선행 요인 및 환각과 환청으로 성취하려는 욕구를 확인한다.
- 환각과 환청에 대해 판단이나 경솔한 논평을 하지 않고 환각 내용에 대해서도 긴 토의나 논쟁을 하지 않는다.
- 환각과 환청을 경험하는 것은 괴로운 현상임을 공감해 주며 부정하지 말고 실제 현실을 말해 준다.
- 현실에 입각한 대화나 활동(카드놀이, 작업치료, 음악듣기 등)에 서서히 참여시켜 현실과 다시 관계를 맺을 수 있도록 격려한다.
- 자신이나 다른 사람을 해칠 수 있는 환청의 내용을 탐색한다.
- 환각의 저변에 깔린 느낌(공포, 분노 등)을 수용하고 지지한다.
- 환각과 환청을 중단시킬 수 있는 기법("저리 가"라고 소리치기, 휘파람, 노래 부르기 등)을 가르쳐 준다.
- 위험, 폭력 발생이 임박한 경우에는 투약, 격리 등의 조치를 취한다(대상자와 주위 사람을 보호한다).

정답 14 ③

15 클로자핀(Clozapine)을 복용하는 조현병 환자의 간호중재로 옳은 것은?

① 약물의 혈중농도를 주기적으로 확인
② 지연성 운동장애가 발생하는지 확인
③ 세로토닌 증후군이 발생하는지 확인
④ 백혈구 수치를 정기적으로 확인
⑤ 정좌불능증이 발생하는지 확인

해설

구 분	일반명	상품명	부작용 및 특성
전형 (양성증상 : 망상, 환각, 사고장애 등에 효과적)	Chlorpromazine	Thorazine	• 저역가 약물 • 나른함, 불면, 어지러움, 오심, 구토, 저혈압, 빈혈, 요정체, 광민감성, 시야 흐림, 두드러기, 광선혐기증 등의 부작용
	Haloperidol	Haldol	• 고역가약물 • 심한 추체외로 부작용
비정형 (양성·음성 증상에 효과적	Clozapine	Clozaril	• 추체외로 부작용 거의 없음 • 타액분비 과다, 체중증가, 기립성 저혈압, 무과립세포증(가장 심각) 등의 부작용 • 백혈구 수치가 기준보다 현저히 감소하면 약물을 즉시 중단 • 다른 항정신병 약물에 반응하지 않는 경우 투여
	Risperidone	Risperdal	• 불면증, 불안, 초조, 두통, 오심, 구토 등의 부작용 • 임신 시는 금기이고, 약물 복용 중에는 피임
	Clanzapine	Zyprexa	졸림, 현기증, 발열, 체위성 저혈압, 과도한 체중증가 등의 부작용
	Quetiapine	Seroquel	졸림, 기립성 저혈압, 어지러움, 입마름, 변비 등의 부작용
	Aripiprazole	Abilify	두통, 불안, 불면증, 기립성 저혈압 등의 부작용
	Ziprasidone	Geodon	졸림, 기립성 저혈압, 두통, 오심, 변비, 부정맥 등의 부작용

15 ④ 정답

16 조현병 환자가 자신이 감시당하고 있다는 망상으로 사람들과 어울리지 않고 있다. 간호중재로 옳은 것은?

① 망상의 내용에 대해 격한 공감을 한다.
② 감시하지 않는다는 근거를 가지고 논리적으로 설득한다.
③ 환자가 보는 앞에서 귓속말로 이야기한다.
④ 신뢰 형성을 위해 환자와 약속을 잘 지킨다.
⑤ 신체접촉을 최대한 많이 한다.

해설

사고장애(망상)의 간호중재

- 신뢰감을 형성하고, 대상자의 감정에 반응하며, 망상의 내용보다 망상에 의해 환기된 느낌, 의미, 의도 등에 집중한다.
- 천천히 조용하면서 사무적인 태도로 접근하고, 말과 일치하는 표정과 행동을 유지한다.
- 간단하고 구체적인 문자 그대로의 설명을 한다(추상적, 은유적인 설명은 하지 않는다).
- 현실에 기초한 사고와 비현실적 사고를 구별하기 시작할 때 칭찬한다.
- 위협이 적고 보다 안심이 되는 활동에 참여시켜서 망상으로부터 주의를 분산시킨다.
- 피해망상 대상자는 신체접촉을 삼간다.
- 대상자의 망상체계에 도전하거나 논쟁을 하지 않고 망상의 세부내용을 캐묻지 않는다.
- 처방된 약물치료와 정신사회적 치료계획을 지지하고 관찰한다.

17 '사회적 고립'이라는 간호진단을 내릴 수 있는 우울증 환자의 행동양상은 무엇인가?

① 잠을 안 잔다.
② 입원 후 샤워를 하지 않는다.
③ 대화가 없고 혼자 있으려고 한다.
④ 음식물 섭취를 모두 거부한다.
⑤ 분노 발작이 있다.

해설

사회적 고립감 : 대인관계에서 친밀한 관계를 형성하지 못하여 인간관계가 와해되어 형성

정답 16 ④ 17 ③

18 1년 전 배우자가 암으로 사망한 후 우울증으로 입원한 환자의 간호중재로 옳은 것은 무엇인가?

① 환자 스스로 현실적인 목표를 설정하도록 돕는다.
② 모든 상황에서 환자 스스로 의사를 결정하도록 유도한다.
③ 대집단에서의 대인관계부터 시작하도록 환경을 제공한다.
④ 가능한 한 하루 종일 혼자 두도록 한다.
⑤ 슬픔을 참으라고 한다.

해설

인지요법을 통한 간호중재

- 부정적 사고를 확인하고 비현실적이라는 것을 깨닫게 하며, 부정적 사고와 불쾌한 감정의 관계를 확인시켜서 부정적 해석을 수정하고 부정적 감정을 감소시킨다.
- 개인적인 감정, 장점, 성과 등을 검토하여 긍정적인 사고를 증진시킨다.
- 비현실적인 목표를 현실적인 목표로 바꾸며, 달성하기 어려운 목표의 비중을 낮추도록 한다.

19 사고의 비약을 보이는 양극성장애의 조증 환자에 관한 간호중재로 옳은 것은?

① 정확한 판단과 논리적 설득을 시도한다.
② 한 번에 한 가지 주제로 이야기한다.
③ 제한을 두지 않고 마음대로 말하도록 한다.
④ 다양한 정보를 제공해서 선택을 돕는다.
⑤ 환자가 말하는 대화마다 모두 반응해 준다.

해설

양극성장애의 간호중재(신체간호 및 신체활동 관리)

- 너무 바빠 앉아서 식사를 할 수 없으므로 들고 다니면서 먹을 수 있는 음식(빵, 김밥, 샌드위치 등)을 제공한다.
- 수면 촉진을 위해 따뜻한 목욕이나 우유, 부드러운 음악 등을 제공하고 카페인을 절제한다(활동량이 많아 수면부족).
- 수면시간에는 자극(소음, 전화벨 소리 등)을 최소화한다.
- 개인위생을 유지하도록 돕는다.
- 간호사는 대화에 초점을 맞추고 한 번에 한 가지 주제를 말한다.
- 간호사는 치료적 의사소통기법을 통해 대상자에게 정확한 피드백을 제공함으로써 빠른 사고와 말을 줄이도록 시도한다(대상자가 급하게 다음 주제로 이동하는 경우 이해하지 못했으므로 명확히 설명해 달라고 요청한다).
- 대상자의 과다행동 통로로 청소나 사소한 활동에 참여하도록 격려한다(경쟁적인 운동은 삼간다).

18 ① 19 ② 정답

20 **양극성장애의 조증 환자가 다른 환자들의 일에 계속해서 간섭하고 큰 소리로 욕설을 하며 위협하고 있다. 간호사의 반응으로 옳은 것은 무엇인가?**

① 밝고 신나는 음악을 크게 들려준다.
② 행동을 변화시키기 위해 환자와 논쟁에 힘쓴다.
③ 상황을 그대로 지켜보며 방임한다.
④ 경쟁적인 신체활동을 격려한다.
⑤ 단호하고 중립적으로 행동을 제한한다.

해설

양극성장애의 간호중재
• 간호사–대상자 관계 및 감정표현 조절
• 언어적 의사소통과 목소리 강도나 몸짓 등의 비언어적 의사소통을 연관 지어 대상자를 이해한다.
• 개방적이고 감정지향적인 질문을 하여 부정적 감정을 언어로 표출하도록 돕는다.

21 **강박장애로 입원한 환자가 반복적으로 손 씻기를 하고 있다. 이러한 행동의 원인은?**

① 불안 완화
② 관심 요구
③ 입원에 대한 반항
④ 우울감 표현
⑤ 약물의 부작용

해설

강박장애(Obsessive–compulsive disorder)
• 강박사고와 강박행위가 불합리하다는 것을 알면서도 끊임없이 지속한다.
• 불안에 대한 완화와 방어기제(취소, 반동형성, 격리)
• 강박장애 대상자에게서 청결벽과 공격성을 많이 볼 수 있다.

22 **고소공포증이 있는 대상자를 고층 빌딩의 최고층으로 바로 올라가도록 하였다. 간호사가 적용한 중재기법은?**

① 점진적 이완요법
② 바이오 피드백
③ 혐오요법
④ 모델링
⑤ 홍수법

해설

행동치료(홍수법) : 특정 자극에 지속적으로 노출시켜 공포대상을 없애는 행동치료법이다.

정답 20 ⑤ 21 ① 22 ⑤

23 대상자가 터널을 지나던 중 갑자기 숨이 쉬어지지 않고 죽을 것 같아 심장병을 의심하여 응급실을 방문하였다. 검사 결과 이상소견이 없을 때 추정되는 질환은?

① 해리장애
② 공황장애
③ 수면장애
④ 주의력장애
⑤ 외상후 스트레스장애

해설

광장공포증(Agoraphobia)

- 광장 등의 넓은 장소나 빨리 빠져 나갈 수 없는 장소에 혼자 가는 것이 무서워 피하는 것으로, 대부분 공황장애에서 비롯된다.
- 다음 중 2가지 이상의 경우에서 극심한 공포와 불안을 느끼며, 공포, 불안 회피가 6개월 이상 지속된다.
  - 대중교통 이용
  - 주차장, 시장과 같이 열린 공간에 있는 것
  - 터널, 공연장, 영화관처럼 밀폐된 공간에 있는 것
  - 줄을 서 있거나 군중 속에 있는 것
  - 집 밖에 혼자 있는 것
- 치료 : 공황장애가 치료되면 광장공포증이 호전된다.

24 거울에 비친 자신의 얼굴이 괴물처럼 보인다며 외출을 거부하는 대상자에게서 추정되는 질환은?

① 발모광
② 인위성장애
③ 질병불안장애
④ 신체이형장애
⑤ 피부뜯기장애

해설

신체이형장애(Body dysmorphic disorder) : 정상적인 용모를 지닌 사람이 자신의 용모에 결손이 있다고 생각하거나 사소한 외모 문제를 과장되게 변형된 것으로 보는 생각에 집착하는 것이다.

23 ② 24 ④ 정답

25 전환장애 환자에게 나타날 수 있는 특성은?

① 심각한 질병에 걸렸다는 것에 몰두한다.
② 건강에 대해 많이 불안해한다.
③ 기능손상에 대해 만족스러운 무관심을 나타낸다.
④ 감각 또는 운동기관을 제외한 다양한 신체적 증상을 호소한다.
⑤ 환자로 인정받기 위해 의도적으로 아픈척한다.

해설

전환장애(Conversion disorder)
- 무의식적인 정신 내적 갈등으로 인해 신경계 증상(이상운동, 마비, 후궁반장 등의 운동장애와 귀머거리, 실명 등의 감각장애)이 극적인 양상으로 나타난다.
- 이 득
  - 1차 이득 : 자신의 내적 긴장 완화
  - 2차 이득 : 주위 환경으로부터의 관심과 보호, 사회적인 책임회피, 다른 사람 조종 등
- 만족스러운 무관심 : 증상이 있음에도 불구하고 증상을 걱정하지 않고 무관심한 태도를 보이는 것
- 방어기제(억압, 전환 등)
- 낮은 경제상태나 교육수준, 전쟁터 등과 같은 상황에서 빈도가 높아진다.
- 불안장애, 우울증, 성격 장애 등을 수반하는 경우가 많다.

26 반사회적 성격장애 환자의 특성은?

① 융통성이 없다.
② 인과관계 없이 상대방을 의심한다.
③ 양심과 죄책감이 결여되어 있다.
④ 혼자서는 일상적인 결정을 내리지 못한다.
⑤ 주변 사람의 비판 비난을 과도하게 걱정한다.

해설

반사회적 성격장애(Antisocial personality disorder)
- 반복적인 불법행위와 다른 사람을 무시하는 것이 특징적으로 나타난다.
- 피해를 입힌 사람들에게 양심의 가책, 후회, 죄책감이 없고, 자신의 부적응적인 행동에 대해 다른 사람에게 책임을 떠넘긴다.
- 파괴적이거나 불법적인 행동을 하며, 무책임하고 거짓말을 한다.
- 가족이나 사회구성원으로서의 역할을 담당하지 못한다.
- 청소년기에 규정위반, 권위에 대한 불복종, 절도, 폭력 등의 부적응적 행동이 많이 나타나고, 품행장애를 치료하지 않으면 추후 반사회적 성격장애로 나타날 수 있다.
- 사회・경제적 수준이 낮은 남성에게 많다.

정답 25 ③ 26 ③

27 마술적 사고와 기이한 행동을 보이는 성격장애 유형으로 옳은 것은?

① 편집성 성격장애
② 연극성 성격장애
③ 회피성 성격장애
④ 조현형 성격장애
⑤ 자기애성 성격장애

해설

조현형 성격장애

- 정신분열병과 증상은 비슷하나 조현병의 진단기준을 충족시키지 않는 경우로, 특징적으로 상호작용을 어렵게 만드는 이상한 믿음이 있다.
- 모습과 행동이 괴상하고, 마술적 사고, 왜곡된 지각, 편집증적 사고, 이인증, 착각, 부적절한 정서(무감동, 무표정, 냉담함) 등이 나타난다.
- 사회적 대인관계에서 불안을 느껴 정신적인 도움을 구한다.
- 어린 시절, 청소년기에 볼 수 있고, 조현병으로의 진행이 가능하다.

28 알코올 중독자를 위한 집단요법에서 자신의 문제를 가장 잘 이해하고 있는 대상자의 반응은 무엇인가?

① “주변사람들이 따뜻하게 대해준다면 술 없이 지낼 수 있어요.”
② “술은 내가 원하면 언제든지 금주할 수 있어요.”
③ “나는 잠을 자려고 술을 마셨을 뿐이에요.”
④ “술은 사회생활에 필수입니다.”
⑤ “내가 자조모임 참석을 중단한다면 재발할 위험이 높아질 거예요.”

해설

집단요법

- 개인에게 구성원에 대한 이해, 인식 등을 제공한다.
- 집단원의 물질 사용 경험을 통해 직면을 용이하게 한다.
- 인지행동치료, 과제중심치료, 재발방지프로그램 등을 시행한다.

27 ④ 28 ⑤ 정답

29 아편 중독자를 치료하는 데 사용되거나 금단증상 완화에 도움이 되는 약물은 무엇인가?

① 헤로인(Heroin)
② 데메롤(Demerol)
③ 코데인(Codeine)
④ 모르핀(Morphine)
⑤ 메사돈(Methadone)

해설

- 아편(생아편, 코데인, 모르핀, 헤로인 등)은 중단 후 48~72시간에 금단증상이 최고조에 이르므로 금단치료를 위해 메타돈과 부프레노핀 등의 Opiate agonist를 투여한다.
- 아편계 약물에 의한 금단치료는 메사돈과 부프레노핀 등의 Opiate Agonist를 투여한다.

30 주요 신경인지장애(치매) 환자의 간호중재로 옳은 것은?

① 최신의 새로운 지식을 안내한다.
② 한 번에 많은 음식을 제공한다.
③ 복잡한 활동을 제공하여 성취감을 느끼도록 돕는다.
④ 한번에 한 가지씩 천천히 지시한다.
⑤ 큰 소리로 고함을 지르듯 또박또박 말한다.

해설

신경인지장애(치매) 간호중재(의사소통)

- 대상자의 감정을 이해한다.
- 대상자의 청력에 알맞게 목소리를 조정하고 천천히 짧은 단어를 이용하여 분명하고 간결하게 말한다(한번에 5~6단어를 넘지 않도록 하고, 각 단어를 명확히 말하며, 소리를 지르면 분노의 표현으로 받아들일 수 있으므로 주의한다).
- 대명사는 사용하지 않고, '예' 또는 '아니요'로 대답할 수 있는 질문을 한다.
- 한 번에 한 가지씩 질문하고, 정확한 질문을 되풀이한다.
- 대상자에게 행동을 요구하는 경우 한 번에 한 단계씩 하도록 지시하고 반복적 행동이 필요하면 처음 했던 말을 똑같이 반복한다.
- 어린이로 취급하지 말고, 어려운 활동은 피하도록 하거나 단순화시킨다.
- 대상자가 실수하거나 실패하더라도 비판 또는 부정적인 반응을 보이지 않는다.
- 대상자에게 간단한 선택을 할 수 있는 기회를 제공한다.
- 구조화된 규칙적인 활동을 제공한다.
- 작은 일에 성공하면 칭찬한다(자존감을 높여준다).

정답 29 ⑤ 30 ④

31 신경성 식욕부진증 환자의 간호중재로 옳은 것은?

① 식사 후 1~2시간 이내 화장실 가는 것을 제한한다.
② 한 번에 많은 양의 식사를 강요한다.
③ 체중을 하루에 여러 번 측정하도록 한다.
④ 운동량을 늘린다.
⑤ 날씬한 몸매를 칭찬한다.

해설

섭식장애 간호중재

• 심리사회적 중재, 신체상 중재(신체상 장애), 집단치료, 건강교육 등에 대한 간호
  - 대상자의 섭식행동, 불안, 불쾌한 기분, 낮은 자존감 등 잠재된 감정에 집중한다.
  - 대상자가 신체상, 신체지수, 체중, 신체기능 등에 대한 느낌(감정)을 표현하도록 돕는다.
  - 외모, 체중에 대한 관심을 유발하는 상황을 기록하게 하여 부적응적인 생각의 영향을 인지하도록 돕는다.
  - 온화하고 직접적, 비위협적인 방법으로 신체상에 대한 잘못된 지각을 말로 표현하도록 한다.
  - 외모에 대한 논의는 신중하게 접근한다(잘못 해석되어 전달될 가능성이 있음).
  - 신체에 대한 부정적인 신념을 현실적인 사고로 대치하기 위해 신체에 대한 현실적인 사고를 말로 표현하도록 교육한다.
  - 정신교육, 인지행동, 지지 및 의사소통, 동료와 현실테스트 등 집단치료를 실시한다.
  - 식단계획, 이완요법, 건강한 식사와 운동유지, 대처기술 등의 건강교육을 실시한다.
• 영양(영양부족)
  - 바람직한 목표체중, 체중증가 및 감소 조절에 대한 기대비율을 확립한다.
  - 영양분, 수분과 전해질을 공급하는 경우 전문적, 비권위적, 비판단적으로 접근한다.
  - 병원식단에서 스스로 음식을 선택하게 한다.
  - 정해진 식사시간, 간식시간에만 음식을 허용한다.
  - 음식에 대한 강요, 설득하지 않고 조용하고 일관성 있는 태도로 음식을 제공한다.
  - 정해진 시간 안에 적절한 양의 음식을 먹으면 칭찬한다.
  - 식사 후 구토를 유발하는 경우 이를 막기 위해 식후 2시간 정도는 같이 있는다.
  - 매일 같은 시간에 체중을 측정한다.
  - 이전 방법으로 체중이 유지(또는 증가되지 않으면) 비위관으로 영양을 공급한다.
  - 대상자의 음식에 대한 몰두에 초점을 두거나 반응하는 것을 삼간다.
• 운 동
  - 보상적 행동을 예방하기 위해 주의 깊은 관찰이 필요하다.
  - 운동프로그램의 초점은 양호한 신체상태에 있다(칼로리 소모가 아님).
  - 치료에 반응을 보이고 안정이 되면 운동프로그램을 시작한다.
• 인지행동요법
  - 체중증가 시 보상을, 체중감소 시 힘들게 하거나 벌하지 않는다.
  - 원하는 행동 변화를 보이면 즉시 보상한다.
  - 행동수정프로그램은 음식선택 시 통제력을 기르도록 하는 섭식 환경을 제공한다.
  - 운동치료, 무용 등의 인지행동치료를 통해 몸과 마음의 통합 증진 및 신체에 대한 부정적인 감정을 완화시킨다.

31 ① 정답

32 **40세 남자가 6개월 전부터 잠들기가 어렵고 자주 깨는 증상을 호소한다. 간호교육 내용으로 옳은 것은?**

① 취침 전에 음식을 많이 먹는다.
② 취침 직전에 과격한 운동을 한다.
③ 2시간 이상 낮잠을 푹 잔다.
④ 기상시간을 일정하게 유지한다.
⑤ 잠들기 전 술을 마신다.

해설

수면위생법(Sleep hygiene) 간호중재

- 주간에 필요한 만큼만 수면을 취한다.
- 기상 시간을 일정하게 유지한다(규칙적인 습관을 유지한다).
- 낮잠을 피한다.
- 실내온도와 조명은 적절히 유지하고, 소음은 가능한 차단(환경자극 최소화 혹은 제거)한다.
- 운동은 규칙적으로 하되, 취침 직전에는 하지 않는다.
- 목욕, 책 읽기 등의 방법은 도움이 된다.
- 취침 전 가벼운 스낵과 음료는 도움이 되나, 다량 섭취는 수면을 방해한다.
- 카페인 음료, 알코올은 수면을 방해하므로 제한한다.
- 담배는 수면을 방해하므로 취침 전 금연을 한다.
- 침대에서 수면 외에는 독서나 TV시청 같은 행동을 하지 않는다.
- 불면인 경우 잠을 자기 위한 지나친 노력을 하지 않고, 침상을 벗어나 재미없는 책을 읽는 등의 저자극적인 활동을 한다.

정답 32 ④

33 성적 흥분을 위해 여성의 속옷에 집착하는 행동과 관련된 질환은?

① 관음장애
② 성적 가학장애
③ 복장도착장애
④ 물품음란장애
⑤ 성적 피학장애

해설

변태성욕장애(Paraphilic disorders)

- 노출장애(Exhibitionistic disorder) : 자신의 성기를 낯선 다수의 사람에게 노출시키는 행위를 말하는 것으로, 보는 사람을 놀라게 하고 충격을 줌으로써 성적 만족을 추구한다.
- 관음장애(Voyeuristic disorder) : 옷을 벗고 있거나 성행위 중 상대방이 눈치채지 못하게 관찰함으로써 성적 만족을 추구하는 것으로, 여관이나 목욕탕 같은 곳을 엿보려고 하는 모습 등을 예로 들 수 있다.
- 마찰도착장애(Frotteuristic disorder) : 동의하지 않은 사람에게 성기 접촉 혹은 문지르는 행위로 성적 만족을 추구하는 것으로, 전철, 버스 등의 복잡한 장소에서 행동을 보인다.
- 성적 가학장애(Sexual sadism disorder) 및 성적 피학장애(Sexual masochism disorder)
  - 성적 가학장애 : 상대방에게 고통을 주거나 학대를 함으로써 성적 만족을 추구한다.
  - 성적 피학장애 : 상대방으로부터 고통이나 학대를 당함으로써 성적 만족을 추구한다.
- 소아성애장애(Pedophilic disorder)
  - 13세 이하(사춘기 이전) 소아와 성행위를 함으로써 성적 만족을 추구한다.
  - 성인 이성을 대하는 것이 두려워 거절당하지 않을 소아를 골라 성적 만족을 추구하는 병적인 형태이다.
- 복장도착장애(Transvestic disorder) : 이성의 옷을 입고 자위행위를 하거나 성행위 시 이성의 옷을 입음으로써 성적 만족을 추구한다.
- 물품음란장애(Fetishistic disorder) : 남성이 여성의 물건을 접촉하면서 성적 만족을 추구하는 것으로, 여성 속옷, 머리카락, 손수건, 신발, 향수 등이 성적 대상물이 된다.
- 달리 분류되지 않은 변태성욕장애 : 시체성애증, 동물성애증, 전화음란증, 분변성애증 등이 있다.

33 ④ 정답

34 **4세 여아가 주로 혼자서 지내려고 하고 엄마가 불러도 대답을 하지 않으며 눈 맞춤이 되지 않아 자폐스펙트럼장애로 진단되었다. 간호목표로 옳은 것은?**

① 집중력이 향상된다.
② 과제를 완수한다.
③ 사회적 상호교류가 향상된다.
④ 친구의 권한을 침해하지 않는다.
⑤ 사회적 규범을 준수한다.

해설

자폐스펙트럼장애 : 의사소통장애(언어적・비언어적), 사회적 상호작용장애, 상동적인 행동, 현저하게 제한된 관심 등이 주된 증상이기 때문에 사회적 상호교류 향상을 목표로 한다.

35 **투렛(Tourette)장애에 관한 설명으로 옳은 것은 무엇인가?**

① 지적 능력에 비해 학습기술이 현저하게 낮다.
② 낮 또는 밤에 반복적으로 침구나 옷에 소변을 본다.
③ 과제나 놀이를 할 때 지속적으로 주의집중을 할 수 없다.
④ 다양한 운동틱과 음성틱이 나타난다.
⑤ 부모와 분리될 때 공황을 느낀다.

해설

투렛장애(Tourette's disorder)
- 다양한 운동틱과 1개 이상의 음성틱이 1년 이상 지속되는 것을 말한다.
- 운동틱 : 이마 찌푸림, 눈 깜빡거림, 입술 깨묾, 얼굴 씰룩거림, 머리 끄덕이기, 어깨 들썩거림 등
- 음성틱 : 개 짖는 소리, '음, 음' 하며 혀를 차기, '악', '윽' 같은 비명소리 내기, 입맛 다시는 소리 내기, 코를 킁킁거림, 욕설 등

정답 34 ③ 35 ④

참 / 고 / 문 / 헌

- 강경순(2019). 간호사 국가시험 합격 1,650문제. ㈜시대고시기획
- 권혜진 외 공역(2016). 정신건강간호학(Sixth Edition). 수문사
- 김성재 외 공역(2019). 정신건강간호학(9th EDITION). 학지사메디컬
- 도복늠 외(2017). 최신정신건강간호학 개론·각론(4판). 정담미디어
- 양수 외(2017). 정신건강간호학(제5판). 현문사
- 에듀 문항평가개발위원회(2019). 필통 2020년 대비 간호사 국가시험 핵심문제집 정신건강간호학. 에듀팩토리
- 정신건강증진 및 정신질환자 복지서비스 지원에 관한 법률(2020). 국가법령정보센터
- 편집부 편저(2016). 2016년 필통 간호학 핵심요약집 정신건강간호학. 에듀팩토리

좋은 책을 만드는 길
독자님과 함께하겠습니다.

간호사 국가고시 정신간호학

개정1판1쇄 발행	2022년 07월 05일 (인쇄 2022년 05월 27일)
초 판 발 행	2021년 11월 05일 (인쇄 2021년 09월 03일)
발 행 인	박영일
책 임 편 집	이해욱
편 저	노연경 · 박문귀 · 박지영
편 집 진 행	윤진영 · 김달해
표지디자인	권은경 · 길전홍선
편집디자인	심혜림
발 행 처	(주)시대고시기획
출 판 등 록	제10-1521호
주 소	서울시 마포구 큰우물로 75 [도화동 538 성지 B/D] 9F
전 화	1600-3600
팩 스	02-701-8823
홈 페 이 지	www.sdedu.co.kr
I S B N	979-11-383-2569-1(14510) 979-11-383-2563-9(세트)
정 가	22,000원

시대고시기획 出版圖書

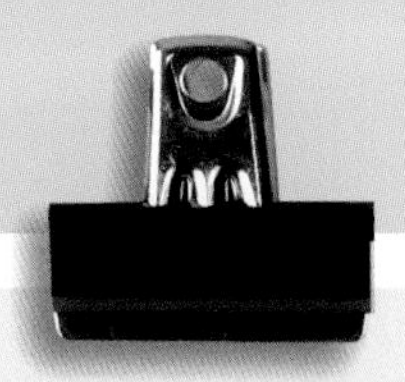

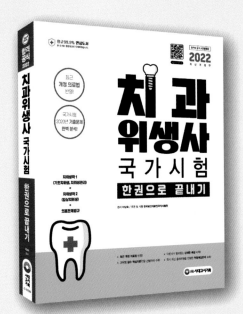

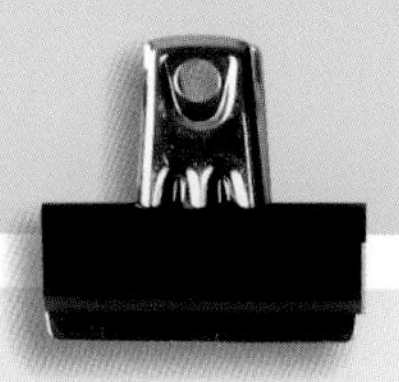

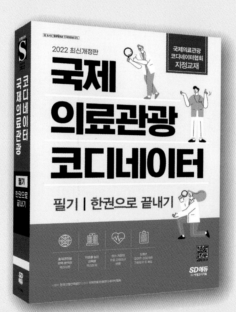

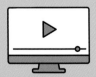